人間ドック健診の実際

基礎知識から判定・事後指導までのすべてがわかる

監修 ● **日本人間ドック学会**
編集 ● **篠原幸人**
　　　日本人間ドック学会理事長

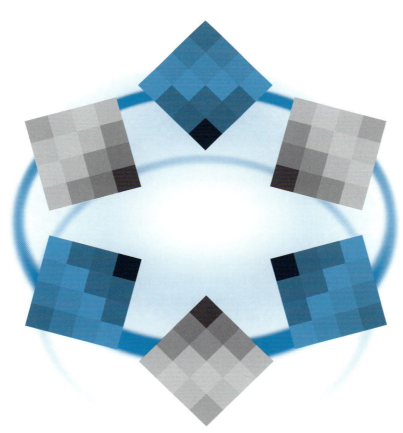

文光堂

■編　集

篠原　幸人　公益法人日本人間ドック学会理事長

■執　筆 (執筆順)

奈良　昌治	前・公益法人日本人間ドック学会理事長／足利赤十字病院名誉院長
伊藤千賀子	グランドタワーメディカルコート理事長
加藤　公則	新潟大学大学院医歯学総合研究科生活習慣病予防検査医学講座特任教授
渡辺　清明	NPO法人東京臨床検査医学センター理事長
那須　　繁	特定医療法人財団博愛会理事長
小山　和作	日本赤十字社熊本健康管理センター名誉所長
山門　　實	足利工業大学看護学部教授／学部長
福井　敏樹	オリーブ高松メディカルクリニック理事長
武藤　繁貴	聖隷健康診断センター所長
中川　高志	医療法人大宮シティクリニック理事長
瀧澤　弘隆	ポートスクエア柏戸クリニック所長
野村　幸史	医療法人財団慈生会野村病院理事長
神谷　英樹	つくばセントラル病院健診センターセンター長
和田　高士	東京慈恵会医科大学大学院医学研究科健康科学教授
石坂　裕子	三井記念病院総合健診センターセンター長
三原　修一	みはらライフケアクリニック院長
草野　　健	鹿児島県消化器がん検診推進機構代表理事会長
田中　幸子	大阪がん循環器病予防センター所長
後藤　聖司	国立病院機構九州医療センター脳血管・神経内科医長
岡田　　靖	国立病院機構九州医療センター臨床研究センターセンター長
野崎　良一	大腸肛門病センター高野病院消化器内科副院長
亀井　徹正	湘南藤沢徳洲会病院総長
宮下　正弘	介護老人保健施設山盛苑施設長／秋田赤十字病院名誉院長
小川　　郁	慶應義塾大学医学部耳鼻咽喉科学教室教授
川崎　　良	山形大学大学院医学系研究科公衆衛生学講座准教授
鈴木　　修	日本鋼管病院理事長／名誉院長
加納　繁照	加納総合病院院長
久保田真司	加納総合病院内科副院長
篠原　幸人	公益法人日本人間ドック学会理事長
原　　茂子	原プレスセンタークリニック院長／虎の門病院冲中記念成人病研究所
中村　雄二	霞が関ビル診療所名誉院長
荒瀬　康司	虎の門病院附属健康管理センター・画像診断センター統括センター長
三宅　　麗	慶應義塾大学病院消化器内科
中本　伸宏	慶應義塾大学病院消化器内科専任講師
岩男　　泰	慶應義塾大学病院予防医療センターセンター長

鏑木　淳一	一般財団法人日本健康管理協会新宿健診プラザ所長
福武　勝幸	東京医科大学臨床検査医学分野主任教授
髙谷　典秀	医療法人社団同友会理事長
天野　隆弘	国際医療福祉大学大学院大学院長／副学長
桝田　出	武田病院健診センター所長
百渓　尚子	東京都予防医学協会内分泌科部長
中村　直哉	東海大学医学部基盤診療学系病理診断学教授
中野　匡	東京慈恵会医科大学眼科学講座准教授
丹治　芳郎	森之宮病院乳腺・内分泌外科部長
大道　道大	森之宮病院院長
野村　史郎	名古屋第一赤十字病院第一呼吸器内科部長
稲次　潤子	藤沢市保健医療センター健診担当部長
西﨑　泰弘	東海大学医学部基盤診療学系健康管理学教授
山中　英壽	黒沢病院病院長
加瀬　嘉明	黒沢病院予防医学研究所
相澤　孝夫	相澤病院理事長・院長／相澤健康センター名誉顧問
佐々木　寛	千葉徳洲会病院婦人科部長
光永　裕子	千葉徳洲会病院健診フォロー外来健診部長
折津　政江	日本赤十字社医療センター健康管理科顧問
小川　智久	日本歯科大学附属病院総合診療科准教授
川田　志明	山中湖クリニック理事長
新妻　義文	山中湖クリニック院長
小出司郎策	山中湖クリニック心臓血管センターセンター長
高橋　若生	東海大学医学部付属大磯病院神経内科教授
石田　浩之	慶應義塾大学スポーツ医学研究センター准教授
東　宏一郎	慶應義塾大学スポーツ医学総合センター専任講師
津下　一代	あいち健康の森健康科学総合センターセンター長
新　智文	帯広厚生病院健診センター長
丹羽　利充	修文大学学長
髙橋　英孝	東海大学医学部教授／付属八王子病院健康管理センター長
土屋　敦	渕野辺総合病院理事長／病院長
渡辺　登	赤坂診療所所長
笹森　斉	牧田総合病院人間ドック健診センター院長
石川　良樹	こころとからだの元氣プラザ内科
長谷川友紀	東邦大学医学部社会医学講座教授
田口　淳一	東京ミッドタウンクリニック院長
久代登志男	ライフ・プランニング・クリニック所長
田倉　智之	東京大学大学院医学系研究科医療経済政策学特任教授
日野原茂雄	新赤坂クリニック副院長

序　文

　まったく自他覚症候のない元気にみえる受診者の健康状態を，詳しくチェックするシステム（いわゆる現在の人間ドック健診）に興味を持つ医師たちが集まって，日本で初めての検討会が開かれたのは昭和34年(1959年)である．昭和44年(1969年)にはこの検討会が「人間ドック学会」と命名された．このように歴史のあるわが国特有の人間ドック健診に関する教科書・ガイドラインは，従来から多数刊行されてきたが，近年この人間ドック健診を取り巻く環境の変化は著しい．

　従来は，疾患ないし諸検査の異常を早期に発見し，早期に治療することが，人間ドック健診の一番の使命と考えられていた傾向がある．しかし，人間ドックをさらにサイエンスとしての人間ドック「学」に昇華させるためには，その軽度の異常・軽症疾患すら発症させないように予防することが重要であり，どうすればその発症・出現を予防できるかに研究の主目的は向けられなければならない．そうでなければ，人間ドック健診学が予防医学の一翼を担っているとはとても言えないであろう．

　一方で，人間ドックが，政府や地方自治体が勧める無料の特定健診＋がん検診よりもいかに優れているか，そのCost-effectivenessはどうか，増加している高齢者に非高齢受診者と同じ健診項目を課すことは妥当か，巷に満ち溢れるいわゆる部分ドックの費用対効果は十分に検討されているか，一般に頻用されている人間ドック健診結果のABCD判定基準が各施設により一部異なっている現状を放置してよいものか，各種検査および結果の標準化と精度管理は十分か，人間ドック健診専門医の問題は今どうなっているか，施設認定・情報管理指導士認定などは今後どうなるか，遺伝子検査は今後人間ドック健診に応用されるだろうかなどなど，人間ドック健診施設管理者の方々やそこで働く従業員の皆さんもいろいろ疑問に思われたり，知りたいこと・わからないことがたくさんおありだろうと想像される．

　本書は日本人間ドック学会・総合健診医学会などの第一線で，あるいは学会理事としてご活躍中の先生方に執筆をお願いし，現在人間ドック健診が抱える諸問題をできるだけわかりやすく解説していただいた．短期間内に協力して下さったすべての著者の先生方，文光堂の編集担当佐藤真二氏，学会事務局の諸氏諸嬢に心から感謝する．

2017年2月

篠原幸人

目　　次

I　総　　論　　1

1. 予防医学としての人間ドック健診の歴史と意義　……………………奈良　昌治　…2
2. 人間ドック健診・特定健康診査とそのほかの健診の内容・相違
　………………………………………………………………………伊藤千賀子　…6
3. 必要な検査の標準化とフォローアップの実際　………………加藤　公則　…10
4. 新たな基準範囲と予防医学的閾値　……………………………渡辺　清明　…15
5. 人間ドック健診施設機能評価事業　……………………那須　　繁, 小山　和作　…21
6. 人間ドック認定医と専門医（予防診療専門医）　………………山門　　實　…24
7. 人間ドック健診情報管理指導士の認定と更新　………………福井　敏樹　…27
8. 人間ドック健診食生活改善指導士の育成　……………………福井　敏樹　…30
9. 受診時の薬剤服用上の注意　……………………………………武藤　繁貴　…33
10. 日本人間ドック学会学術大会開催の意義と課題　……………中川　高志　…35
11. 人間ドック健診時の感染症患者への対応　……………………瀧澤　弘隆　…37

II　問診・診察の重要性　　41

1. 問診の必要性と実際　……………………………………………野村　幸史　…42
2. 身体診察の必要性　………………………………………………神谷　英樹　…46

III　人間ドック健診検査成績の判定および事後指導に関するガイドライン　　51

1. 人間ドック健診検査成績の判定および事後指導に関するガイドライン
　………………………………………………………………………和田　高士　…52
2. 高齢者における判定と事後指導区分　…………………………和田　高士　…57
3. 心電図検査所見の判定と事後指導区分　………………………石坂　裕子　…61
4. 胸部X線検査所見の判定と事後指導区分　……………………瀧澤　弘隆　…69
5. 上部消化管内視鏡検査所見の判定と事後指導区分　…………三原　修一　…79
6. 上部消化管X線検査所見の判定と事後指導区分　……………草野　　健　…86
7. 腹部超音波検査所見の判定と事後指導区分　…………………田中　幸子　…93
8. 頸部血管超音波検査所見の判定と事後指導区分　…後藤　聖司, 岡田　　靖　…100
9. 大腸X線・内視鏡検査所見の判定と事後指導区分　…………野崎　良一　…105
10. 認知症検査の判定と事後指導区分　……………………………亀井　徹正　…111

IV　検査項目とその判定・事後指導計画　　117

1. 肥満・BMI（メタボリックシンドロームを含む）　……………宮下　正弘　…118
2. 血　圧　……………………………………………………………山門　　實　…123

3．聴力検査 …………………………………………………… 小川　　郁 …127
4．視力・眼圧・眼底 ………………………………………… 川崎　　良 …130
5．呼吸機能検査（スパイロメトリー）……………………… 瀧澤　弘隆 …134
6．尿検査 ……………………………………………………… 鈴木　　修 …138
7．便検査（便潜血検査）…………………………… 加納　繁照，久保田真司 …142
8．血球算定検査 ……………………………………………… 渡辺　清明 …145
9．血清脂質 …………………………………………………… 篠原　幸人 …149
10．クレアチニン・eGFR ……………………………………… 原　　茂子 …153
11．血清尿酸 …………………………………………………… 中村　雄二 …157
12．肝機能 ……………………………………………………… 荒瀬　康司 …160
13．HBs抗原・HCV抗体 ……………………… 三宅　　麗，中本　伸宏，岩男　　泰 …165
14．血糖・HbA1c・糖負荷試験・グリコアルブミン ………… 伊藤千賀子 …168
15．CRP ………………………………………………………… 鏑木　淳一 …172
16．リウマトイド因子・血清梅毒反応 ……………………… 鏑木　淳一 …174
17．血清鉄 ……………………………………………………… 福武　勝幸 …176
18．腫瘍マーカー ……………………………………………… 髙谷　典秀 …178
19．PSA ………………………………………………………… 天野　隆弘 …181
20．BNP ………………………………………………………… 桝田　　出 …185
21．甲状腺機能・腫瘍 ………………………………………… 百渓　尚子 …188
22．細胞診・組織診（喀痰・生検など）……………………… 中村　直哉 …192

V　オプションドック健診　　　　　　　　　　　　　　　　　197

1．脳ドック …………………………………………………… 篠原　幸人 …198
2．動脈硬化ドック・抗加齢ドック ………………………… 福井　敏樹 …201
3．眼科ドック ………………………………………………… 中野　　匡 …205
4．乳房ドック ………………………………………… 丹治　芳郎，大道　道大 …209
5．肺ドック（CT検診）……………………………………… 野村　史郎 …212
6．心臓ドック ………………………………………………… 稲次　潤子 …216
7．大腸・小腸ドック ………………………………………… 西﨑　泰弘 …220
8．泌尿器ドック（前立腺ドックを中心に）………… 山中　英壽，加瀬　嘉明 …224
9．骨ドック …………………………………………………… 相澤　孝夫 …228
10．婦人科ドック ……………………………………… 佐々木　寛，光永　裕子 …232
11．ストレスドック …………………………………………… 折津　政江 …236
12．歯科ドック ………………………………………………… 小川　智久 …239
13．PETドック（悪性腫瘍）………………………… 川田　志明，新妻　義文 …243
14．PETドック（心臓）……………………………… 川田　志明，小出司郎策 …247
15．PETドック（脳）………………………………………… 高橋　若生 …251

TOPIC 運動器ドック～慶應義塾大学病院予防医療センターにおける試み～
……………………………………………………………… 石田　浩之，東　宏一郎 …255

VI 生活習慣改善指導（事後指導）　261

1. 生活習慣病とその対策（健康日本21，データヘルス計画，日本再興戦略）
…………………………………………………………………………… 津下　一代 …262
2. 生活習慣指導の基本 ………………………………………………… 津下　一代 …266
3. 運動・身体活動指導 ………………………………………………… 新　　智文 …271
4. 食事・栄養指導の実際 ……………………………………………… 丹羽　利充 …275
5. 飲酒制限と禁煙の勧奨・支援 ……………………………………… 髙橋　英孝 …279
6. 生活習慣指導にどう年齢を考慮するか …………………………… 土屋　　敦 …283
7. ストレスに対する指導 ……………………………………………… 渡辺　　登 …286
8. フォローアップをより効果的に行うには ………………………… 笹森　　斉 …289

VII 健診と社会　293

1. 人間ドック健診と個人情報保護 …………………………………… 山門　　實 …294
2. 人間ドック健診と健康経営（データヘルス） …………………… 石川　良樹 …298
3. 医療の質の評価と人間ドックの社会的使命 ……………………… 小山　和作 …301
4. 人間ドック健診と医療安全 ………………………………………… 長谷川友紀 …304
5. 人間ドック健診と遺伝子検査 ……………………………………… 田口　淳一 …307
6. 健診の国際化とその課題 …………………………………………… 久代登志男 …311
7. 人間ドック健診ツーリズム ……………………… 篠原　幸人，奈良　昌治 …314
8. 人間ドックとCost-effectiveness …………………………………… 田倉　智之 …316
9. 健康保険組合連合会との人間ドック指定契約事業 ……………… 日野原茂雄 …319

索　　引 ………………………………………………………………………………… 321

I

総論

1. 予防医学としての人間ドック健診の歴史と意義

> **ポイント**
> - 日本の予防医学には50年周期の3つの波があった.
> - 東大内科の坂口康蔵教授によって戦前より始められた人間ドックは,現在では大きく成長し,年500万人以上が受診している.
> - 特定健康診査・特定保健指導も,疾病予防の手段の一つとなる可能性がある.

A 予防医学の第一の波 〜3人の功績

　日本の予防医学には50年周期の3つの波があった.第一の波は1900年前後の,世界初の医学比較試験の髙木兼寛(1849-1920),ワクチン発明の北里柴三郎(1852-1931),水道水を塩素消毒した後藤新平(1859-1929)によるものである.

　髙木は薩摩の士族で,1849年英国人ウイリスの鹿児島医学校を卒業後,海軍軍医として1875年英国セント・トーマス医学校に留学,1880年主席で卒業,軍医総監となった.当時は呼吸器感染症が流行し,結核で高杉晋作,正岡子規,石川啄木,樋口一葉などが死亡し,結核亡国と言われた.また,脚気が富裕階級・軍隊に多発し,その病因解明は国の緊急課題であった.兵士は農家の次男・三男が多く,農民は麦や稗(ひえ)や粟(あわ)が主食で,米は生活費を稼ぐものであり,盆正月以外は食べなかった.命を捧げて戦う軍隊に白米を給食し喜ばれたが,副菜は貧しく,心臓死や重症末梢神経炎の歩行障害が集団発生し,「脚気(beri beri)」は原因不明の風土病として外国から恐れられていた.軍医・森林太郎は伝染病と考え,兵舎の消毒を徹底し,患者を隔離した.日清戦争(1884),日露戦争(1895)で戦死した将兵は4万人弱で,その年に脚気に罹患した兵士は30万人以上で,病死は戦死より多かった.髙木は,英国海軍に脚気が稀であることから食習慣病と考え,医学比較試験を計画し,1884年に軍艦・龍驤(2500トン乗員380名)の乗員に白米中心の軍食を,筑波の乗員にパンとサラダの英国海軍食を与え,100日の遠洋航海を行った.龍驤では乗員の半数が脚気を発病し,23名が死亡したが,筑波では1名も発病せず,食生活病と証明した.1877年の西南戦争の余韻で薩摩出身の髙木に冷淡な政府は,脚気が食習慣病の報告を認めなかったが,胚芽米と麦飯で脚気は減少し,今日では忘れられた疾患になった.髙木は生活習慣病予防の父としてその業績がたたえられ,南極最大の岬が「髙木岬(Takaki Promontry)」と命名された.また,慈恵会医学校を創立し,臨床教育と生活習慣病治療に力を注ぎ,看護学校を創設した.

　北里は1871年に熊本医学校を卒業後,東京帝大医学部に再入学し,緒方正規に細菌培養を学び,コッホ研究室に留学した.1889年に破傷風菌とジフテリア菌を発見し,菌体外毒素を馬に注射してワクチンを発明した.発病即ち死亡の破傷風は,世界の軍隊と農民にとって恐怖の疾病であったが,ワクチンによりその治療と予防が確立した.現

在，小児麻痺，インフルエンザ，肺炎，子宮頸部がんワクチンなど，ワクチンは19世紀最大の発明となった．1901年，北里とベーリングが第1回ノーベル賞に内定した．1885年に東大の緒方が脚気菌発見を発表したが，コッホの助言で北里が論文の誤りを指摘した．すると緒方と森が激怒し，北里は「恩知らず」「裏切り者」など激しいバッシングを受け，ノーベル賞を辞退させられた．その後，ペスト菌発見（1894），免疫血清の製造などの業績をあげ，北里が創設した伝染病研究所はコッホ研究所，パスツール研究所と並んで世界三大伝染病研究所と言われた．伝染病研究所が国立になると袂を分かち，北里研究所を設立した．1916年に慶応医学部を新設し，教授を京大の若い学者を中心に組織し，東大に対抗した．その後，東大＆陸軍（1907年に森が陸軍軍医総監就任）対海軍＆慶大の対立が30年続いた．この競争が日本の医学進歩の推進力となった．

1910年，東大農学部の鈴木梅太郎が米糠からオリザニンを抽出し，脚気がビタミンB欠乏症であると証明したことにより，脚気論争は終止符が打たれた．陸軍軍医総監の森は陸軍将兵の脚気死亡の責任で辞任し，文豪・森鴎外となった．

20世紀はPenicillin（1928, Fleming），Streptomycin（1943, Waksman）などの抗生物質で感染症は激減する．結核も亡国病でなくなる．1945年にFleming，1952年にWaksmanがノーベルを受賞した．コレラ，チフス，梅毒，マラリア，結核などの感染症に対する治療も確立し，先進国の平均寿命は70歳を超えるようになった．

医師で大政治家の後藤は南部藩出身で，福島県須賀川医学校を卒業した．政治家・板垣退助を救命した縁で政治家となった．台湾衛生部長，寺内内閣外務大臣，東京市長を歴任し，鉄道，道路，上下水道網を建設した．国際連盟決議によるシベリア撤兵の際，1921年には持ち帰った塩素缶の軍用毒ガスを殺菌目的で東京の水道に混入し，乳幼児死亡率を10分の1に激減させた．その後，世界の水道水にも塩素混入が行われ，世界の水道水が安全なものとなった．後藤の破天荒なアイデアは，公衆衛生の大功績となった．

B 予防医学の第二の波 〜人間ドックの登場と発展

第二の波は人間ドックの登場である．欧米の健康診断は生命保険会社の契約額を決める企業目線の検査で，結果説明も生活指導も不十分である．昭和初年，日本は二大政党時代だったが，政治テロが頻発し，1921年に原首相，1930年に浜口首相，1932年に犬飼首相が襲撃されるなど，政治家には命懸けの時代であった．1938年，民政党の桜内幸雄と俵孫一が東大内科・坂口康蔵教授の病室に入院し，記者会見で「艦船がドライドックで船底やスクリューの点検とエンジンや機器の整備を行い，乗員に数日の休養を取らせて次に備えるのと同様」と言い，これが新聞の一面を飾ると，政財界人が次々と坂口内科の健診を受けた．その後，太平洋戦争で300万人以上の命を失い，都市の多くが廃墟となったが，経済復興が始まり，1944年坂口教授が東京第一病院に赴任すると，政財界人が人間ドック再開を要望した．東大の同門で日本病院会会長，聖路加国際病院院長の橋本寛敏が会員に人間ドック健診開始を呼びかけた．6日間の入院で12,000円，50項目の検査を行うが，公務員給料の4ヵ月分で，庶民からブルドック（ブルジョアの

ドック）と言われた．「人間ドックは政治家や金持ちが大部分，病院は患者のため」と反対した日本病院会の理事も多かったが，橋本は「やがて健診と生活指導の時代が来る」と機関決定した．現在と検査項目数は変わらないが，半数以上の項目は入れ替わっている．肝機能検査のBSP（ブロムサルファレイン・テスト），運動負荷心電図，150ｇブドウ糖飲用試験，胃液胆汁検査，造影剤静注Ｘ線検査などは廃止され，血液検査，GOT，GPT，γGTP，LDLコレステロール，HbA1cなどが主流になった．超音波検査，デジタルＸ線撮影，CT，MRIで胆囊ポリープ，脂肪肝，がんなどが検出され，高コレステロール血症，高中性脂肪血症，初期糖尿病などドック健診は効果を挙げ，自動分析装置，眼底カメラ，ファイバースコープなどで診断精度，費用，時間が改善されて庶民に手が届くようになり，大衆化した．現在，1日ドックが主流で半日ドックも登場し，脳ドック，骨ドック，レディス・ドックも登場した．CT，MR，PETも普通に行われるようになり，中高年にPSAが導入された．受診者は年500万人以上で，国や自治体の学校健診，老齢健診，がん検診など合わせると，1,000万人以上が何らかの健診を受ける予防大国になった．反面，健診はピンからキリまであるのが実情で，一部マスコミが「ドックは患者集め」，「金儲け目的」と批判した．自覚症状のない受診者が多く，政治家など健康情報を秘密にしたい人と向き合うには十分な臨床経験が必要で，人間ドック担当医は十分な知識と経験が要求される．生活習慣改善を助言し，健康増進，疾病予防（一次予防）にも精通している必要もある．1999年に5,240名が人間ドック認定医となり，5年後，筆記試験に合格した1,406名が専門医に認定された．2004年に施設機能評価を開始し，365の優良施設を認定した．結果はインターネットに公開されている．均質でレベルが高く，互換性と個人情報が守られる健診を目標にしている．

C 予防医学の第三の波 〜特定健康診査・特定保健指導と"メタボ"

　第三の波は2005年に厚生労働省が展開した特定健康診査・特定保健指導で，自治体，企業，団体に特定健康診査・特定保健指導を義務付け，改善度の低い組織には罰則を設けた．先進国で増加している肥満を取り上げ，臍回り男性85cm，女性90cm以上を生活習慣病抽出の指標とした．「受診者の90％が対象となる基準は問題」，「身長を無視した臍まわり疑問」，「世界基準と整合性がない」など，マスコミの異論が噴出した．しかし，「臍まわり」は一般に分かりやすく，職場や茶の間の生活習慣病の話題を提供し，平成18年の流行語大賞に「メタボリックシンドローム」が選ばれた．俗称メタボは，生活習慣病へ関心を広めた厚労省の大ホームランである．肥満指数（Body Mass Index 25≦）は難しく，臍回りは不安定で非学問的であるが身近な話題になり，高血圧，高脂血症，糖尿病に関心をもたせる「明るいキーワード」である．我々は政府に協力し，2007年に保健指導を担当する「人間ドック健診情報管理指導士（人間ドック健診アドバイザー）」6,005名を認定した．特定健康診査は震災でまだ軌道に乗らないが，諸外国からも注目され，世界の疾病予防の手段となるであろう．

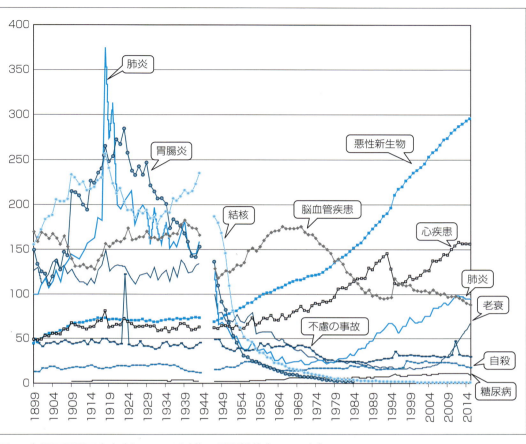

図1　主要死因別死亡率（人口10万人対）の長期推移（～2015年）

（注）1994年の心疾患の減少は，新しい死亡診断書（死体検案書）（1995年1月1日施行）における「死亡の原因欄には，疾患の終末期の状態としての心不全，呼吸不全等は書かないでください．」という注意書きの事前周知の影響によるものと考えられる．最新年は概数．
（主要死因別死亡率（人口10万人対）の長期推移（～2015年），社会実情データ図録．http://www2.ttcn.ne.jp/honkawa/2080.htmlより）

D 日本の疾病構造の変化と人間ドック健診

　1934年，日本では脳卒中死が死亡原因の第1位となったが，減塩などの生活習慣の改善と健康保険制度の充実，降圧薬などの進歩・普及で漸減し，長寿の現在はがん死が第1位である．脳卒中，心臓病，がんも現在は生活習慣病と考えられている（**図1**）．

　1982年，日本は男女とも平均寿命が世界一になり，2015年日本人の平均寿命は女性87.05歳，男性80.79歳で，男女ともに依然世界トップクラスを維持している．

　なお，誌面の都合で本項の詳細は省略した．

（奈良昌治）

2. 人間ドック健診・特定健康診査とそのほかの健診の内容・相違

ポイント

- 人間ドック健診は，がん検診を含む多岐にわたる検査が行われる．特定健康診査は，生活習慣病に的を絞っている．労働安全衛生規則による定期健康診断では視力，聴力，血圧，検尿などが必須であるが，項目数は少なく，医師の判断にゆだねられている．
- 対象は，人間ドック健診では企業勤務者や個人が多いが，特定健康診査は40～74歳の医療保険加入者である．健診費用は，人間ドック健診では加入している健康保険組合が一部を負担している．特定健康診査は医療保険者が一部を負担する．
- 人間ドック健診でも食生活指導がなされている．特定健康診査では健診結果によって階層化され，6ヵ月間指導が行われる．

A 人間ドック健診・特定健康診査とそのほかの健診の意義

　50年以上の歴史がある人間ドック健診は日本に特有のものであり，労働者の健康維持が健康保険制度でもこの点に配慮され，疾病の早期発見や予防を目的に行われてきた．一方では，第二次世界大戦後の経済の発展に伴い，食生活環境も著しく変化して，急激に脂肪摂取量，なかでも肉の摂取量が増してきた[1]．労働の機械化が進み，相対的なエネルギー摂取過剰，それに続く肥満がもたらされている．このような背景から増加する生活習慣病に対する健診としては，2008年から特定健康診査が行われることになった．これはpopulation basedであり，予防的観点からは将来にわたり健康的な日本人が多くなると期待されている．労働安全衛生規則による定期健康診断（以下，定期健康診断）は，各種の労働者に対して労働安全上の健診を行うことを目的とされ，受診者は主として若い年代が多い．人間ドックや特定健康診査とは目的が異なる．これらの健診は対象や年齢も異なるが，多くは自覚症状の乏しい人を対象にしており，検査のみでも疾病の早期発見は有効と思われるが，指導のない健診では疾病の予防は難しい．

B 健診項目の比較

　人間ドック健診と特定健康診査について，目的，対象年齢，検診費用，日本における受診者数，健診項目，健診後の指導などを表1にまとめた．両者は目的が異なっており，人間ドック健診は1959年から実施されてきたが，当初は富裕層を中心に1週間の入院ドックもあって，費用も高く，庶民が利用するのは困難であった．生化学検査機器や種々の医療機器の発達で次第に検査にかかる時間が短縮され，多くは半日で終了することから，一般的に広く普及して今日に至っている．職員の健康管理を目的として受診費用を助成している企業も多いが，その対象年齢は35歳以上が多く，企業によって異なる．企業退職後は個人で受診するか，任意継続被保険者として企業で受ける人もいる．また，個人で受診する場合は年齢に基準はない．検査は体全体のスクリーニングと

2. 人間ドック健診・特定健康診査とそのほかの健診の内容・相違

表1　人間ドック健診と特定健康診査の比較

項目	人間ドック健診	特定健康診査
目的	体全体のチェック	生活習慣病のチェック
健診開始	1959年～（ただし人間ドックとして実施）	2008年4月～
対象年齢	企業によって異なる．35歳以上が多いが企業退職後は個人で受診するか，継続して企業で受ける人もある．個人で受診する場合もあるが，この場合は年齢は関連しない	40～74歳．医療保険者（組合管掌健康保険，全国健康保険協会，船員保険，共済組合，国民健康保険）の加入者（被保険者・被扶養者）が対象
健診費用	個人または企業が加入している健康保険組合が一部を負担	費用は主に医療保険者が負担するが，費用の一部を受診者が窓口で支払うこともある
受診者数または受診率	人間ドック学会の集計*では318万人以上である	2013年受診者は25,096,648人で受診率は47.1％と報告されている
健診項目	質問票（治療中の疾患，服薬歴，喫煙歴など），内科的診察，身体計測（身長，体重，BMI，腹囲），尿検査，血液検査（血液一般・肝・膵・腎，他）肺機能，聴力検査，眼科的検査，生理学的検査，腹部超音波検査，他 オプション検査として脳MRI検査，頸動脈エコー，他多数	基本的な項目：質問票（服薬歴，喫煙歴など），身体計測（身長，体重，BMI，腹囲），血圧測定，理学的検査（身体診察），検尿（尿糖，尿蛋白），血液検査，脂質検査（中性脂肪，HDLコレステロール，LDLコレステロール），血糖検査（空腹時血糖またはHbA1c） 肝機能検査：詳細な健診の項目：医師が必要と認めた場合に実施．心電図，眼底検査，貧血検査
がん検診	胸部X線検査，上部消化管X線検査（内視鏡検査），便潜血検査，子宮がん検診，乳がん検診，他	特定健康診査の項目には含まれないので，ほかのがん検診を実施する必要がある
健診後の指導・費用	食生活指導，他：健診の費用に含まれる	動機付け支援：7,560円，積極的支援：23,760円（個人負担が必要な事業所は少ないが，その場合10％程度が多い）

*2014年度の日本人間ドック学会の機能評価に合格した優良施設のデータなので，実際にはこれの数倍にあたると推測される．

考えるのが妥当であり，検査項目もそれに準じてある．検査項目については**表1**に示すとおり，問診，内科的診察，身体計測，生理検査，X線・超音波検査，生化学検査，血液学検査，血清学検査，尿検査，便潜血検査などである．オプション検査として，胃内視鏡検査，乳房検査，婦人科検査，腫瘍マーカーなどがある．また，CTによる肺がん検査，脳MRI検査，頸動脈エコーのほか，多くの項目が追加できる．企業によっては広範囲に項目を設定しているところもあるが，本人の希望で検査項目を追加できる．人間ドック健診受診者数は，日本人間ドック学会のアンケートによる集計では2014年が313万人と報告[2]されているが，これは一日指定施設，二日ドック指定病院および学会機能評価に合格した施設の集計であり，実際はこの数倍ではないかと思われる．

特定健康診査は，増加する生活習慣病の発症リスクが高く，生活習慣の改善によるその予防効果が大きく期待できる40～74歳の人に的を絞って医療保険者（組合管掌健康保険，全国健康保険協会，船員保険，共済組合，国民健康保険）の加入者（被保険者・被扶養者）が対象となり，2008年から実施されてきた．後ほど述べるが，健診後の結果によって特定保健指導が行われ，指導内容はリスクの程度に応じて動機付け支援と積極的

支援がある．よりリスクが高い人に積極的支援が行われている．基本的な健診項目は問診票，身体計測，血圧測定，診察，検尿で，血液検査としては脂質検査，血糖検査（空腹時血糖またはHbA1c），肝機能検査が行われるが，医師が必要と認めた場合には心電図，眼底検査，貧血検査を行うことができる．特定健康診査には，いわゆるがん検診は含まれないので，別の施設で受ける必要がある．

健診の費用は，人間ドック健診では個人または企業の健康保険組合が一部を負担するが，個人の負担額は状況によって異なる．特定健康診査について厚生労働省からの報告をみると，2013年の受診者は25,096,648人で，特定健康診査該当者の47.1%[3]であった．

定期健康診断は表2に示すように項目が少なく，19歳以下では身体計測と視力・聴力・血圧・検尿が必須であるが，胸部X線検査も5歳きざみになっている．35歳および40歳以上では，19歳以下の受診年齢で決められた項目以外の多くは医師の判断で省略可となっている．また，がん検診はないなど，内容としては乏しいと言わざるを得ない．

C 健診結果に基づく指導

人間ドック健診でも健診結果に基づく医師，保健師，看護師や管理栄養士による指導は行われているものの，特定健康診査の積極的支援や動機付け支援ほどの継続指導は行われておらず，その指導内容も各施設で一律ではなく，温度差があることは否めない．指導成果も一般的には6ヵ月ではなく，1年後の次回健診時に判定される場合が多い．人間ドック健診の費用に指導料を追加している施設はほとんどない．この点が特定健康診査後の指導とは異なる．

日本では増加する生活習慣病を予防することを目的に特定健康診査が開始された．特定健康診査は，きめの細かい指導が行われるところに特徴がある．特定保健指導には，リスクの程度に応じて，動機付け支援と積極的支援がある．リスクは耐糖能異常，脂質異常，血圧異常およびそれぞれの疾患で薬剤治療中のいずれかとする．なお，服薬中の場合は特定保健指導の対象としないが，主治医の依頼，了承のもとで実施可能となる．まず腹囲が男性≧85cm，女性≧90cmをもとに，年齢が40〜64歳で，追加リスクの数で2個以上か，1個で喫煙歴がある場合は積極的支援に該当する．65〜74歳については追加リスクが多くても動機付け支援となる．腹囲以外にBMI≧25kg/m^{2}の場合は追加リスクが3個，2個で喫煙歴がある場合は積極的支援となるが，65〜74歳については追加リスクが多くても動機付け支援となる．この理由について少し述べる．特定健康診査では腹囲のみならず，BMI≧25kg/m^{2}の人も追加リスク数，喫煙で積極的支援や動機付け支援のカテゴリーになっている．

積極的支援と動機付け支援の方法も，対象者ごとの標準的な保健指導プログラムとして厚生労働省により決められている．積極的支援では，初回面接の個別面接で対象者に合わせた実践的なアドバイスなどを行う．3ヵ月以上の定期的・継続的な働きかけを行って，計画どおり効果が出ているかなどを6ヵ月後に評価する．

動機付け支援は，医師，保健師，管理栄養士らの指導のもとに行動計画を作成し，生活習慣改善に取り組めるように専門家が原則1回の動機づけを行う．実績評価は，健康

2. 人間ドック健診・特定健康診査とそのほかの健診の内容・相違

表2 労働安全衛生規則による定期健康診断検査項目

検査項目		医師が必要でないと認めるときに左記の健康診断項目を省略できる者
診察など	問診(既往歴・業務歴・喫煙歴・服薬歴の調査	
	身体測定(身長)	20歳以上の者
	(体重)	
	(腹囲)	40歳未満(35歳を除く)の者*
	視力・聴力	
	自覚症状および他覚症状の有無の検査	
	血圧	
胸部X線検査		40歳未満のうち,次のいずれにも該当しない者
		①5歳ごとの節目年齢(20歳,25歳,30歳および35歳)の者
		②感染症法で結核に係る定期の健康診断の対象とされている施設などで働いている者
		③じん肺法で3年に1回のじん肺健康診断の対象とされている者
喀痰検査		①胸部X線検査を省略された者
		②胸部X線検査によって病変の発見されない者または胸部X線検査によって結核発病のおそれがないと診断された者
貧血検査	血色素量・赤血球数	35歳未満の者および36〜39歳の者
肝機能検査	GOT・GPT・γ-GTP	35歳未満の者および36〜39歳の者
血中脂質検査	中性脂肪・HDL-コレステロール・LDL-コレステロール	35歳未満の者および36〜39歳の者
血糖検査	空腹時血糖	35歳未満の者および36〜39歳の者
	HbA1c	血糖検査については,HbA1cで代替も可
尿検査	蛋白,糖	
心電図検査		35歳未満の者および36〜39歳の者

*40歳未満(35歳を除く)の者に加えて,①妊娠中の女性その他の者であって,その腹囲が内臓脂肪の蓄積を反映していないと診断された者,②BMIが20未満である者,③BMIが22未満であって,自ら腹囲を測定し,その値を申告した者は,医師の判断に基づき省略可.

状態・生活習慣(改善状況)を確認し(6ヵ月後),自身で評価する.これらの保健指導を受けた人は平成25年度では18.0%にすぎず,平成20年度の7.7%に比べ2.3倍に増加しているものの低く,これから医療保険者と健診受診者双方の理解と努力が必要である.

文献

1) 厚生労働省:平成25年 国民健康・栄養調査結果の概要,2014
2) 日本人間ドック学会:2014年人間ドック全国集計成績布告.人間ドック 30:68-80, 2015
3) 厚生労働省:特定健康診査・特定保健指導に関するデータ
   http://www.mhlw.go.jp/bunya/shakaihosho/iryouseido01/info02a-2.html

(伊藤千賀子)

3. 必要な検査の標準化とフォローアップの実際

ポイント

- 特定健康診査が始まり，全国でデータが一元的に管理される時代となり，ますます検査の標準化は重要となっている．
- フォローアップ体制の適切な構築は，人間ドック健診施設に課された大きな使命で，この善し悪しは健診機関の優劣にもつながる．
- これからの人間ドック施設は，地域住民との対話も必要であり，地域に信頼される施設になることを目標とすべきである．

A 必要な検査の標準化

　標準化の問題を考えるときに，身近な例としてHbA1cが挙げられる．かつて新潟県の上村らは，血糖値は新潟県内に地域格差はないが，HbA1cにおいて見かけ上，地域格差が認められ，それがその地域を管轄している検査機関の違いによって生じていたことを突きとめた．これは，各健診機関の使用しているキャリブレーターが異なっていることに起因していた．HbA1cの標準物質はもちろん存在していたが，その運用については各検査器機メーカーなどに任せられていたため，標準物質を用いたキャリブレーターの作製過程などで誤差が生じていったようである．この情報は日本糖尿病学会や厚生労働省にも伝わり，我々臨床医にとっても検査の標準化がいかに大事であるかを気づかされた出来事であった．今日では，このような問題に対応するため，トレーサビリティ制度が運用されている．新潟県労働衛生医学協会は「ISO15189」認定をいち早く取得したが，この認定はまさしく臨床検査室に特化した国際規格であり，トレーサビリティについても国際規格で規定されている（ISOとは国際標準化機構International Organization for Standardizationのこと）．今，全国の国立大学臨床検査室は，このISO15189の認定を目指しているところである．ISO15189上のトレーサビリティの定義は「測定の不確かさに寄与し，文書化された，切れ目のない個々の校正の連鎖を通して，測定結果を表記した計量参照に関係付けることができる測定結果の性質」となっている[1]．全国規模で展開されている特定健康診査においても，平成19年4月に発行された「標準的な健診・保健指導プログラム（確定版）」がとりまとめられ，厳格な検査の標準化が求められている．さらに，それを発展させて「標準的な健診・保健指導プログラムにおける血液検査8項目のトレーサビリティに関する指針」が日本臨床検査標準協議会より提唱され[2]，先ほどのHbA1cで述べたように標準物質が決まればそれですべてうまくいくということではなく，実測値が「いつ」「どこで」「誰が」検査しても同じものになるように繰り返しあらゆる段階で確認をとること，つまり適切なトレーサビリティが求められている（図1）．

　また，臨床検査分野における検査の標準化として大切な点として，①目的に適した検

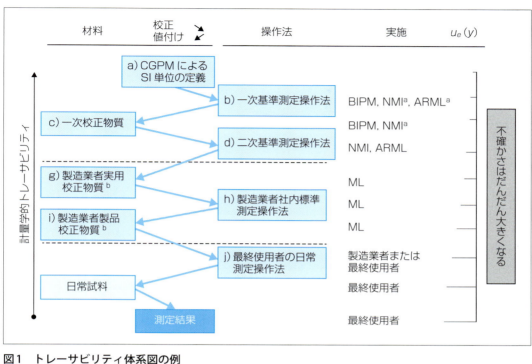

図1 トレーサビリティ体系図の例
CGPM：国際度量衡総会，BIPM：国際度量衡局，NMI：国内計量研究所，ARML：認定基準検査室，ML：製造業者の検査室

査方法の設定，②基準とすべき標準物質の選定，③検査のための測定手順の遵守，④当該検査における計量学的トレーサビリティの確認，⑤検査器機や検査基準の維持・管理，⑥得られた結果の適正な解析と表現，が掲げられている[2]．とくに，⑥に関しては，前述の上村らが行ったように，HbA1cにおける精度管理の不徹底から生じる地域格差があれば，得られた結果の適正な解析は当然できなくなる．つまり，結果の適正な解析を行うためにも，この検査の標準化が関わってくるのである．人間ドック健診機関は当然，この検査の標準化の徹底に取り組む必要がある．

以上から，各人間ドック健診機関においては，さらなる「検査の標準化」のためにも，ISO15189の認定取得は取り組むべき課題であろう．

B フォローアップの実際

検査の標準化をきちんと行ったうえで，人間ドックを運営し，がんの早期発見，生活習慣病の早期是正や医療機関への適切な橋渡しを行うことが，我々人間ドック健診機関に求められていることは言うまでもない．そのために，このフォローアップ体制の適正化を図ることは，人間ドックそのものの生き残りにも関わる重要なことと考える．

そこで，フォローアップについて，2つに分けて考えたい（**図2**）．

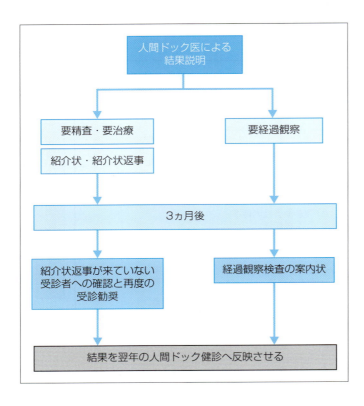

図2 フォローアップシステムの例

1. 要精査・要治療のフォローアップについて

　これは，とくにがん検診に関わる大きな問題である．がんの疑いがあると言われて病院受診を勧められた場合には，受診者が病院受診に結びついたかどうかフォローアップを行う必要があろう．筆者らの施設では，紹介状に病用返事を入れておき，実際に病院を受診したかどうかを確認するようにしている．その際，3ヵ月が経っても病用返事が届いていなければ，再度通知を行い，受診の徹底を促すシステムが構築されている．また，昨年紹介状を出して，その返事の内容が翌年の人間ドックの際に参照できるようなシステムもまた重要であろう．フォローアップという意味合いで捉えれば，経年受診者の画像情報を経時的に受診者別カルテとして管理しておくことも必要である．筆者らの施設でも，この個人画像情報カルテによって，甲状腺結節や胆嚢ポリープ，肝血管腫などの経時的なサイズの変化など，比較検討できるようにしている．当然ながら，その経時的な個人の情報には，病院における精査の情報も加えられているべきで，この情報によって不必要な病院受診を減らすことも可能になる．

　がん以外のいわゆる生活習慣病に関わる点については，この範疇に属する代表的疾患である高血圧，糖尿病，脂質異常症などは，いずれも自覚症状がなく，病院受診を勧められても受診者の理解不足もあり，病院受診に結びつかないケースも多いと思われる．まず，人間ドック健診専門医に課せられた使命は，このような受診者に精査や治療の重要性をきちんと伝えられるかが，腕の見せ所になる．また，ドック健診医の結果説明時に病院に行くと約束したとしても，実際に行ったかどうかを確認するシステムも必要と

なろう．これも，先ほどの病用返事のシステムを利用して，病院受診を確実なものにしていきたい．

2. 要経過観察のフォローアップについて

　この要経過観察のフォローアップは少し難しい問題をはらんでいる．医療機関で「この程度の数値で病院受診をする必要はない」と言われ，憤慨して帰ってくる受診者もよくいる．したがって，このような要観察レベルの異常値をもった受診者には，可能ならば人間ドック健診機関自身でフォローアップをし，より適切に指導を行うほうがよいと思われる．投薬などの治療の対象ではないが，その異常値がそのまま上昇していくのか，下降して正常に戻るのか，念のために確認したい場合もあるであろう．また，肥満の解消や禁酒・節酒などによって生活習慣が改善すれば，数値の改善が見込まれるようなわずかな異常値をもった受診者を，健診機関で診察した人間ドック健診医や栄養士などが受診者の生活習慣の改善に関わることができれば，結局のところ，医療費削減に結びつく可能性も秘めている．そのようなシステムを構築できるかが，各人間ドック健診機関に課せられた課題であろう．

　筆者らの施設では，要経過観察と判定された受診者に対して，3ヵ月後にフォローアップ検査（追跡検査）を受診することを促す文書を送付し，その結果を受診者本人から返信してもらうシステムを構築している．また，このフォローアップ検査を当会施設で受診される人たちには，採血結果を当日至急で出し，その日のうちに結果の説明ができるようなシステムを構築した．なお，この結果の説明を行う際には，初回の健診結果とフォローアップ時の健診結果を再度人間ドック健診医の目でダブルチェックし，コンピューターなどの自動診断ではできない異常値の組み合わせや体格の指標との関連，また前年の健診データなどを比較し，紹介状を出すべきか否か，再度判定するシステムも構築している．いずれにしてもフォローアップ体制は，それぞれの人間ドック健診機関において工夫が必要な点であり，それはほかの人間ドック健診機関との差別化につながると思われる．

C プロジェクト8と地域医療魚沼学校について[3)]

　筆者らが魚沼で行った「健診プロジェクト8」について紹介したい．これは，魚沼からHbA1c 8％以上の人をなくすための「プロジェクト8」の一環として行われたものであるが，職域健診受診者に対して，人間ドック方式を採用し，HbA1c 8％以上で要治療の連絡を受け取っていながら未受診の受診者を調査し，その受診者に各企業の衛生管理者を通して受診を促し，紹介状を渡して必ず病院を受診してもらうようにしたところ，HbA1c 8％以上相当の受診者は195人から翌年92人までに激減していた．実は，このプロジェクト成功の本当の原因は，もちろん人間ドック方式つまりフォローアップを大切にしている点によるところが大きいが，「地域医療魚沼学校」という住民への啓発活動が基礎にあって成り立っていたのである．人間ドックを受けられた受診者を含む地域住民への啓発活動が，このフォローアップ体制を確実なものにするために必要であった．地域医療魚沼学校では，合い言葉に「住民こそが医療資源である」を掲げ，地域住

民を生徒として捉えて，糖尿病予防の大切さ，健診の大切さ，救急車の利用の仕方，かかりつけ医と病院との関連など，医療における重要な問題点を地域住民が学べる場となっている．これを人間ドックにあてはめれば，我々人間ドックに携わる者たちが，人間ドックの検査の標準化を高め，フォローアップ体制を確立し，人間ドックの有用性のエビデンスを構築し，その地域の住民に信頼される機関へと成長していくことが求められているものと思われる．我々人間ドック健診機関は，人間ドック受診者に対する健康への啓発活動を発展させ，地域全体への健康情報発信の中心になれるように努力していきたいものである．

［利益相反］生活習慣病予防検査医学講座は，寄附元が新潟県労働衛生医学協会の寄附講座である．

文献

1) 下田勝二：特集「ISO15189シリーズ　総集編」．国立病院臨床検査技師協会会報・別冊，国立病院臨床検査技師協会，2013
2) 今井秀孝：序文．標準的な健診・保健指導プログラムにおける血液検査8項目のトレーサビリティに関する指針（桑　克彦，編），第1版，特定非営利活動法人日本臨床検査標準協議会，p.10-11，2008
3) 加藤公則，他：地域包括糖尿病総合対策—新潟県魚沼地域Project8—．内分泌・糖尿病・代謝内科　42：431-437，2016

（加藤公則）

4. 新たな基準範囲と予防医学的閾値

ポイント

- 平成25年度に日本人間ドック学会は健康保険組合連合会（健保連）との共同研究で，学会の基本検査の基準範囲を国際的に認められている方法で作成した．
- 基準範囲の定義は「いわゆる健康人の検査測定値を解析し，測定値分布の中央部分の95％を含む範囲」であり，臨床検査値の判定に頻用されている．
- 基準範囲は専門学会などが疫学的調査に基づいて示した疾患の予防，診断，治療のための予防医学的閾値とは全く異なる．
- 本稿では，今までになかった，全医療機関に共用可能な，かつ男女別および年齢別の新たな基準範囲を示した．

　日本人間ドック学会は健保連との共同研究で，平成25年度に人間ドック学会の定める基本検査の基準範囲の策定を行った．この最終研究結果は昨年4月に国際誌Clinica Chimica Acta (CCA)[1,2]に受理された．本稿では，この新たな基準範囲を示すとともに，とくに従来からある検査の予防医学的閾値との相違について記述する．

A 基準範囲とは

　基準範囲の真の意味を理解するのは一般的に大変難しいので，まずその定義を記す．

1. 定義

　約50年前から，臨床検査の結果判定には「正常値」という用語が使用されていたが，不適切とされていた．そこで1987年にInternational Federation of Clinical Chemistry (IFCC)がreference value（基準値）という用語を新たに導入して[3]，後にWHOが認知した．その後，検査値は一定の幅の中にあればよいという観点から，reference interval（基準範囲）が国際的な用語となり，1995年にはガイドラインも発刊され，臨床検査値を判断する目安として世界的に広く用いられている．

　ここで決められた基準範囲の定義は，「可及的厳密に医学的に判定されたいわゆる健康人の検査測定値を統計学的に解析し，測定値分布の中央部分の95％の測定値を含む範囲」である．つまり，検査値の基準範囲とは「いわゆる健康人の95％は検査値がこの範囲にある」ということである．

2. 予防医学的閾値との違い[4,5]

　実際の医療の現場では，基準範囲とは別に予防医学的閾値がある．つまり，それは専門学会などが疫学的調査研究に基づいて示した，疾患の予防，診断および治療判定のための臨床判断値である．具体的には，日本動脈硬化学会や日本糖尿病学会などから，コレステロールや血糖の値について設定されている．

　一方，基準範囲はいわゆる健康人のデータであり，測定された患者の検査値が健康人

のデータとどの程度異なるかを見て，異常か否かを区別するものである．したがって，基準範囲は臨床判断値と違って，病気のリスクを示す疾患判別や予防医学的閾値には用いられない．

つまり，基準範囲と予防医学的閾値とは定義が全く異なるものであり，これらを同一視して医学的に比較はできない．ここは大変重要なポイントであり，この点をよく理解しないと基準範囲設定の意義は分からずじまいになる．

3. 基準範囲の新たな作成の必要性

各種臨床検査の結果判定は原則として予防医学的閾値を使用すべきであるが，たとえば現在汎用されている100を超える基本的な臨床検査の中で，予防医学的閾値が設定されているのはコレステロールや血糖など，わずか7％程度にすぎない[6]．そのため，臨床検査の90％以上は予防医学的閾値ではなく，基準範囲を用いて医師が判別せざるを得ない状況にある．このように基準範囲は現在診療の現場で頻用されているが，以下に示した問題点がある．

第一は，基準範囲が全国の医療あるいは健診機関により，まちまちとなっていることである．

第二に，人間ドックなどの健診では基準範囲が使用されているが，その際健診受診者をベースに求めた基準範囲ではない．

第三に，最近でも100万人以上の母集団から，可及的厳密に選択された集団を用いて作成した基準範囲はない．また，わが国では共用基準範囲としては今まで複数の報告があるが，母集団の数が少ない，あるいは選別法の厳密さが必ずしも十分ではない．

第四は，基準範囲には男女差と年齢差が明らかなものがあるが，これらが十分に設定されていない．

以上より，全健診機関に適用可能な，かつ男女別および年齢別の健診用の基準範囲の設定が必要となっている．

B 今回の研究で作成された基準範囲

1. 研究方法

基本的には国際的に認められている方法で行ったが，その詳細については既報の文献を参照されたい[1,5]．

大略においては，まず対象検査項目は本学会が定める基本検査項目の中から27項目を対象とした．これらの項目につき，全国の人間ドック学会に所属する188施設において，2012年度に受診した約150万人の受診者の検査結果を集積した．

基準範囲を作成するために，最初に「いわゆる健康な人」を定め，さらにより健康な人を抽出する目的で，Icharaらが提唱している潜在異常値除外法[7]によって「fully normal individual（非常に健康な個体）」を仮に定義した．最終的には，この「非常に健康な個体」の検査結果から統計学的に基準範囲を策定した．上記方法で最終的に選別された人数は各項目によって異なるが，1項目約5〜6万人となった．

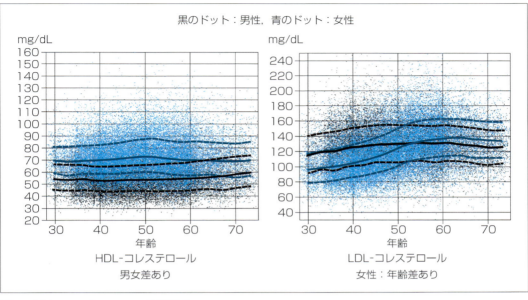

図1 血清コレステロールの基準範囲
黒のドットは男性，青のドットは女性を示す．また，黒の実線は男性の平均値を，青の実線は女性の平均値を示し，黒の破線は男性の上限値と下限値を，青の破線は女性の上限値と下限値を示す．

2. 研究結果

a) 基準範囲の男女別，年齢別の分布図

代表例として，**図1**にHDLおよびLDL-コレステロールの基準範囲の分布を示した．HDL-コレステロールの基準範囲では，男女差（女性のほうが男性より高値）はあるが，年齢差は認めなかった．LDL-コレステロールでは，女性では45歳以上で増加を認め，明らかに年齢差を認めたが，男性では年齢差を認めていない．このように検査項目によって男女差や年齢差は異なり，基準範囲の年齢分布や男女差はまちまちな結果であった．

b) 人間ドック学会の基本検査項目の基準範囲

得られたすべての検査の基準範囲を**表1～3**に示した．**表1**には，男女差および年齢差を認めない検査項目の基準範囲を示した．**表2**には男女差を認める検査項目の基準範囲，**表3**は年齢差を認める検査項目の基準範囲を示した．

従来の基準範囲では明確にされていなかった男女差が，とくに尿酸，中性脂肪，HDL-コレステロール，ALT，γ-GT，空腹時血糖，e-GFRなどで示された．また，男性ではアルブミン，e-GFR，女性ではAST，HbA1c，TC，LDL-コレステロール，ALP，e-GFRなどの項目で年齢差が明らかであった．

なお，**表1**，**表2**にある血球計数の項目については，当初のCCAに記載されたものとは数値が異なることが判明したため，新たに解析し直して得られた数値を記載してある[2]．

表1　男女差および年齢差を認めない検査項目の基準範囲

項目	単位	基準範囲	
		下限	上限
血圧収縮期	mmHg	90	146
血圧拡張期	mmHg	53	94
血清総蛋白	g/dL	6.5	7.9
総ビリルビン	mg/dL	0.41	1.65
平均赤血球容積	fL	84	99
白血球数	/μL	3,200	8,300
血小板数	10^4/μL	15	33

表2　男女差を認める検査項目の基準範囲

項目	単位	男性の基準範囲		女性の基準範囲	
		下限	上限	下限	上限
BMI	kg/m^2	18.6	27.7	15.1	24.7
クレアチニン	mg/dL	0.66	1.09	0.47	0.81
尿酸	mg/dL	3.6	7.9	2.7	5.9
中性脂肪	mg/dL	43	209	33	136
HDL-C	mg/dL	41	93	50	106
ALT	U/L	11	38	8	24
γ-GT	U/L	13	87	9	37
空腹時血糖	mg/dL	84	114	79	105
赤血球数	10^4/μL	432	528	387	478
血色素量	g/dL	13.7	16.3	12	14.5
ヘマトクリット値	%	41	48	36	43

C 考察ならびに結語

　健診受診者をベースに，かつ大規模な集団から抽出された個体から作成した基準範囲は今までにない．ここでのポイントは，臨床検査の基準範囲が全国でばらばらであるので，統一した基準範囲を男女別，年齢別に作成したということにある．年齢別の基準範囲の設定は特記すべきことであり，とくに65〜80歳の高齢者の基準範囲を策定できたことは，今後の高齢者社会の医療に有用と思われた．ただし，以下の点は注意を要する所である．

　現在医療の現場では，大部分の臨床検査値の判断には基準範囲が用いられているが，血圧，コレステロール，血糖など予防医学的閾値が設定されている検査値については，臨床判断値を用いて判定すべきである．ここが今回の基準範囲の誤解を防ぐ最大のポイントである．

　なお，基準範囲はもともとIFCCで臨床検査を対象に定義付けられているので，臨床検査の範疇にない血圧とBMIについて臨床検査の基準範囲と同様に取り扱うのは妥当

表3 年齢差を認める検査項目の基準範囲

項目	単位	年代	男性の基準範囲 下限	男性の基準範囲 上限	女性の基準範囲 下限	女性の基準範囲 上限
アルブミン	g/dL	30-44	4.1	4.9	3.9	4.8
		45-64	4.0	4.8		
		65-80	3.9	4.7		
AST	U/L	30-44	14	31	12	24
		45-64			13	30
		65-80			15	31
HbA1c	%	30-44	4.79	6.01	4.81	5.94
		45-64			4.87	6.08
		65-80			4.78	5.83
総コレステロール	mg/dL	30-44	155	257	144	237
		45-64			158	280
		65-80			177	281
LDL-コレステロール	mg/dL	30-44	74	180	61	150
		45-64			73	185
		65-80			84	189
FW*LDL-コレステロール	mg/dL	30-44	80	172	68	148
		45-64			76	185
		65-80			93	187
Non HDL-コレステロール	mg/dL	30-44	94	195	78	161
		45-64			89	206
		65-80			107	207
アルカリホスファターゼ	U/L	30-44	122	300	100	242
		45-64			110	326
		65-80			122	343
e-GFR	mL/分/1.73m^2	30-44	63	107	64	116
		45-64	55	98	55	103
		65-80	50	93	52	97

*Friedewaldの式による.

性に欠ける.

　本研究結果が受理されたCCAは現在IFCCのofficial journalであり，基準範囲に関する元締めの団体の医学雑誌である．そういう意味では，本基準範囲が国際的に認知されたと考えている．なお，CCAの一査読者からは「本研究は，莫大な健診データから統計的に健康人を選別し，青壮年から高齢者までカバーした男女別の基準範囲を作成している．この基準範囲は，今日の医療におけるマイルストーンである」との評価を頂いている．

　最後に，本基準範囲が今後全国の，とくに人間ドックなどの健診施設で共用使用されることを期待したい．

文献

1) Yamakado, M., et al：Derivation of gender and age-specific reference intervals from fully normal Japanese individuals and the implications for health screening. Clin Chim Acta **447**：105-114, 2015
2) Yamakado, M., et al：Erratum to "Derivation of gender and age-specific reference intervals from fully normal Japanese individuals and the implications for health screening"〔Clin Chim Acta **447**：105-114, 2015〕. Clin Chim Acta **456**：180-183, 2016
3) Solberg, H.E.：Approved recommendation (1986) on the theory of reference values. Part 1. The concept of reference values. Clin Chim Acta **165**：111-118, 1987
4) 市原清志：基準範囲・臨床判断値．臨床検査のガイドライン JSLM2012（日本臨床検査医学会ガイドライン作成委員会，編），第1版，日本臨床検査医学会，p.11-17，2012
5) 渡辺清明：人間ドック学会の健診基本項目の"基準範囲"．医学のあゆみ **256**：987-992，2016
6) 日本臨床検査医学会標準化委員会：学生用共通基準範囲の考え方と利用時の留意事項．臨床病理 **59**：400-408，2011
7) Ichihara, K., et al：An appraisal of statistical procedures used in derivation of reference intervals. Clin Chem Lab Med **48**：1537-1551, 2010

（渡辺清明）

5. 人間ドック健診施設機能評価事業

ポイント

- 機能評価事業は，健診施設の質の向上を目的として平成16年度に開始され，平成28年3月末現在342施設を認定している．
- 平成25年度に改訂された評価基準（Ver.3.0）による評価結果の解析では，更新受審施設は新規受審施設よりも補充審査率やs判定取得率などで優れており，継続的な受審が認定施設の質の改善につながっている．
- 特定保健指導やデータヘルス計画に対応するため，平成27年度から保健指導実施施設認定事業を開始し，平成28月5月現在28施設を認定している．

A 人間ドック健診施設機能評価事業の概要

　日本人間ドック学会では，人間ドック健診施設の質の改善活動を促進し，受診者が安心して受診できる健診の確立を目標に，平成16年度に機能評価事業を開始した[1,2]．平成28年3月末までの延べ審査施設数は762施設，認定施設数は342施設である．

1. 対象施設

　人間ドック健診業務を開始後1年以上が経過し，受診者数が原則年間500名以上の施設．

2. 評価手順

　書面による事前調査と一定の研修を受けた2名（医師，事務系）のサーベイヤーによる訪問調査をもとに，機能評価委員会の合議によって最終評価が行われる．

3. 評価基準（Ver.3.0）

　評価基準は領域，大項目，中項目，小項目から構成される．領域とは評価内容の大きな分類を示し，大項目とは各領域における評価基準の枠組みを示す．中項目は実際に5段階評価（5, 4, 3, 2, 1）を行う基準項目である．小項目は中項目を評価するためのより具体的な事項を示し，4段階（s, a, b, c）で評価する．

4. 認定期間

　評価基準の改訂に合わせて5年間とし，認定継続のためにはその時点での新たな評価基準で受審する．

B 評価基準（Ver.3.0）における審査結果

　平成25年度に評価基準（Ver.3.0）の運用が開始されて以来，平成28年3月までに審査を実施した183施設における審査結果を示す．なお，評価基準（Ver3.0）で新規受審した施設は38施設，認定更新のために受審した施設は145施設である．

1. 人間ドック健診受診者数

　1施設あたりの平均受診者数は年間で1日ドック6,511名，2日ドック540名（実施

141施設)であった．更新受審施設における平均受診者数は，前回受審時と比較し1日ドックでは738名増加(＋11.4％)，2日ドックでは199名減少(－22.5％)していた．2日ドック受診者数の減少は，同制度が廃止傾向にあるためと考えられる．1日ドック受診者数の増加は，認定施設の質の改善への努力が受診者に信頼されている証と捉えたい．

2. 最終審査結果

中項目において評点2「不適切である」と評価された項目があり，改善を求められた補充審査施設は46施設(25.1％)であった．指摘事項の半数以上は，精密検査や追跡検査のフォローアップの不備によるものであった．新規，および更新受審施設における補充審査率はそれぞれ31.6％と23.4％で，新規受審施設においてより高率であった．

3. 重要項目における評価結果

医師による結果説明の施設平均実施率は83.0％で，半数以上の施設ではほぼ全員の受診者に対して結果説明を実施していた．保健師などによる保健指導の施設平均実施率は27.6％であったが，半数以上の受診者に対して保健指導を実施している施設が47施設(25.7％)である一方，全く実施していない施設も37施設(20.2％)あり，施設間差が大きかった．

がん検診において精検指示率は重要な精度指標であるが，胃部X線，便潜血，胸部X線，腹部超音波，心電図，眼底眼圧の6つの検査項目の平均の精検指示率は4.6％と良好であった．精検指示率が15％以上の検査項目については，改善を求めている．上記の6つの検査項目の精検受診率は平均49.4％であった．職域検診の精検受診率が住民検診に比し低率であることはよく知られているが，人間ドック健診においても同様の結果であった．

評価基準(Ver.3.0)では，小項目において「優れている」と評価される取り組みについて「s判定」を導入した．s判定の施設平均取得率は2.4項目だが，新規受審施設では平均1.5項目，更新受審施設では平均2.6項目と，更新受審施設でより多い結果となった．当機能評価事業の主目的である，受審施設における継続的な質の改善が達成されつつある成果と考えたい．

C 今後の取り組みについて

1. 保健指導実施施設認定事業

厚生労働省や保険者においては，健康寿命の延伸と医療費削減を目指し，特定健康診査・特定保健指導やデータヘルス計画を推進している．いずれも健診を起点とした保健指導と事後管理が重視されており，認定施設における保健指導の質の向上を図るべく，平成27年度から保健指導実施施設認定事業を開始した．評価基準(Ver.3.0)において，一定の保健指導の実績がある認定施設を対象に保健指導実務者による訪問調査を実施し，平成28月5月現在28施設を認定している．

2. 評価基準(Ver.4.0)作成に向けて

平成30年度から評価基準(Ver.4.0)による審査が開始予定である．評価基準(Ver.3.0)

に引き続き，受審施設の継続的な質の改善を目標とするとともに，保険者が求める健診事業のあり方，ほかの健診団体の評価事業における評価項目も参考としながら，評価基準の改訂に向けた検討が開始されている．

文献

1) 人間ドック健診施設機能評価委員会，編：人間ドック健診施設機能評価 評価基準 Ver.3.0 受審ハンドブック―国民に期待される人間ドック健診施設を目指して―，日本人間ドック学会，2013
2) 福田　敬：医療の質の評価と人間ドック機能評価．健診判定基準ガイドライン，改訂新版，文光堂，p.325-331，2008

（那須　繁，小山和作）

6. 人間ドック認定医と専門医（予防診療専門医）

ポイント
- 人間ドック健診専門医は，日本病院会の「人間ドック認定指定医」制度に始まる．
- 現在は，日本総合健診医学会と日本人間ドック学会合同による「人間ドック健診専門医」制度に改定されている．
- わが国の新専門医制度では，「人間ドック健診専門医」は，「予防診療専門医」と呼称される．
- 人間ドック健診専門医は，スペシャリストオートノミーを重視した専門性が要求される．

　人間ドック健診は，わが国独自の健康診断システムであるが，その診療においては健診結果に基づいた説明，教育，指導である事後指導が最重要事項であり，ことに受診者（国民）の財産である健康を維持，増進させるためには，人間ドック健診担当医には必然的に国民に信頼されるためのプロフェッショナルオートノミーを重視した専門性が要求される．

　これらの背景のもと，日本病院会は平成11年より質の高い人間ドック健診を国民に提供することを目的に，「人間ドック認定指定医」制度を発足した．その歴史を図1に示

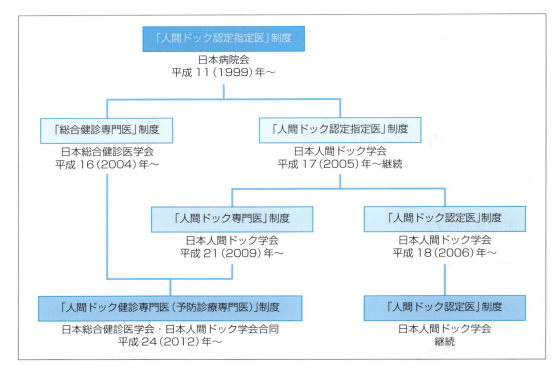

図1　人間ドック認定指定医・人間ドック認定医・人間ドック健診専門医の歴史

表1　人間ドック健診専門医の理念と基本方針

1. 理念
　人間ドック健診専門医は健診受診者に対して温厚な態度で、相手の話を聞く姿勢で余裕をもって接しなければならない。また、同時に高い倫理観をもち、ヒトの痛みを理解し、受診者の将来の健康に重大な責任を担っていることを自覚しなければならない。そのためには心身ともに自らが健康であろうと心がけ、よき生活習慣を実践してゆかねばならない。
　さらに専門医の社会的責任として国民的な健康啓発も求められている。健診では疾病の早期発見はもとより、生活習慣病予防の重要性を念頭に置かなければならない。健康と思っている受診者を対象としていることから予防医学に対する知識も十分もっていることが重要である。
　健診で得られる限られたデータをもとに判断を下さなければならないので、常に医学の進歩、変化に柔軟に対応するために、医療全般にわたり平均以上の知識が要求され、新しい知識の取得も重要なポイントとなる。
　また、健診結果の判定にあたっては数値でのみで判断せず、個人の背景、年齢、性、日常の活動量などを十分に加味して、個人の基準値をもとに判断するきめ細かい健診が実践できる能力をもたなければならない。

2. 基本方針
・医療面接に基づいた生活習慣の問題点を指摘できる。
・医療面接、身体診察、検査所見に基づき、健康評価ができる。
・健康評価の結果から、必要な再検査、精密検査の指示をし、その後の健康計画を立案できる。
・再検査、精密検査の結果を受診者に説明し、事後指導ができる。
・健康評価の結果から、専門医に紹介すべき病態、疾患が判断できる。
・各学会のガイドラインに基づいた標準的なマネジメントができる。
・健康啓発を介して、社会（国民）への予防医学活動をすることにより、健康増進ができる。
・健診施設の質の向上について、中心的な役割を果たすことができる。

したが、その後、日本総合健診医学会（総合健診医学会）は日本病院会から独立し、平成16年より独自の「総合健診専門医」制度を発足した。一方、日本人間ドック学会（ドック学会）も独自に「人間ドック認定指定」制度を継続し、平成18年より発展的に「人間ドック認定医（認定医）」制度に改組し、現在もその制度を継続している。また、平成21年より「人間ドック専門医（専門医）」制度を新たに発足させた。その後、わが国の専門医制度は日本専門医機構を中心に変革が求められていることから、その新制度に対応すべく両学会の専門医制度を合同させ、平成24年より「人間ドック健診専門医（予防診療専門医）」制度として新たに発足させた。

　平成28年4月現在、新人間ドック健診専門医（予防診療専門医）合同認定者数は167名（総合健診医学会28名、人間ドック学会139名）であり、人間ドック学会独自で認定する人間ドック認定医認定者数は5,240名（認定医更新者数は3,505名）、人間ドック健診専門医数は1,406名（新制度専門医数は1,173名）となっている。

　表1に、人間ドック健診専門医（予防診療専門医）の理念と基本方針を示した。人間ドック健診は住民健診である対策型健診とは異なる任意型健診であること、すなわち、受診者個々の死亡リスクを下げることが目的となることから、崇高な理念と基本方針が必要となる。また、その認定は厳格である必要性のあること、さらには、その質の維持・向上のためには資格の更新制度が必要である。表2に、人間ドック健診専門医・認

表2 人間ドック健診専門医・認定医の認定条件

専門医	認定医
・現在，人間ドック認定医と認定されている者 ・3年以上の医師正会員歴を有している者 ・会費を完納している者 ・次のいずれかに該当する研修歴を有する者 　1. 認定医取得後，「研修施設」での研修を1年以上，および「研修関連施設」での研修を2年以上，の計3年以上の常勤での研修歴を有する者 　2. 認定医取得後，「研修関連施設」での研修を5年以上の常勤での研修歴を有する者 　3. 基本領域18学会の認定医，専門医の資格を有する者は，「研修施設」あるいは「研修関連施設」での3年以上の常勤での研修歴を有する者 　4. その他，「委員会」がとくに認めた者	・学会に医師個人正会員（A会員）として入会していること ・学会所定の取得単位50単位を満たしていること ・会費を遅滞無く納めていること ・人間ドック健診施設に従事しており，医学経験，人格ともに水準に達した医師であること ・上記を満たし，人間ドック認定医委員会が承認した者

定医の認定基準を示した．なお，人間ドック学会においては，認定医の資格は人間ドック健診機能評価認定施設の更新時の認定条件であり，また，専門医は専門医研修施設の認定条件となることから，その資格習得には有用性もある．

　人間ドック健診専門医（予防診療専門医）は，その使命である国民の疾病予防，健康増進を達成させるために，ことにより質の高い人間ドック健診を国民に提供するために，スペシャリストとして常に質の向上に努めなければならない．

（山門　實）

7. 人間ドック健診情報管理指導士の認定と更新

ポイント

- 「高齢者の医療の確保に関する法律」に基づき，「特定健康診査・特定保健指導」が平成20年から実施されている．日本人間ドック学会では，有効かつ適切な保健指導を行える知識・指導技術の修得とともに，特定保健指導を適切に企画，評価できる人材を養成することを目的として，"人間ドック健診情報管理指導士"（通称：人間ドックアドバイザー）の資格を創設した．
- 人間ドック健診情報管理指導士研修会は，厚生労働省が定めた保健指導実施者に受講することが望まれる一定の研修に該当し，2日間の基礎研修を終えた後，5年間に2回のブラッシュアップ研修を受講することで資格の更新条件としている．

A はじめに

　「高齢者の医療の確保に関する法律」に基づき，糖尿病などの生活習慣病に着目した「特定健康診査・特定保健指導」が平成20年から実施責任者である医療保険者に義務化され実施されている．日本人間ドック学会（以下，当学会）では，有効かつ適切な保健指導を行える知識・指導技術の修得とともに，特定保健指導を適切に企画，評価できる人材を養成することを目的として，"人間ドック健診情報管理指導士"（通称：人間ドックアドバイザー）の資格を創設した[1]．厚生労働省の健診・保健指導の研修ガイドライン[2]において，当学会は，特定保健指導実施者の研修関係団体として認められている．そのため，人間ドック健診情報管理指導士研修会は，厚生労働省が定めた保健指導実施者が受講することを望まれる一定の研修に該当する．

B 人間ドック健診情報管理指導士研修会の概要

　2日間の人間ドック健診情報管理指導士研修会は，基礎編と技術編の12時間のプログラムで構成されている．厚生労働省が定めた実践教育プログラムに準拠して実施しているが，人間ドック健診の大きな目的であるがんの早期発見・早期治療を考慮して，独自のプログラムとして人間ドック健診におけるがん検診を追加している．また，グループワーク（演習）を行い，実践的な技術の習得も行っている（表1）．研修会は当学会の特定健診・特定保健指導対策委員会の委員で，国立保健医療科学院が実施している「生活習慣病対策健診・保健指導に関する企画・運営・技術研修[3]」を修了した者が主体となって企画立案し，実施している．

　資格認定対象者は医師，保健師，管理栄養士で，認定は受講後に行われる．また，看護師および健康運動指導士などは修了対象者として参加可能であり，修了認定される．

表1　人間ドック健診情報管理指導士研修会プログラム

1日目

内容	時間	単位
●人間ドックの歴史	15分	
技術編1）　メタボリックシンドロームの概念　健診結果と身体変化・生活習慣の関連	45分	1
基礎編1）　健診・保健指導の理念 基礎編2）　保健指導対象者の選定と階層化 基礎編3）　保健指導（概論）保健指導の基本的事項	90分	2
基礎編4）　保健指導（各論）立案から評価まで 基礎編5）　ポピュレーションアプローチとの連動	45分	1
技術編2）　行動変容に関する理論 技術編3）　生活習慣改善につなげるためのアセスメント・行動計画 技術編4）　「情報提供」「動機付け支援」「積極的支援」の内容	90分	2
技術編5）-1　生活習慣病予防に関する保健指導		
①身体活動・運動に関する保健指導	45分	1

2日目

内容	時間	単位
技術編5）-2　生活習慣病予防に関する保健指導		
②食生活に関する保健指導	45分	1
③たばこ・アルコールに関する保健指導	45分	1
④特定保健指導で役立つ口腔保健の知識	45分	1
●人間ドック健診におけるがん検診―その現状と展望―	45分	1
技術編6）　保健指導の展開（演習） ①導入・結果説明 ②アセスメント ③行動目標の設定・支援計画作成	90分	2
技術編7）　保健指導の評価	45分	1

計14単位

C 人間ドック健診情報管理指導士（人間ドックアドバイザー）の育成

　人間ドック健診情報管理指導士研修会は2007年度（平成19年）より開始され，平成28年末現在まで27回実施されている．現在の認定者数は医師2,156名，保健師2,414名，管理栄養士1,627名で計6,197名である．
　認定を受けた医師，保健師，管理栄養士は，特定保健指導の初回面接，対象者の行動目標・支援計画の作成，保健指導の評価に関する業務および保健指導の実務を行うことができる．

D 人間ドック健診情報管理指導士（人間ドックアドバイザー）ブラッシュアップ研修会

　当学会では，人間ドック健診情報管理指導士認定者の保健指導スキルの継続的な向上を目的として，人間ドック健診情報管理指導士（人間ドックアドバイザー）ブラッシュ

アップ研修会を実施している．そして，人間ドック健診情報管理指導士の資格更新の条件として，資格認定を受けている者が，認定期間中（5年間）にブラッシュアップ研修会を2回以上受講することとしている．ブラッシュアップ研修会は，新しい情報の提供と，より実践的な保健指導のスキルを身に付けることを目的として，2009年度（平成21年）から平成28年末まで計42回実施している．より実際的な能力の向上を目的とし，1回の研修参加者を人間ドック健診情報管理指導士研修会より限定した少人数で実施しているため，最近は年に5回程度実施している．このブラッシュアップ研修会も当学会の特定健診・特定保健指導対策委員会が主体となって企画運営しており，担当講師は，両研修会ともに人間ドック健診専門医・人間ドック認定医が中心となり，外部講師は，現場で実際に最先端の取り組みをしている先生方，研究者として活躍されている先生方を招へいして研修会を構成している．これまでのブラッシュアップ研修会受講者は延べ8,000名を超えている．

E おわりに

　人間ドック健診とは，健康寿命の延伸を目的とし，そのために生活習慣病の予防と早期発見と，がんの早期発見と早期治療を大きな2つの柱として実施されている．人間ドック健診の特徴は，単に検査項目が多いだけでなく，健診受診当日における，丁寧な結果説明と当日および受診後の細やかな保健指導が実施されることである．そのためには，当学会傘下にある医療従事者の方々には高い志をもち，より効果的，より効率的な保健指導を実践して頂く必要がある．

　特定保健指導は，やりっ放しの健診を是正するために開始された．人間ドック健診の本来の目的を実践するためには，当学会傘下の施設では特定保健指導実施においても優れている必要があり，この研修会を継続していることも認識して頂きたく思う．そして，研修会の資格認定者，受講者の方々には，各々の地域で指導的な立場になって頂き，我々の取り組みに対する情報発信をお願いしたい．

文献

1) 日本人間ドック学会ホームページ
   http://www.ningen-dock.jp/system/adviser/program
2) 標準的な健診・保健指導に関するプログラム（確定版）
   http://www.mhlw.go.jp/bunya/kenkou/seikatsu/pdf/02.pdf
3) 国立保健医療科学院ホームページ
   https://www.niph.go.jp/entrance/h28/course/short/short_hoken03.html

（福井敏樹）

8. 人間ドック健診食生活改善指導士の育成

ポイント

- 日本人間ドック学会（以下，当学会）では，特定保健指導担当者の知識・指導技術の修得を目指し，"人間ドック健診情報管理指導士"（通称：人間ドックアドバイザー）の資格を創設したが，資格認定者が医師，保健師，管理栄養士に限られているため，看護師，准看護師，栄養士などの医療従事者を対象とした"人間ドック健診食生活改善指導士"（通称：人間ドック食生活アドバイザー）の資格も新たに創設した．
- 研修修了者は，厚生労働省が定める食生活の改善指導に関する専門的知識および技術を有する者と認められ，特定保健指導計画に基づき，統括者の下で食生活の改善指導と3メッツ以下の運動指導を実施できる．

A はじめに

　特定保健指導の実施者は，医師，保健師，管理栄養士および保健指導に関する一定の実務経験を有する看護師（現状暫定措置）であることとされているが，「動機付け支援」および「積極的支援」のうち，食生活の改善および運動に関する特定保健指導支援計画に基づく食生活の改善指導および運動指導は，医師，保健師，管理栄養士のほか，食生活の改善指導または運動指導に関する専門的知識および技術を有すると認められる者も実施できることとなっている．このしくみに対応するため，当学会として，看護師，准看護師，栄養士，薬剤師などを対象として"人間ドック食生活改善指導士"（通称：人間ドック食生活アドバイザー）の資格を創設した．当学会では特定保健指導を適切に企画，評価できる人材を養成することを目的として，"人間ドック健診情報管理指導士"（通称：人間ドックアドバイザー）を養成する研修会を開始し，開始当初は資格認定対象者として看護師なども含めて実施していた．しかしながら，看護師が当学会の研修を修了し，人間ドック健診施設などでの保健指導に実際に携わっていても，実務経験を有する看護師とは認められないことから，人間ドック健診食生活改善指導士研修会を開始した経緯がある．

B 人間ドック健診食生活改善指導士研修会の概要

　厚生労働省の定める食生活改善指導担当者研修プログラム（30時間）（**表1**）[1]をもとに，さらに学会独自のプログラムとして，がん予防のための食事指導についての講義を加えた計31.5時間のプログラム内容で研修会を行っている．研修会は4日間連続で集中的に行い，講義に加えてグループワーク（演習）を行い，実践的な技術の習得も目指すものである．資格認定対象者は，看護師，准看護師，栄養士などの医療従事者で，研修修了者は，厚生労働省が定める食生活改善指導に関する専門的知識および技術を有する者と認められる．

表1 厚生労働省が定める食生活改善指導担当者研修プログラム（30時間）（文献1より引用，改変）

分野	範囲	時間数	
1. 健康づくり施策概論	(1) 社会環境の変化と健康課題	3.0	1.0
	(2) 健康づくり施策		1.0
	(3) 生活習慣病とその予防		1.0
2. 生活指導およびメンタルヘルスケア	(1) 生活指導と健康に影響する生活環境要因	10.5	1.0
	(2) 個人の健康課題への対処行動（保健行動）		1.5
	(3) ストレスとその関連疾患およびストレスの気付きへの援助		2.5
	(4) 個別・集団の接近技法		3.0
	(5) ライフステージ，健康レベル別健康課題と生活指導		2.5
3. 栄養指導	(1) 栄養・食生活の基礎知識および今日的課題と対策	6.0	3.0
	(2) 食行動の変容と栄養教育		1.5
	(3) ライフステージ，ライフスタイル別栄養教育		1.5
4. 健康教育	(1) 健康教育の理念と方法	6.0	2.0
	(2) 健康生活への指導プログラムの基礎知識と方法		1.0
	(3) メタボリックシンドロームに対する健康教育		2.0
	(4) 口腔保健		1.0
5. 運動の基礎科学	運動と健康の関わり	1.5	1.5
6. 研究討議	意見交換（メタボリックシンドローム関連）	3.0	3.0
	計	30	30.0

C 人間ドック健診食生活改善指導士（人間ドック食生活アドバイザー）の育成

　人間ドック健診食生活改善指導士研修会は2008年度（平成20年）より開始され，平成28年3月まで7回実施されている．現在の認定者数は看護師707名，栄養士89名，准看護師71名，その他71名で計938名である．ただし，2012年度（平成24年）を最後に実施されていない．

　認定を受けた者は，厚生労働省が定める食生活の改善指導に関する専門的知識および技術を有する者と認められ，特定保健指導計画に基づき，統括者のもとで食生活の改善指導と3メッツ以下の運動指導を実施できる．また，この資格には更新の必要はない．

D おわりに

　人間ドック健診食生活改善指導士研修会は，特定保健指導実施において，食生活の改善指導に関する専門的知識と技術を有する人材を養成することを目的として実施されてきた．しかしながら，人間ドック健診情報管理指導士研修会の資格取得対象であった看護師などの資格を確保するために実施してきた経緯もあった．また，特定保健指導が開始されて10年近くが経過したが，実際の特定保健指導に携わっている者は，人間ドック健診情報管理指導士研修会の資格取得対象である医師，保健師，管理栄養士に加えて，実務経験を有する看護師でほぼそのすべてが実施されている現状がある．さらに本研修会が30時間以上の4日間という長時間の研修に及んでしまい，受講希望者も徐々

に減少してきたため，2012年度（平成24年）を最後に当学会における研修会実施は中断している．

　現在資格の認定に関わらず，人間ドック健診情報管理指導士研修会やその後のブラッシュアップ研修会の方へ受講希望者が参加していることもあり，当学会の特定健診・特定保健指導対策委員会としては，受講希望者は，職種にこだわらず人間ドック健診情報管理指導士養成およびスキルアップの研修会への参加を受け入れていく方向で考えている．

　本来人間ドック健診とは，ほかの健診より検査項目が多いだけでなく，健診受診当日における丁寧な結果説明と，当日および受診後の細やかな保健指導が実施されるものである．そのためには，当学会傘下にあるすべての医療従事者の方々により効果的，より効率的な保健指導の実践能力を身に付けて頂く必要がある．その意味で，特定健康診査・特定保健指導の枠組みにとらわれることのない保健指導研修会という位置付けで，研修会の企画と実施を続けていく予定である．

文献

1) 厚生労働省食生活改善指導担当者研修テキスト
http://www.mhlw.go.jp/bunya/shakaihosho/iryouseido01/pdf/info03k-01.pdf

（福井敏樹）

9. 受診時の薬剤服用上の注意

ポイント

- 治療中の疾患がある場合，検査前の薬剤の服用について，かかりつけ医に事前に確認しておくことが望ましい．
- 服用中の薬剤がある場合，朝早い時間に少量の水で内服すれば，検査への影響は小さい．
- 糖尿病患者では，検査前の服薬による低血糖のリスクを考慮し，朝の休薬を考慮する．
- 抗血栓薬服用者では，人間ドックで行われる通常内視鏡検査（観察のみ）では，休薬せずに実施が可能である．生検を実施する場合は，日本消化器内視鏡学会のガイドラインに沿って実施すべきである．

A 検査当日の薬剤服用の基本的方針

　人間ドックで行われる血液検査，腹部エコー検査，上部消化管X線検査および上部消化管内視鏡検査などは，空腹時に行う必要があり，通常，検査前は絶飲食が条件となっている．しかしながら，人間ドック受診者の中には何らかの疾患で治療中の者も多く，服用中の薬剤を休止しなければならない問題が生じる．休薬に伴うリスクが懸念される薬剤として，抗血栓薬，降圧薬や抗不整脈薬などの循環器疾患治療薬，抗てんかん薬，ステロイド，免疫抑制薬，抗がん薬などがある．服用中の薬剤を休止することが可能か否かについては明確な基準はなく，個々の疾患，薬剤により異なると思われ，個別の事例ごとに対応すべきであろう．このため，検査前の休薬については，かかりつけ医に事前に確認するのが最も適切な対応と思われる．

　しかしながら，実際にはかかりつけ医に事前に休薬の可否を確認しておくことは簡単ではない．また，かかりつけ医から治療薬を継続するよう指示が出ることもある．この際の対応として，筆者らの施設では，服用中の薬剤がある場合は，朝6時までに80mLの水で内服してもらうようにしている．朝6時とは，すなわち検査が始まる2時間前を想定しており，この時間までに少量の水で服用するのであれば，検査への影響がないか，あっても軽微である．血液検査では，少量の飲水や内服薬の影響が疑われる事例はみられていない．腹部エコー検査では胆嚢収縮や膵臓の描出不良が問題となるが，これについても影響はほぼみられない．上部消化管X線検査では胃液の残存，上部消化管内視鏡検査では薬剤の胃内への残存が問題となり，これらを認めることが稀にある．しかしながら，X線検査における胃液の残存は少量であり，検査精度への影響は軽微である．また，内視鏡検査における薬剤の残存も軽微なものであり，送水することで観察可能になってくる．日本消化器がん検診学会関東甲信越地方会では，上部消化管X線検査において，高血圧，心臓病のある受診者に対し，検査2時間前までに200mL（コップ1杯）の水で内服することを推奨している[1]．以上より，検査前の少量の水での薬剤の服用は，検査精度に対する影響はないか，あってもごく軽微なものであるため，とくに休

表1 検査前の薬剤服用方針

薬剤	服用方法*
経口血糖降下薬	検査当日の検査前は休薬
インスリン製剤	休薬，減量はかかりつけ医に確認
抗血栓薬	内視鏡検査では，観察のみであれば休薬不要
その他の薬剤	検査2時間前までに少量の水で服用

*基本的に，かかりつけ医による事前確認が望ましい．

薬の影響が懸念される薬剤については，検査前も休薬せずに服用を推奨すべきと思われる．なお，検査前の服用を控えなければならない薬剤もあり，これについて後述する．

B とくに注意を要する薬剤

1. 糖尿病治療薬

糖尿病患者では，検査前の治療薬の内服あるいはインスリンの注射による低血糖のリスクを考慮しなければならない．基本的には，かかりつけ医に事前に確認することが望ましい．しかしながら，すべての受診者で確認することは難しく，このため筆者らの施設では，内服薬に限っては検査当日の朝の内服は中止するように説明している（表1）．一方，インスリン注射については，血糖のコントロール状態，インスリン製剤の種類や量により，投与や休止による血糖の大きな変動が予想されるため，できる限りかかりつけ医に確認しておくこと必要である（表1）．検査当日に糖尿病治療薬を内服してきた場合やインスリンを注射してきた場合，まず血糖を迅速に測定し，その後の検査の実施を判断することが望ましい．低血糖の恐れがあれば，ブドウ糖摂取や食事摂取を早めるといった対処が必要である．

2. 抗血栓薬

抗血栓薬内服中の受診者では，消化管内視鏡検査における出血のリスクと休薬時の血栓塞栓症発症のリスクを考慮しなければならない．抗血栓薬の休薬の必要性の有無については，日本消化器内視鏡学会からガイドラインが出ており，これに基づいた対応が望ましい[2]．本ガイドラインでは，観察のみの場合は休薬不要としている（表1）．生検を行う場合は，アスピリン，アスピリン以外の抗血小板薬，抗凝固薬のいずれか1剤を服用している場合は休薬が不要となっている．しかしながら，ワルファリンおよびNOACを使用している場合や2剤以上を服用している場合などは，慎重に対応する必要があり，ガイドラインに沿った対応が望まれる．

文献

1) 日本消化器がん検診学会関東甲信越地方会 胃エックス線検査安全基準作成委員会：胃X線検査安全基準，2013
2) 日本消化器内視鏡学会：抗血栓薬服用者に対する消化器内視鏡診療ガイドライン．日本消化器内視鏡学会誌 54：2075-2102，2012

（武藤繁貴）

10. 日本人間ドック学会学術大会開催の意義と課題

ポイント

- 日本人間ドック学会学術大会は，人間ドックを発展させるための人間ドックに関する学問的討議の場となっている．予防医学関連の学術大会では世界的にも有数の規模となっている．
- その特徴は，コメディカルも参加する学会であること．実践に即した研究発表が多く，すぐにフィードバックし，健診の充実を図れること．疾病の診断，予防，治療にとどまらず，指導，フォローアップ，システム，サービスといった技術の習得や，施設運営や受診者サービスまで広く及んでいることなど，発足当初の理念を忠実に受け継いでいるところにある．
- 疾病構造の変化により，メンタルヘルス，高齢化社会における健康寿命の延伸，働く女性の健康など，今後討議すべき問題も数多くある．

A 日本人間ドック学会学術大会のあゆみ

　1959年4月日本病院協会（現日本病院会）は，1泊2日の短期人間ドックを提唱し，日本病院協会の実地調査に合格した優良施設を健康保険組合連合会に紹介するシステムを築き，健康保険組合連合会と契約を交した．日本病院協会は同年8月，聖路加国際病院にて「短期人間ドック医療担当者講習会」を開催した．これがのちの人間ドック学会学術大会の母体となった．短期人間ドックは，受診者の満足と高い評価を受け，目覚ましい発展を遂げていった．それに伴い講習会，研究会も教育的なものから次第に人間ドック実施成績より得られた学問的内容の演題が多くなり，充実したものになっていった．この講習会（研究会）が10回目を迎えたとき，第10回人間ドック学会（1968年）と名称が変更になった．その後，人間ドック学会は順調に発展し，第24回大会（1983年）から日本人間ドック学会に改称された．日本病院会の主催する日本人間ドック学会は，日本病院会内の臨床予防医学委員会と表裏一体となり，人間ドックに関する学問的討議の場となり，人間ドック健診を今日の隆盛に導いている．また，日本人間ドック学会は日本病院会の主催する学会であったが，2005年2月に日本病院会より独立し，厚生労働省に承認された．そして，それを機に，第46回大会より日本人間ドック学会学術大会と改称され，現在に至っている．

B 日本人間ドック学会学術大会開催の意義

　このように歴史的にみると，日本人間ドック学会学術大会は，日本における総合的な予防医学の先駆者として，短期人間ドックをいかに日本に普及させるかという大きな課題を実践するため発足した研究会にルーツがあった．現在もその歴史的流れは脈々と受け継がれ，検査項目の問題点や，フォローアップ，事後処置など学術大会におけるデータの蓄積やシンポジウムにおける熱い議論の結果，今日の検査項目の基礎がつくられている．そして，学術大会は健診業務従事者の研究成果を発表する場として重要な役割を

果たしている．これは健診スタッフのモチベーションを上げるだけでなく，施設間の情報共有の場としての意味もあり，他施設の取り組み状況を知り，自施設の改善につなげる場にもなっている．また，コメディカルが参加できる学会であることは学術大会の特徴である．健診の場で単に検査をするだけではなく，その結果をフィードバックすることにより，さらに健診の充実を図ることは，参加者の励みになる．このように切磋琢磨することにより，さらに上を目指した意識が広がり，これらが人間ドック健診の質の向上にも寄与していると考えられる．一般演題の題目も広範囲に広がり，疾患の診断，予防，治療にとどまらず，指導，フォローアップについての研究成果が熱くそして幅広く討議，発表されているのも学術大会の特徴といえる．特定健康診査，特定保健指導の保健指導者の育成にも大きく貢献している．健診施設運営のためのシステム，受診者サービスなどについても，たくさんの発表がなされている．

特別講演・教育講演の開催は，知識・教養を深める場として最新の医療情報を多くの健診施設に同じレベル感で一度に情報提供を可能にしている．それが施設・健診従事者のスキルアップの場になっている．そして，一般公開講座は広く国民に予防医学を浸透させるための啓蒙活動であり，人間ドック健診への意識を高める場になっている．予防医学関連の学会の中では，世界的にみても規模，質両面で最大の学術大会であると考えられる．

C 日本人間ドック学会学術大会の課題

このように，学術大会はいわゆる早期発見，早期治療の二次予防から疾病の発症を予防する一次予防への移行に対応し，国民のニーズに沿う健診を提供してきた．今後も，常に変化する疾病構造に対応した学術大会を運営していかなければならない．複雑に，急速に変化する労働環境，世界情勢の中，メンタルヘルス関連疾患は多様化し，さらに増加している．高齢化社会における健康寿命の延伸も重要なテーマとなっている．ロコモティブシンドローム，目の健康，歯科衛生などの課題に対しても検討が必要である．女性の社会進出に伴う，働く女性の健康なども今後のテーマになってくると考えられる．

医学は日々進歩し，不治の病と言われた病気も数多く治療可能となっている．そして，また新たな疾病が私たちの前に立ちはだかる．そして，病気をよく治そうと思えば早く発見することが大切である．病気の本質がはっきりしてくれば，病気にならないよう予防することが可能になる．私たちの究極の願いは病気にならないことである．予防医学は医学の究極を求めている．今後も学術大会が直面する課題は次々に出てくることと思われるが，学術大会が歩んできた道のりの中に必ず解決の糸口はあると考える．良い健康状態を長く保つことが心身ともに質の高い生活ができることである．生き生きと過ごせる社会，そして誰もが生涯健康でいられることが国民の願うところではないかと思う．その実現のために日本人間ドック学会学術大会の意義はあると考える．

（中川高志）

11. 人間ドック健診時の感染症患者への対応

ポイント

- 人間ドック健診受診者には感染症が潜在している可能性があり，「早期認識・即時対応」体制の構築が望ましい．
- 飛沫感染や空気感染で伝染する呼吸器感染症への対策では，問診段階での症状聴取，咳エチケットならびに診察医や関係部署への伝達など，密接な連携プレーが大切である．
- なかでも，感染性の肺結核への対応は，ほかの同日受診者ならびに関係職員への二次感染防止を図るうえで極めて重要である．
- 安全衛生管理体制の下，専門医療機関への即時紹介や職員への事後措置など，有事においては迅速，適切な対応が求められる．
- 看護師・保健師をはじめとする医療従事者での新規結核登録患者数は，平成26年に500人を超えており，看過できない状況にある．

A 人間ドック健診時の感染症患者

多数の受診者を対象とする人間ドック健診では，受診者に潜在している各種の感染症への対応が重要である．常態としては，B型肝炎，C型肝炎など血液等を媒体とする感染症に留意した注意深い採血作業が行われている．しかし，受診日において受診者が何らかの感染性疾患に罹患している可能性があり，とくに飛沫感染や空気感染で伝染する呼吸器感染症が，二次感染防止対策上重要である．

B 呼吸器感染症の原因微生物

1. 急性感染性疾患

上気道炎や肺炎が該当するが，市中肺炎原因微生物としては，肺炎球菌，インフルエンザ菌，マイコプラズマ，クラミドフィラ・ニューモニエ，ウイルスなどの頻度が高く，寒冷期においてはインフルエンザウイルス感染症が多い．何れも発病していれば，発熱，疲労感，咳嗽，喀痰などの症状を伴うことが多い．

2. 慢性感染性疾患

最も留意すべきは喀痰塗抹陽性の肺結核であり，人間ドック健診受診者への混在は皆無ではない[1]．平成26年度に新たに登録された結核患者数は前年より減少しているが（図1）[2]，人口10万対罹患率は15.4と欧米に比較して3〜6倍で，そのうち肺結核が15,149人，周囲への感染性が最も高い喀痰塗抹陽性肺結核患者数は7,651人（50.5％）であった．人間ドック健診の対象になり得る20〜74歳の年齢層では，喀痰塗抹陽性肺結核は3,427人と全体の半数近くを占めている．合併症では，糖尿病合併が2,753人で14.0％を示した．筆者らの施設で過去10年間に経験した感染性肺結核合併受診者6人は，年齢が26〜69（中央値53）歳で，3人が糖尿病患者であった[1]．

平成26年における医療従事者での新規登録患者数は，看護師・保健師249人，医師

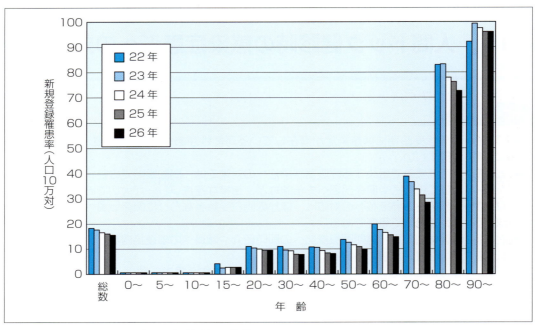

図1　新規登録結核患者 年次別・年齢階級別推移
（出典　疫学情報センター：2014年年報のポイント（図表編）より引用，一部改変）

47人，理学療法士，検査技師など255人であり，注目すべき状況である．

C 安全衛生管理体制[3]

　人間ドック健診は，開放的な雰囲気の中で行われる快適かつ定常流的なプロセスの流れが特徴である．急性呼吸器感染症は，その環境に外乱要因として働き，ほかの同日受診者と関係職員の健康を損なう可能性があり，あらかじめの対策が必要である．

　病院管理者は，医療法によって医療の安全を確保するための措置を講じることが義務付けられ，事業者は労働安全衛生法によって職場の安全衛生管理体制の確立が求められている．結核は，感染症法によって二類感染症に分類され，同法に則った対応が必要である．感染予防対策委員会などによるマニュアル策定や安全衛生委員会などによる常時即応体制を確立しておくことが望ましい．

D 現場での対応

　現場対応では，各部署間の相互連携が基本である．問診段階で症状を聴取し，インフルエンザ症状などで受診継続が危ぶまれる場合には速やかに診察医に報告し，健診中止などの措置について指示を受ける必要がある．

　咳とともに空気中に喀出されたウイルス・菌などの病原体を含む喀痰の飛沫は，空中で水分が蒸発すると「飛沫核」となって浮遊し，吸入されて感染が成立するようになる．したがって，ほかへの感染を防止するためには，喀出された喀痰飛沫を捕捉して拡散を防止するサージカルマスクの着用が不可欠である．また，健診過程においては，喀痰飛

沫が最も生じやすい「肺機能検査」は，診察医が胸部X線所見を確認した後に実施の可否判断を行う手順とし，決して先行させないことが重要である．

肺結核が疑われる場合には，次のような連携が考えられる．

①「問診段階での咳症状などの把握」→②「咳エチケットとしてのサージカルマスク提供（飛沫感染の防止）」→③「医師・診療放射線技師への伝達」→④「撮影技師による胸部X線所見の確認」→⑤「医師への報告と異常所見の確認」→⑥「外来等の別室における医師による速やかな説明・専門病院への受診勧奨」→⑦「紹介状作成・（必要に応じて紹介先専門病院への連絡）」など．紹介後においては，紹介先病院から当該者の喀痰塗抹・培養成績などの情報提供を受けて，健診受診時における排菌状況を推定し，薬剤耐性の有無を確認することが，事後措置において参考になる．

人間ドック健診終了後に二次読影などで肺結核所見が認識されたときには，自宅連絡を行うなど速やかな対応が望まれる．

E 事後措置

関係職員のパニック防止が肝要である．結核は診断治療法が確立しており慌てる必要はない．まず，接触した関係職員の調査を実施し，接触者健診につなげることが大切である[4]．

文献

1) 内田裕美，他：人間ドック施設における感染性肺結核受診者への二次感染防止対策．第55回日本人間ドック学会学術大会抄録集2014
2) 疫学情報センター：平成26年結核年報．結核の統計
   http://www.jata.or.jp/rit/ekigaku/toukei/nenpou/
3) 日本結核病学会，編：結核診療ガイドライン，改訂第3版，南江堂，2015
4) 結核予防会結核研究所：結核の接触者健康診断の手引き
   http://www.jata.or.jp/rit/rj/2014.3sessyokusya1.pdf

（瀧澤弘隆）

II

問診・診察の重要性

1. 問診の必要性と実際

> **ポイント**
> - 人間ドック健診における問診の目的は，①生活習慣への適切な介入を行うために生活習慣病の危険因子や状態を把握すること，②メンタルヘルスを含めた心身の異常徴候を発見して早期の診断・治療につなげることにある．
> - 既往歴，現病歴および家族歴の聴取は基本情報として重要である．将来の医療・福祉利用を念頭に更新・管理し，必要に応じて提供できることが望ましい．
> - 問診（history taking）から医療面接（medical interview）への展開が求められている．

A 問診の意義

　医療における問診の意義は，自覚症状や既往歴，家族歴などから診断の手掛かりを得ることにあり，William Oslerの"Listen to the patient, and he is telling you the diagnosis."によく表現されている．一方，人間ドック健診における問診は，何らかの訴えがあって受診する保険診療などの場合と違ってスクリーニング的意味合いが大きく，したがってその意義も異なる．

　まず，訴えがなくても基本情報としての既往歴，現病歴および家族歴聴取は大切である．地域包括ケアシステムなど，多くの医療・福祉関係者が受診者情報を共有して連携するに臨んでその整備は不可欠であり，今後は人間ドック健診が既往歴，現病歴および家族歴を更新・管理し，必要に応じて情報提供できることが必要と考える．

　予防医学における問診は，Breslowらが，①適正体重の維持，②過度の飲酒の自制，③禁煙，④運動習慣，⑤適正な睡眠時間，⑥間食しないこと，⑦朝食の習慣，といった7項目について，該当項目が多いほど身体的健康度が高くて死亡率が低いことを示し[1]，生活習慣病の危険因子把握と予防に有用と認識されるようになった．その後の検討によって疾病スクリーニングに対しては特異度が低いことから[2]，健診における問診は診断支援には不向きと考えられ，生活指導のための項目の検討に重きが置かれている．平成20年度から開始された特定健康診査・特定保健指導では，生活習慣への適切な介入を目的として，生活習慣病の危険因子や治療歴などを把握するために「標準的な質問票[3]」が考案されているので，利用されることが望ましい（表1）．

　うつ病などの精神障害は本人が自覚して受診することが少なく，問診によってその徴候を見つけ出し，早期診断・治療につなげることが重要である．ストレスが原因で発症するうつ病を含めた精神障害の増加に対して，メンタルヘルス不調の未然防止を目的とした「ストレスチェック制度」が平成27年12月に施行されたが，そこに示されている「国が推奨する57項目の質問票」，さらに高齢者に対する「介護予防事業」で用いられている「基本チェックリスト」などは，制度の仕組みと併せて質問票の内容を理解し，活用できるようにしておくことが必要である．

　さて，問診は情報収集を目的とした臨床技法であるが，今日は医療面接として卒前か

表1 「標準的な質問票」の利用例（文献3より引用，改変）

質問項目	回答
1-3　現在，aからcの薬の使用の有無※①	
1　a．血圧を下げる薬	①はい　②いいえ
2　b．インスリン注射又は血糖を下げる薬	①はい　②いいえ
3　c．コレステロール※②を下げる薬	①はい　②いいえ
4　医師から，脳卒中（脳出血，脳梗塞など）にかかっているといわれたり，治療を受けたことがありますか．	①はい　②いいえ
5　医師から，心臓病（狭心症，心筋梗塞など）にかかっているといわれたり，治療を受けたことがありますか．	①はい　②いいえ
6　医師から，慢性の腎不全にかかっているといわれたり，治療（人工透析）を受けたことがありますか．	①はい　②いいえ
7　医師から，貧血といわれたことがある．	①はい　②いいえ
8　現在，たばこを習慣的に吸っている． （※「現在，習慣的に喫煙している者」とは，「合計100本以上，または6カ月以上吸っている者」であり，最近1カ月間も吸っている者）	①はい　②いいえ
9　20歳のときの体重から10kg以上増加している．	①はい　②いいえ
10　1回30分以上の軽く汗をかく運動を週2日以上，1年以上実施	①はい　②いいえ
11　日常生活において歩行または同等の身体活動を1日1時間以上実施	①はい　②いいえ
12　ほぼ同じ年齢の同性と比較して歩く速度が速い．	①はい　②いいえ
13　この1年間で体重の増減が±3kg以上あった．	①はい　②いいえ
14　人と比較して食べる速度が速い．	①速い　②ふつう　③遅い
15　就寝前の2時間以内に夕食をとることが週に3日以上ある．	①はい　②いいえ
16　夕食後に間食（3食以外の夜食）をとることが週に3回以上ある．	①はい　②いいえ
17　朝食を抜くことが週に3回以上ある．	①はい　②いいえ
18　お酒（清酒，焼酎，ビール，洋酒など）を飲む頻度	①毎日　②時々　③ほとんど飲まない（飲めない）
19　飲酒日の1日あたりの飲酒量 清酒1合（180mL）の目安：ビール中瓶1本（約500mL），焼酎35度（80mL），ウイスキーダブル1杯（60mL），ワイン2杯（240mL）	①1合未満　②1〜2合未満 ③2〜3合未満　④3合以上
20　睡眠で休養が十分とれている．	①はい　②いいえ
21　運動や食生活などの生活習慣を改善してみようと思いますか．	①改善するつもりはない ②改善するつもりである（概ね6ヵ月以内） ③近いうちに（概ね1ヵ月以内）改善するつもりであり，少しずつ始めている ④既に改善に取り組んでいる（6ヵ月未満） ⑤既に改善に取り組んでいる（6ヵ月以上）
22　生活習慣の改善について保健指導を受ける機会があれば，利用しますか．	①はい　②いいえ
23　最近，物忘れを指摘されることが多いですか．	①はい　②いいえ

※①医師の診断・治療のもとで服薬中の者を指す．
※②中性脂肪も同様に取り扱う．

ら指導・実践されている．医療面接はコミュニケーションを重視した臨床技法で，情報収集だけでなく，信頼関係を構築して診療への参加促進をも目的としており，生活指導が重視される人間ドック健診の面談医が習得すべき技能と思われる．

B 問診の実際

1. **既往歴**[4]

   主要な疾患履歴，健康に関するイベント履歴で次の6項目を確認する．
   ①アレルギー情報：医療安全の観点から，継承されるべき重要項目である．
   ②服薬情報，常用薬情報：治療方針や投薬の目的を確認する．
   ③主要な疾患歴・手術ないし侵襲的処置：特定の診療科や疾患に偏らずに聴取する．
   ④妊娠・出産歴
   ⑤喫煙歴・飲酒歴：現在喫煙・飲用習慣がなくても過去について確認する．
   ⑥その他（予防注射歴など）

2. **現病歴**[4]

   起始・経過をほかの医療職が分かるように簡潔にまとめる．

3. **家族歴**[4]

   遺伝性疾患に加えて，いわゆる体質的要素，生活様態や嗜好の類似性から親族に集積しやすい類縁疾患についても聴取する．

4. **生活習慣病の危険因子や状態の把握**

   「標準的な質問票」を使用し，受診者の訴えや上記の履歴情報に応じて必要な問診を追加する．

5. **メンタルヘルスを含めた心身の異常徴候の発見**

   うつ病には自己記入式質問票のPatient Health Questionnaire（PHQ）日本語版から派生したPHQ-2日本語版（2013 NCNP版：表2），PHQ-9日本語版（2013 NCNP版：表3），高齢者に対するうつ・認知症を含めたQOL低下要因の拾い上げを目的とした「基本チェックリスト」などがスクリーニングツールとして活用できる．

6. **医療面接への展開**

   コミュニケーション技法としての傾聴，観察，質問に加えて，受診者の「解釈モデル」の理解が重要であり，面接の中で確認して共有に努める[5]．

C 事後指導にどう役立たせるか

既往歴，現病歴および家族歴は，受診のたびに更新・管理することにより，専門的診断のために紹介する場合だけでなく，将来の医療・福祉利用に際して受診者の基本情報として提供できる．

「標準的な質問票」は，標準的な健診・保健指導プログラム[改訂版]を参考にして，食生活，身体活動，喫煙およびアルコールの生活習慣指導を行う．その際には，受診者の主体的関与を引き出しながら具体的目標を定めることが大切である．初回指導後の経過観察時や次回受診時に目標達成状況を確認して，次回に反映させる．

表2　PHQ-2日本語版（2013 NCNP版）

この2週間，次のような問題に悩まされていますか？

A1　物事に対してほとんど興味がない，または楽しめない	はい　　いいえ
A2　気分が落ち込む，憂うつになる，または絶望的な気持ちになる	はい　　いいえ

（「身体疾患患者精神的支援ストラテジー」，NOVA出版．http://nova-med.com/utsu-scr/muramatsu.php」より許可を得て引用）

表3　PHQ-9日本語版（2013 NCNP版）

この2週間，次のような問題にどのくらい頻繁（ひんぱん）に悩まされていますか？	全くない	数日	半分以上	ほとんど毎日
(A) 物事に対してほとんど興味がない，または楽しめない	□	□	□	□
(B) 気分が落ち込む，憂うつになる，または絶望的な気持ちになる	□	□	□	□
(C) 寝付きが悪い，途中で目がさめる，または逆に眠り過ぎる	□	□	□	□
(D) 疲れた感じがする，または気力がない	□	□	□	□
(E) あまり食欲がない，または食べ過ぎる	□	□	□	□
(F) 自分はダメな人間だ，人生の敗北者だと気に病む，または自分自身あるいは家族に申し訳がないと感じる	□	□	□	□
(G) 新聞を読む，またはテレビを見ることなどに集中することが難しい	□	□	□	□
(H) 他人が気づくぐらいに動きや話し方が遅くなる，あるいは反対に，そわそわしたり，落ちつかず，ふだんよりも動き回ることがある	□	□	□	□
(I) 死んだほうがましだ，あるいは自分を何らかの方法で傷つけようと思ったことがある	□	□	□	□

あなたが，いずれかの問題に1つでもチェックしているなら，それらの問題によって仕事をしたり，家事をしたり，ほかの人と仲良くやっていくことがどのくらい困難になっていますか？

全く困難でない	やや困難	困難	極端に困難
□	□	□	□

（「身体疾患患者精神的支援ストラテジー」，NOVA出版．http://nova-med.com/utsu-scr/muramatsu.php」より許可を得て引用）

　メンタルヘルスに関するスクリーニングツールは指針を参考にして専門医へ紹介することになるが，スクリーニング評価の限界として過敏傾向になることなどを踏まえ，その取り扱いと受診者への説明に留意する．

　すでに心身の訴えや物忘れを有する場合は，前述した質問票やスクリーニングとは別に必要な問診を行って進める．

文献

1) Belloc, N.B., Breslow, L.：Relationship of physical health status and health practices. Prev Med 1：409-421, 1972
2) 福井次矢，他：最新の科学的知見に基づいた保健事業に係る調査研究．平成16年度厚生労働科学研究費補助金による特別研究事業総括研究報告．p.1-3, 2005
3) 厚生労働省健康局：別紙3.標準的な質問票．標準的な健診・保健指導プログラム［改訂版］，p.49
　　http://www.mhlw.go.jp/seisakunitsuite/bunya/kenkou_iryou/kenkou_seikatsu/dl/hoken-program2.pdf
4) 渡辺　直：電子カルテ時代のPOS（日野原重明，監），医学書院，p.36-45, 2012
5) 伴　信太郎：基本的臨床能力としての医療面接法再考．日本内科学会誌 103：729-733, 2014

（野村幸史）

2. 身体診察の必要性

ポイント
- 身体診察の際には，既往歴や自覚症状，過去の健診結果などの問診情報を参考にする．
- 人間ドック健診での身体診察は，頸部触診，胸部聴診，腹部触診が中心となる．
- 頸部触診では，甲状腺，リンパ節腫大に注意する．
- 胸部聴診では，心電図と胸部X線検査では診断できない心臓弁膜症や先天性心疾患の拾い上げが可能であるが，鎖骨下領域から心尖部まで広く慎重に聴診する必要がある．
- 腹部触診では，下腹部腫瘤や拍動性腫瘤が重要である．

A 検査の意義

人間ドック健診では数多くの検査が行われるが，ほかの検査よりも身体所見のほうがより効率的に拾い上げられる疾患がある．また，身体所見単独ではなく，ほかの検査所見と組み合わせることで，より適切な診断や治療方針を導き出すことができる場合もあるため，身体診察は重要な検査の1つである．一般に身体所見から得られる情報は多岐にわたるが，人間ドック健診では頸部触診，胸部聴診，腹部触診が中心となる．

1. 頸部触診：甲状腺腫，リンパ節腫大

甲状腺の触診は，甲状腺がんや腺腫様甲状腺腫などの腫瘍性疾患や，バセドウ病や橋本病などの甲状腺機能異常をきたす疾患のスクリーニングに役立つ．

リンパ節腫大を認める場合には，その上流に炎症や悪性腫瘍が存在する可能性がある．とくに鎖骨上窩リンパ節はその解剖学的特徴から，胸腔内，腹腔内の悪性腫瘍で腫大する場合があるので重要である．

2. 胸部聴診：心雑音，不整脈，呼吸音異常

心臓弁膜症や先天性心疾患のスクリーニングには，心電図検査や胸部X線検査よりも胸部聴診が役に立つ．筆者らの施設の胸部聴診で診断された中等症または重症の心臓弁膜症と先天性心疾患10例のうち，心電図検査と胸部X線検査で異常を認めた例は1例のみであった[1]．心房中隔欠損症や動脈管開存症などの先天性心疾患は新生児の約1％に発生し[2]，決して稀な疾患ではない．手術適応になるような例でも小児期に診断されていない場合があるので，成人の健康診断でも注意する必要がある．

診察時の不整脈も重要である．心房細動は持続性でなく発作性であっても脳梗塞の危険因子となる[3]ため，心電図検査時には異常がなく診察時にのみ認められた発作性心房細動が治療対象となることがある．そのほか，房室ブロックなどの不整脈も心電図検査時には記録されない場合もあるので，診察時に注意する必要がある．

クラックルや喘鳴などの呼吸音異常は，肺炎や間質性肺炎，気管支喘息などの肺気管支疾患を疑わせる．しかし，軽度の所見は健常者でも認めることがあるので，胸部X線検査や呼吸機能検査など，ほかの検査を参考にして疾患を鑑別する必要がある．

3. 腹部触診：腹部腫瘤

腹部触診で触知可能な腹部腫瘤は，多くの場合は腹部超音波検査で発見可能である．しかし，人間ドック健診における腹部超音波検査の対象臓器には子宮や卵巣などの下腹部臓器は含まれないことが多いので，診察で腹部腫瘤を触知した場合には，超音波検査担当者に情報提供することが望ましい．

4. 直腸診

直腸診には大腸がんや前立腺がんの死亡率を下げるエビデンスはない[4]ので，人間ドック健診では直腸診は重要ではない．

B 検査の実際

人間ドック健診の診察は比較的短時間に行わねばならず，全身くまなく診察することは困難である．診察の中心は，頸部，胸部，腹部であるが，既往歴や自覚症状，過去の健診結果などを参考にして，効率よく診察する必要がある．

1. 頸部触診

甲状腺触診は，甲状腺の大きさ，硬さ，圧痛，周囲組織との固着について観察する．低位甲状腺では甲状腺の一部または全部が鎖骨に隠れてしまう．この場合には嚥下運動を行うと，甲状腺が上方に移動するため触診しやすくなる．

甲状腺腫はびまん性，もしくは局在する結節として触れる．びまん性の場合はバセドウ病や橋本病などを鑑別する必要があるが，甲状腺がんなどの腫瘍性疾患でも，びまん性甲状腺腫として触知されることがある．甲状腺機能異常を呈する疾患が疑われる場合には，皮膚所見（乾燥，湿潤），脈拍（徐脈，頻脈），眼球突出，手指振戦，体重の増減などにも注意を払う．また，甲状腺結節を触れる場合は，腺腫様甲状腺腫，嚢胞などの良性疾患や甲状腺がんを鑑別する必要がある．周囲組織と固着していたり，周囲のリンパ節腫大を伴う場合は，悪性腫瘍の可能性が高い．

頸部リンパ節腫大を認めた場合は，その大きさ，硬さ，圧痛，周囲組織との固着について観察する．2cm以上の場合や，硬く可動性を欠く場合は，腫瘍の可能性が高い[5]．頸部のみならず，腋窩や鼠径部など全身のリンパ節腫大を認めた場合には，リンパ腫を疑う必要がある．

2. 胸部聴診

心雑音を聴取した場合には，その心周期，性状，最強点の位置および放散の有無，強さに注意を払う．

表1に，代表的な心臓弁膜症と先天性心疾患の聴診所見の特徴を示す．聴診所見から心臓弁膜症や先天性心疾患の診断が可能であるので，注意深い聴診が必要である．心雑音強度が弱い場合や，動脈管開存症のように最強点が胸部正中から離れている心雑音は聞き落としやすいので，胸部聴診は鎖骨下領域から心尖部まで広く，かつ，注意深く行う必要がある．

また，前述のように胸部聴診の際には不整脈にも注意を払う．心房細動は絶対性不整脈を呈する．また，期外収縮の場合には予想よりも早くⅠ音が聴取され，房室ブロック

表1　代表的な心臓弁膜症と先天性心疾患の聴診所見

疾患	心周期	性状	最強点	強度	その他の特徴
大動脈弁狭窄症	収縮期	駆出性	胸骨右縁第2〜第3肋間	強	頸部に放散
大動脈弁閉鎖不全症	拡張期	漸減性	胸骨左縁第3〜第5肋間	弱〜中	
僧帽弁狭窄症*	拡張期	輪転様	心尖部	弱	僧帽弁開放音
僧帽弁閉鎖不全症	収縮期	汎収縮期	心尖部	中〜強	
心室中隔欠損症	収縮期	汎収縮期	胸骨左縁第3〜第5肋間	強	
心房中隔欠損症	収縮期	駆出性	胸骨左縁第2〜第3肋間	弱〜中	Ⅱ音の固定性分裂
動脈管開存症	連続性	連続性	左鎖骨下	中〜強	

*近年の日本では，リウマチ性僧帽弁狭窄症は稀な疾患である．

などではⅠ音，Ⅱ音ともに脱落するので，聴診でもある程度診断が可能である．

3. 腹部触診

腹部触診で腫瘤を触れた場合には，大きさや硬さ，圧痛，拍動の有無について観察する．人間ドック健診では多くの場合，腹部超音波検査が施行されるため，検査担当者に情報提供することで細かな対応が可能となる．

C 事後指導にどう役立たせるか

1. 頸部触診

身体所見でびまん性甲状腺腫や甲状腺結節を認めた場合には，先に述べたような疾患を疑い，甲状腺機能異常に伴う自覚症状，他覚症状をチェックし，甲状腺超音波検査や遊離サイロキシン，甲状腺刺激ホルモンなどを測定し，診断を確定する．

頸部リンパ節腫大を認めた場合には，腋窩や鼠径部など，ほかの部位のリンパ節腫大のチェックも必要である．悪性腫瘍を疑うリンパ節腫大の場合には，ほかの検査で異常がない場合でも，生検などの精密検査が必要である．

2. 胸部聴診

心雑音を認めた場合には，心臓超音波検査による精査が必要となる．精査依頼の際には，検査担当者に雑音の性状や疑われる疾患を伝えることが重要である．胸骨左縁上位肋間に限局したLevine 2/6以下の弱い収縮期駆出性雑音は機能性心雑音である可能性が高いので，必ずしも精査対象とはならないが，聴診のみで機能性心雑音の診断を下すことはベテランの循環器内科医でも必ずしも容易ではない．

診察時に不整脈を認めた場合には，心電図担当者と連絡をとり，通常よりも長く心電図を記録するなどの配慮が必要である．絶対性不整脈を認めた場合には心房細動が強く疑われるので，心電図検査で異常がなくともホルター心電図などの精密検査が必要である．そのほかの不整脈の場合には，心電図や既往歴を参考にして危険な不整脈でないことが確認できれば健診での経過観察でよいが，基礎心疾患のある場合や，房室ブロックが疑われる場合には精密検査が必要である．

3. 腹部触診

　　腹部腫瘤を認めた場合には，腹部超音波検査担当者に情報提供を行う．とくに，通常腹部超音波検査の対象外となる下腹部腫瘤には注意を要する．また，拍動性腫瘤の場合には腹部大動脈瘤の可能性があるため，速やかに超音波検査を行い，必要に応じて専門医を紹介するとともに，胃X線検査時に圧迫は避けるなどの対応が必要となる．

文献

1) 神谷英樹, 他：健康診断における心臓聴診の重要性．人間ドック 26：756-762, 2012
2) 丹羽公一郎：成人先天性心疾患診療ガイドライン（2011年改訂版）
　http://www.j-circ.or.jp/guideline/pdf/JCS2011_niwa_h.pdf
3) 井上　博：心房細動治療（薬物）ガイドライン（2013年改訂版）
　http://www.j-circ.or.jp/guideline/pdf/JCS2013_inoue_h.pdf
4) 国立研究開発法人がん研究センターがん予防・検診研究センター検診研究部　検診評価研究室：科学的根拠に基づくがん検診推進のページ
　http://canscreen.ncc.go.jp/index.html
5) 三浦偉久男：リンパ節腫大の鑑別診断と治療法の選択．日本内科学会誌 105：505-510, 2016

（神谷英樹）

III

人間ドック健診検査成績の判定および事後指導に関するガイドライン

1. 人間ドック健診検査成績の判定および事後指導に関するガイドライン

> **ポイント**
> - 主たる基本検査項目の判定区分のA区分（異常なし）は，特定健康診査の判定値や関連学会から提唱されているものを優先して採用している．
> - 基準範囲に男女差や年齢差があることが明らかであるが，現時点では採用していない．
> - 判定区分が作成されていない基本検査項目について，その理由について言及した．

A 各検査の判定区分の意義・実際

　日本人間ドック学会では，人間ドック健診において実施が必須である基本検査項目を設定している．基本検査項目の大半で，判定区分A（異常なし），B（軽度異常），C（要経過観察），D（要医療；要精密検査，要治療）を設定している．なお，基準範囲に男女差や年齢差があることが明らかであっても，現時点では特定健康診査の判定値や関連学会から提唱されているものを優先してA判定区分に採用している．判定区分は検査ごとに作成され，2つ以上の検査項目に異常があった場合において，判定を重症化させる仕組みは採用していない．

1. BMI
　日本肥満学会の区分に準拠している．低体重も死亡率が高くなる（J Epidemiol, 21：417-30, 2011）ため，C区分としている．

2. 腹囲
　メタボリックシンドロームの診断基準に準拠している．

3. 血圧
　日本高血圧学会の区分に準拠している．

4. 心拍数
　従来の心拍数の50（60）～100/分は何の根拠もないどころか，多くの疫学調査から基準範囲は45～85/分であることが明らかにされている[1]．心拍数75～87/分以上では，その増加に比例して心血管疾患の発症リスク要因となっているため，86/分以上はC区分，疾患の潜在が考慮される101/分以上をD区分とした．また，39/分以下の徐拍もD区分とした．

5. 視力
　視力検査でのランドルト環の切れ目1.0分（1.5mm）が分かる視力である1.0が正常とされ，これをA区分に採用した．普通第一種免許などの視力の合格基準は両眼で0.7以上である．人間ドック健診では単眼ずつの検査であるため同一条件ではないが，0.7未満はD区分に改訂した．

6. 聴力

全体の聴力を言葉の聞き取りを中心に捕らえるため中音域を代表して1,000 Hzを，言葉とは関係なく騒音性難聴の有無を4,000 Hzで検査する．労働安全衛生法では，雇入時健診は4,000 Hzの閾値を30 dBに設定し，雇入後の定期健診時には閾値を40 dBに設定するという二重の基準値をもっている．人間ドックの目的は，受診者のありのままの生理的能力を評価することが必要である．4,000 Hzの閾値の使い分けは会話域から離れるため，自覚的な言葉の聞こえには差しさわりはないとはいえ，中音域と高音域は同じ基準で判定することが好ましい．また，加齢による高音部の聴力低下などの人間の生理的な変化を含めたありのままの受診者の状態を評価するために，2012年1月，判定区分も変更された．A判定の区分として，1,000 Hzの閾値は今まで通り30 dB，4,000 Hzの閾値は今までの40 dBに変えて30 dBとした．D区分は明らかに難聴であるとして閾値を1,000 Hzおよび4,000 Hzとも40 dBとした．また，受診者の聞こえに対する反応性も関わってくるため，5 dB程度の違いは経験上許容範囲と考え，1つの数値でA区分・D区分と変わるのは問題があるため，中間の35 dBをC区分とした．

7. 呼吸機能

％肺活量が80％以上を正常，1秒率70％以上が正常とされてきたが，慢性閉塞性肺疾患の病期は予測1秒量に対する比率（対標準1秒量：％FEV_1）に基づいて分類されるため，2008年4月に％1秒量も判定区分の指標に取り入れた（人間ドック22，865-877，2007）．

8. 総蛋白・アルブミン

総蛋白，アルブミンのA区分は，日本人間ドック学会から発表された「基準範囲」[2]ならびに「共用基準範囲」[3]とほぼ同一である．アルブミンの高値は臨床的に問題ないので，判定区分の設定はしていない．

9. eGFR

日本腎臓学会では慢性腎臓病をeGFR 60 mL/分/1.73 m^{2}未満で診断するため，この値以上をA区分，また40～69歳では50 mL/分/1.73 m^{2}未満を専門医紹介としているため，これをD区分とした．

10. 尿酸

日本痛風・核酸代謝学会では尿酸7.0 mg/dL以下を正常とし，9.0 mg/dL以上を治療対象としているため，それぞれA区分，D区分とした．腎性低尿酸血症は，運動後に生じる重篤な急性腎不全や尿路結石が問題となるため，2.0 mg/dL以下をC区分とした．

11. LDLコレステロール

日本動脈硬化学会による2007年の動脈硬化性疾患予防ガイドラインで，高コレステロール血症はLDLコレステロール値140 mg/dL以上と定めたため，これをC区分とした．その後，動脈硬化性疾患予防ガイドライン2012年版でLDL-コレステロール120～139 mg/dLは境界域高LDLコレステロール血症と定義され，これをB区分とした．A区分下限値は60 mg/dLで，共用基準範囲の65 mg/dLとほぼ一致している．

12. HDL-コレステロール

A区分上限値は119 mg/dLである．HDL-C高値群における冠動脈疾患リスクは，HDL-C基準範囲下限値未満群より低いが，80 mg/dL以上については死亡リスクとは無関係とも報告され[4]，高ければより好ましい効果が得られるわけではない．

13. 中性脂肪

A区分下限値は共用基準範囲で男性40 mg/dL，女性30 mg/dL，また基準範囲では男性39 mg/dL，女性32 mg/dLと男女差がある．A区分の下限値30 mg/dLは女性のデータとほぼ一致している．

14. AST・ALT・GGT

A区分，D区分は特定健康診査に準拠している．人間ドック受診者の軽度上昇の多くは脂肪肝で，AST＜ALTを示すため，AST31～35 U/L，ALT31～40 U/Lを再検査としないB判定とした．

15. 血糖・HbA1c

人間ドック健診では両者を同時に測定することから，両者を組み合わせた判定区分を作成している．判定区分は，日本糖尿病学会区分ならびに特定健康診査区分に準拠している．

16. 赤血球・ヘモグロビン・ヘマトクリット・血小板

現行のA区分は学会大規模データから算出された基準範囲の公表前のものである．近いうちに改訂する予定である．詳細は血液の章を参照していただきたい．

17. CRP

CRPの上昇をどの時点で要医療とするかの指針はないが，成書では1.0 mg/dL以上を中等度上昇としている．また，人間ドック受診者の大規模調査（939,501名，40～74歳）の結果でも，A区分（0.0～0.30 mg/dL）は95.9％，C区分（0.31～0.99 mg/dL）は2.9％，D区分（1.00 mg/dL以上）は1.2％と判定区分は適切である．

B 判定区分がない検査の背景

1. 眼圧

成人失明の原因の第1位は緑内障である．眼圧が基準範囲内にある緑内障患者が，日本では全緑内障の72％を占めていたことが疫学調査（Ophthalmology, 111：1641-1648, 2004）で確認された．すなわち，A区分とされる9～20 mmHgに72％の罹患者が存在することから，判定区分は作成していない．

2. 総ビリルビン

人間ドック健診の受診時など長時間空腹状態では空腹時間の延長とともに上昇するため，成書に記述されているのとは異なり，基準範囲は0.4～1.7 mg/dLである．総ビリルビンは抗酸化物質であるため，大規模コホート研究において，2.34 mg/dL（40 μmmol）以下であれば，総ビリルビンの上昇につれ肺がん，総死亡が減少することが明らかにされた（JAMA, 305：691-697, 2011）．そのほかにも動脈硬化と負の相関があるなど，総じて健康に恩恵がある．全国調査1,375,731人中99.3％が2.34 mg/dL以下に

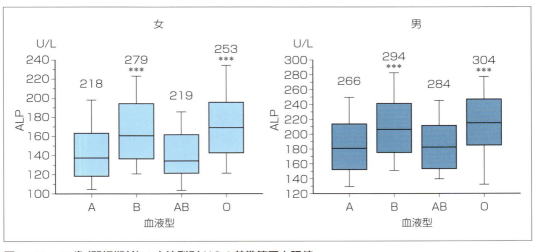

図1　30〜44歳（閉経期前）の血液型別ALPの基準範囲上限値

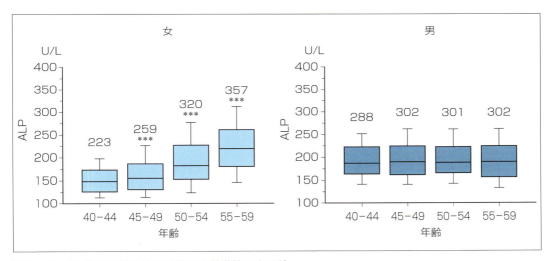

図2　40〜59歳（閉経期）の年齢別ALP基準範囲上限値

収まることから，判定区分は作成していない．

3. ALP

ALPは空腹時であっても血液型，閉経で基準範囲が大きく異なる（図1, 2）（人間ドック，26：342，2011，人間ドック26：344，2011）ため，判定区分は作成していない．

4. MCV・MCH・MCHC

これらの判定区分を作成しても，最終的には血色素，ヘマトクリット値での判定が使用されることから，作成していない．

5. 尿pH

尿pHの基準範囲は5.0〜7.0（人間ドック27：466，2012）と考えられている．しかし，pHは食事の影響で変動しやすく，同一人物での受診ごとに1.0の変動が半数以上に認

められているため，成書によって基準範囲も異なり，判定区分は作成していない．

6. 尿比重

尿比重の基準範囲は1.010〜1.033である（人間ドック27：466，2012）．腎不全末期では1.010に固定，1.009以下の低比重は尿崩症などの病的多尿状態，水分過剰摂取や利尿薬使用などで生じるが，いずれも尿比重検査から診断する病態ではない．一方，1.034以上は，高熱，激しい下痢，嘔吐，脱水状態，糖尿病などであり，これらは尿比重検査を行わなくても診断できる病態でない．尿量とあわせて評価する検査であるため，判定区分は作成していない．

C 画像検査

各画像検査（眼底，胸部X線，上部消化管X線，腹部超音波，上部消化管内視鏡，心電図）については，学会ホームページで判定マニュアルが公開されているので，それを参照していただきたい．

文献

1) 山科　章：疫学に学ぶ：心拍数と心血管疾患．心臓43：1397-1401，2011
2) Yamakado, M., et al：Derivation of gender and age-specific reference intervals from fully normal Japanese individuals and the implications for health screening. Clin Chim Acta 447：105-114, 2015
（下記論文が後日修正版として発表された）
Yamakado, M., et al：Erratum to "Derivation of gender and age-specific reference intervals from fully normal Japanese individuals and the implications for health screening"［Clin Chim Acta 447：105-114, 2015］. Clin Chim Acta 456：180-183, 2016
3) 日本臨床検査標準協議会基準範囲共用化委員会：日本における主要な臨床検査項目の共用基準範囲案―解説と利用の手引―（2014/03/31修正版）
http://www.jccls.org/techreport/public_comment_201405_p.pdf
4) Hirata, A., et al：The relationship between very high levels of serum high-density lipoprotein cholesterol and cause-specific mortality in a 20-year follow-up study of Japanese general population. J Atheroscler Thromb 23：800-809, 2016

（和田高士）

2. 高齢者における判定と事後指導区分

ポイント
- 基本検査項目の中で，性別，加齢により基準範囲に差異が生じる検査項目は，アルブミン，LDL-C，non HDL-C，AST，ALP，HbA1c，eGFRである．
- 後期高齢者（75〜89歳）の判定区分別該当率データを，40〜74歳のそれと比較した結果，HbA1c，eGFRのD判定区分該当率は10%前後に上昇し，判定においては考慮する必要がある．

A 判定と事後指導区分の意義

　日本人間ドック学会では，人間ドック健診において実施が必須である基本検査項目を設定している．基本検査項目の大半で，判定区分A（異常なし），B（軽度異常），C（要経過観察），D（要医療；要精密検査，要治療）を設定している．なお，基準範囲に年齢差があることが明らかであっても，現時点では特定健康診査の判定値や関連学会から提唱しているものを優先してA判定の区分に採用している．

　日本人間ドック学会では，学会で集積した人間ドック健診データから，改めて基準範囲を設定した[1]．その精査の過程で，有意な性差，年齢差を認める検査項目は，アルブミン（g/dL），LDL-C（mg/dL），non HDL-C（mg/dL），AST（U/L），ALP（U/L），HbA1c（%），eGFR（mL/分/1.73m^2）であることが明らかにされた（表1）．

1. AST
　高齢になって軽度上昇する理由は明らかではないが，ASTは心臓，肝臓，骨格筋など多くの臓器に含有されており，加齢によりこれらの臓器の機能が低下し，ASTが血中に逸脱するものと推測されている[2]．

2. ALP
　女性では閉経前後でかなり上昇する（人間ドック健診検査成績の判定および事後指導

表1　有意な性差，年齢差を認める検査項目の性，年齢別の基準範囲

年齢	男性			女性		
	30-44	45-64	65-80	30-44	45-64	65-80
アルブミン	4.1-4.9	4.0-4.8	3.9-4.7		3.9-4.8	
LDL-C		74-179		61-150	73-185	84-189
non HDL-C		94-195		77-161	89-206	105-205
AST		14-31		12-24	13-30	15-31
ALP		122-300		100-242	110-326	123-341
HbA1c		4.79-6.01		4.81-5.94	4.87-6.08	5.11-6.20
eGFR	64-113	55-101	50-94	64-113	55-101	50-94

に関するガイドラインの章を参照）．その増加の大部分は骨型ALPの増加に起因し，総ALP活性に比し骨型ALPの変化が大きい[3]．

3. HbA1c

女性では，加齢に伴う筋肉量減少，体脂肪・内臓脂肪の増加が男性に比べ大きいために，インスリン抵抗性が生じやすく，その結果HbA1cが加齢により上昇する原因ではないかと考えられる．

4. eGFR

日本腎臓学会では，専門医紹介レベルは，40歳未満ではeGFR（mL/分/1.73m^2）が60未満，40歳以上70歳未満は50未満，70歳以上は40未満としている．一方，日本人間ドック学会の判定区分では，一律に50未満と表記している．その理由は，聴力検査など加齢変化が明らかに存在する他検査も年齢別の判定区分を設定していないこと，また40歳未満では60以上がA区分，60未満がD区分となってしまい，B・C区分が存在しないことになる，などの不具合があるためである．しかし，下記の結果から今後は再評価する必要が出てきた．

B 事後指導にどう役立たせるか

現行の判定区分は年齢を考慮していない．そのため，加齢変化のある上記の検査項目では，後期高齢者での該当率は変わる可能性がある．後期高齢者，ここでは75～89歳（平均年齢78歳）群について，40～74歳群と比較したデータを紹介する．なお，ALP，non HDL-Cは判定区分が策定されていないため対象外とし，それ以外の項目について主としてD区分について言及する．

1. アルブミン（表2）

男女とも後期高齢者でのD区分（3.5g/dL以下）該当率（男性1.2％，女性0.9％）は，40～74歳群（男女とも0.2％）に比べ高値であるが，絶対値としては多いとはいえない．後期高齢者といって判定を変更する必要はない．

2. LDL-C（表3）

男女とも後期高齢者での高値のD区分（180mg/dL以上）の該当率は男性1.4％，女性2.6％であり，40～74歳群（男性4.3％，女性4.6％）に比べ低値である．D区分低値（39mg/dL以下）該当率（男性2.3％，女性1.0％）は，40～74歳群（男性1.7％，女性1.0％）に比べほぼ同程度である．後期高齢者といって判定を変更する必要はない．

3. AST（表4）

男女ともD区分該当率は後期高齢者も40～74歳群も1～2％で，特別な注目点はない．後期高齢者といって判定を変更する必要はない．

4. HbA1c（表5）

HbA1cの判定D（6.5％以上）該当率は，男性の40～74歳群では7.8％，後期高齢者では14.2％に増加する．女性も同様に，40～74歳群では3.1％，後期高齢者では9.4％にも増加する．D区分の該当率が10％ラインを超える場合，設定ラインの再考が問われる．しかし，高齢者の糖尿病の診断は成人と同様の手順，基準値を用いることと，日本

2. 高齢者における判定と事後指導区分

表2　アルブミンの後期高齢者群と40～74歳群における判定区分別該当率

アルブミン (g/dL) 判定区分		男性				女性			
		75-89歳		40-74歳		75-89歳		40-74歳	
		例数	%	例数	%	例数	%	例数	%
A	4.0≦	12,984	85.5	650,197	96.3	7,666	86.9	404,372	93.8
C	3.6-3.9	2,020	13.3	23,803	3.5	1,077	12.2	25,723	6.0
D	≦3.5	186	1.2	1346	0.2	77	0.9	865	0.2
	合計	15,190	100	675,346	100	8,820	100	430,960	100

表3　LDL-コレステロールの後期高齢者群と40～74歳群における判定区分別該当率

LDLコレステロール (mg/dL) 判定区分		男性				女性			
		75-89歳		40-74歳		75-89歳		40-74歳	
		例数	%	例数	%	例数	%	例数	%
A	40-119	8,935	56.2	314,249	43	4,554	48.9	218,607	46.4
B	120-139	3,716	23.4	185,258	25.4	2,397	25.8	112,340	23.9
C	140-179	2,629	16.5	187,532	25.7	2,020	21.7	113,405	24.1
D	180≦	222	1.4	31,178	4.3	239	2.6	21,566	4.6
D	39≧	373	2.3	12,546	1.7	94	1.0	4,921	1.0
	合計	15,875	100	730,763	100	9,304	100	470,839	100

表4　ASTの後期高齢者群と40～74歳群における判定区分別該当率

AST (U/L) 判定区分		男性				女性			
		75-78歳		40-74歳		75-78歳		40-74歳	
		例数	%	例数	%	例数	%	例数	%
A	0-30	15,198	85.1	666,087	85.5	9,497	88.9	471,947	94.0
B	31-35	1,398	7.8	49,285	6.3	641	6.0	14,777	2.9
C	36-50	987	5.5	44,460	5.7	419	3.9	11,183	2.2
D	≧51	285	1.6	19,056	2.4	131	1.2	4,345	0.9
	合計	17,868	100	778,888	100	10,688	100	502,252	100

表5　HbA1cの後期高齢者群と40～74歳群における判定区分別該当率

HbA1c (%) 判定区分		男性				女性			
		75-89歳		40-74歳		75-89歳		40-74歳	
		例数	%	例数	%	例数	%	例数	%
A	5.5≧	4,251	27.1	325,035	49.7	2,369	25.3	221,353	52.5
B	5.6-5.9	5,937	37.9	206,978	31.6	4,077	43.5	146,003	34.6
C	6.0-6.4	3,266	20.8	71,108	10.9	2,032	21.7	41,258	9.8
D	6.5≦	2,225	14.2	50,842	7.8	884	9.4	13,137	3.1
	合計	15,679	100	653,963	100	9,362	100	421,751	100

表6　eGFRの後期高齢者群と40〜74歳群における判定区分別該当率

eGFR (mL/分/1.73m^2) 判定区分		男性				女性			
		75-89歳		40-74歳		75-89歳		40-74歳	
		例数	%	例数	%	例数	%	例数	%
A	60.0≦	10,301	59.1	682,615	89.2	6,854	65.5	450,304	91.9
C	50.0-59.9	4,534	26.0	67,650	8.8	2,407	23.0	34,529	7.0
D	<50.0	2,588	14.9	15,135	2.0	1,201	11.5	5,089	1.0
	合計	17,423	100	765,400	100	10,462	100	489,922	100
参考	<40.0	664	3.8			282	2.7		

糖尿病学会は規定している．医療現場に配慮して，後期高齢者の場合7.0％以上をD判定に変更すると，その該当率は男性6.7％，女性3.7％と，理想的な値に近くなる．今後，後期高齢者の判定を追加する可能性がある．

5. eGFR (表6)

　eGFRの判定D該当率は，男性の40〜74歳群では2.0％，後期高齢者では14.9％にアップする．女性も同様に，40〜74歳群では1.0％，後期高齢者では11.5％と著増する．判定区分Dの該当率が10％ラインを超える場合，設定ラインの再考が問われる．事実，前項で記載したように，日本腎臓学会での専門医紹介レベルは，70歳以上は40 mL/分/1.73m^{2}未満としている．そこで，後期高齢者の40 mL/分/1.73m^{2}未満の該当率も算出すると，男性3.8％，女性2.7％と，医療現場に混乱をきたさない適切な値であった．今後，後期高齢者の判定を追加する可能性がある．

文献

1) Yamakado, M., et al：Derivation of gender and age-specific reference intervals from fully normal Japanese individuals and the implications for health screening. Clin Chim Acta **447**：105-114, 2015
　（本論文の一部訂正版が次論文である）
　Yamakado, M., et al：Erratum to "Derivation of gender and age-specific reference intervals from fully normal Japanese individuals and the implications for health screening" [Clin Chim Acta **447**：105-114, 2015]. Clin Chim Acta **456**：180-183, 2016
2) 江角幸夫，他：血清酵素活性（AST，ALT，γ-GT）の性差，加齢による影響の比較検討．日本農村医学会誌 **49**：750-757, 2001
3) 西田敏信：研究デザインと統計解析法　データの変換・正規化．臨床病理 **58**：990-997, 2010

（和田高士）

3. 心電図検査所見の判定と事後指導区分

> **ポイント**
> - 心電図検査は，心臓に起こっている現象を捉えることのできる迅速で簡便な検査である．
> - 心電図検査の所見は，生命予後の予測指標になることもある．
> - 人間ドック健診における心電図判定は，日本人間ドック学会による心電図健診判定マニュアルを参考にする．
> - 最終判定には心電図波形判定と医療面接，過去の心電図検査結果などの情報を加味したうえで行う．
> - 専門医への受診勧奨の時期を間違ってはならない．

A 画像検査の意義

　心電図検査は迅速かつ簡便であり，非侵襲的で安価な検査である．検査を行うことにより不整脈，心筋の異常，呼吸器疾患の可能性など多様な情報が得られる．また，安静時心電図にST-T異常，異常Q波などがある場合は，生命予後の予測指標となることが知られている．一方，心電図検査による左室肥大の診断精度は，特異度は高いが感度は低いとされており，心臓の形態異常を特定するためには心エコーなど別の検査が必要になる．また，その波形は年齢，体型，自律神経の影響で変化する．そのため，健診結果としての心電図の最終判定では，心電図波形の判定とともに医療面接・診察，検体検査結果，過去の記録との比較，心電図以外の検査の情報，過去の精密検査情報を加味したうえでの判断が必要である．

B 異常の実例

1. 虚血性変化の症例 (図1)

　71歳，男性，高血圧の治療中．人間ドックの心電図検査で1年前の心電図と変化を認めた．人間ドック当日に心臓超音波検査を行い，左前下行枝領域の壁運動異常を確認し，結果を説明後，受診勧奨を行った．

　人間ドック時の医療面接では何も訴えがなかったが，半年前に発症のものと考えられた．現在も過去も狭心症症状はない．2週間後に心臓カテーテル検査を行い，当日治療した（左前下行枝近位部99％狭窄を0％へ拡張）．人間ドック受診者では，明確な症状がないまま心筋梗塞を発症していたり，受診者が狭心症症状と自覚していない場合がある．虚血性心疾患を疑う場合は，早急な専門医受診が必要である．

C 詳しい追加検査はどんなときに必要か

　心電図検査後の追加検査には，ホルター心電図，運動負荷心電図検査，心臓超音波検査，心筋シンチグラム，CTA (computed tomography angiography)，冠動脈造影，電気

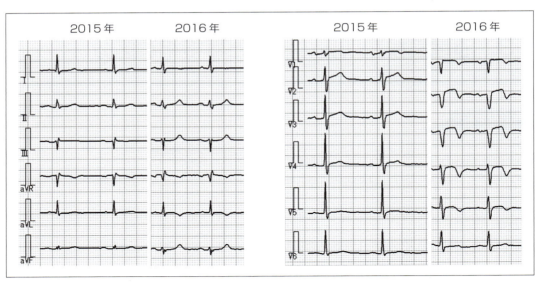

図1 虚血性変化の症例
71歳，男性．

生理学的検査などがある．以下の場合には追加検査が必要である．
　①心電図検査では異常が認められないが，精査・治療を要する不整脈を疑う明らかな症状（急な失神感，動悸など）があるとき
　②心電図検査では異常が認められないが，虚血性心疾患を疑う症状があるとき
　③虚血性心疾患を疑う所見があるとき
　④治療もしくは追加検査を必要とする不整脈があるとき
　不整脈による失神を疑う場合，虚血性心疾患を疑う所見が新しく出たときは，健診を中止してでも専門医受診を勧める場合があるため，医療面接は重要である．

D フォローアップの実際と指導計画

　健診施設，担当医師により行うことのできる追加検査の範囲は異なるため，追加検査すなわち専門医受診の場合もある．日本人間ドック学会による心電図健診判定マニュアル（http://www.ningen-dock.jp/other/inspection）は，日本人間ドック学会判定区分14年版[1]，健診判定基準ガイドライン改定新版[2]，日循協心電図コード2005（1982年版ミネソタコード準拠）[3]，循環器病予防ハンドブック[4]，日本循環器学会のガイドライン，Common Terminology Criteria for Adverse Events (CTCAE) Version 4.0[5] を参考に判定区分を決定し，2014年に発表されたものである．その判定と主な所見の次に行う代表的な検査のフローチャートを以下に示す．

a) QRS軸偏位→経過観察

b）高いR波

高いR波

心電図所見	判定区分	ミネソタコード
左室高電位	C/D2	3-1, 3-3
右室高電位	C	3-2
両室高電位	D2	3-4

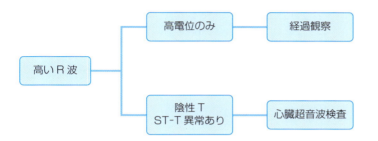

c）Q・QS波，ST接合部とST下降，T波

　過去の心電図と比較すること，医療面接が重要である．陳旧性の変化でも，前回の健診と変化があれば心臓超音波検査，専門医紹介が必要である．症状がない場合でも，冠危険因子の重複があるときには精査が必要である．虚血を強く疑う場合には，運動負荷検査は専門医で行うほうがよい．

Q・QS波

心電図所見	判定区分	ミネソタコード
境界域Q波	C	1-2-1〜5, 7
Ⅲ，aVFのQ波	C	1-2-6, 1-3-4
R波増高不良	D2	1-2-8
異常Q波	D2	1-1

ST接合部とST下降

心電図所見	判定区分	ミネソタコード
軽度ST-T低下の疑い（上行傾斜型・U字型）	C	4-4
軽度ST-T低下（水平型・下降傾斜型）	D2	4-2
軽度ST-T低下の疑い（下降傾斜型）	D2	4-3
ST-T低下（水平型・下降傾斜型）	D2	4-1

T波

心電図所見	判定区分	ミネソタコード
R/10＞陽性T＞R/20	B	5-5
R/20＞陽性T	B	5-4
陰性T波＜0.1mV，二相性，平低T	C	5-3
0.5mV＞陰性T波≧0.1mV	C	5-2
陰性T波≧0.5mV	D2	5-1

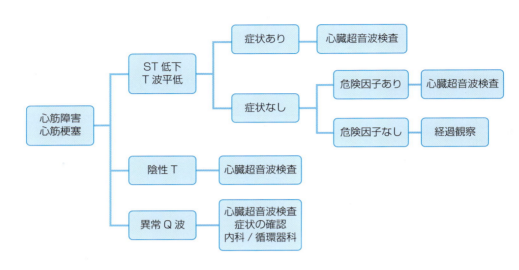

d) ST上昇

ブルガダ症候群の症状とは，心停止（心室細動），心室頻拍，失神，前失神感などである．

ST上昇

心電図所見	判定区分	ミネソタコード
ブルガダ型ST上昇（coved型）	D2	9-2-3, 9-2-4
ブルガダ型ST上昇（saddle back型）	D2	
早期再分極	C	9-2-1
ST上昇	C	

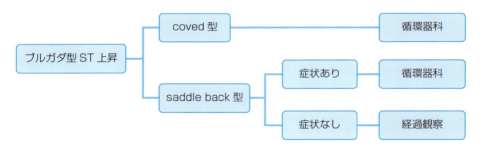

e) 房室伝導障害

房室伝導障害

心電図所見		判定区分	ミネソタコード
PQ短縮		C	6-5
Ⅰ度房室ブロック	PQ≧0.22秒	C	
Ⅱ度房室ブロック（Wenckebach）		C/D2	6-2-3
Ⅱ度房室ブロック（Mobitz）		D2	6-2-1
Ⅱ度房室ブロック（2：1）		D2	6-2-2

完全房室ブロック	D1	6-1
WPW症候群	C/D2	6-4
間欠性房室変行伝導	B	6-6
人工ペースメーカー調律	E	6-8

①房室ブロック

　高度房室ブロックを認めた場合，補充調律のQRS幅が広い場合は，ブロックの部位が低い（His束より下）と考えられ，緊急度が高いと考える．房室ブロックによる症状が疑われる場合は，専門医紹介がよい．

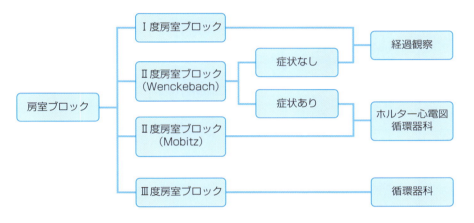

②WPW症候群

　頻拍発作による症状（動悸）の有無の確認が重要である．

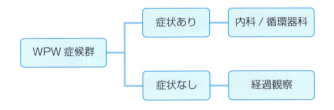

f) 心室伝導障害

　左脚ブロックの場合，虚血性心疾患を考え精査をすることとなる．運動負荷検査の施行には，十分な注意が必要である．

心室伝導障害

心電図所見	判定区分	ミネソタコード
RSR'パターン	B	7-5
不完全右脚ブロック	B	7-3
間欠性完全右脚ブロック	C	7-2-2
完全右脚ブロック	C	7-2-1

不完全左脚ブロック	B	7-6
左脚前枝ブロック	C	7-7
左脚後枝ブロック	C	
間欠性完全左脚ブロック	D2	7-1-2
完全左脚ブロック	D2	7-1-1
心室内ブロック	D2	7-4
完全右脚ブロック＋左脚前枝ブロック	D2	7-8
完全右脚ブロック＋左脚後枝ブロック	D2	

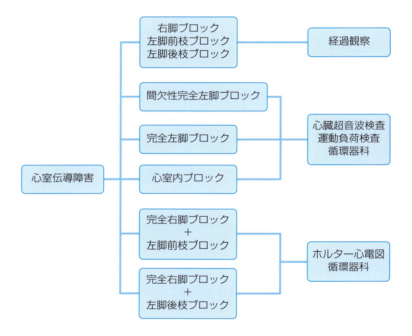

g）不整脈

安静時心電図のみで不整脈を診断することが難しい場合がある．心電図が正常であっても，失神，めまいなどの症状がある場合は，精査が必要な場合がある．

不整脈

心電図所見		判定区分	ミネソタコード
洞性不整脈		B	8-9-2
洞頻脈	心拍数 101-	D2	8-7
心拍過多	心拍数 86-100	C	
洞徐脈	心拍数 45-49	A	8-8
	心拍数 40-44	C	
	心拍数　-39	D2	
上室期外収縮・心室期外収縮		B	8-9-1
上室期外収縮（頻発）	記録の10％以上	C	8-1-1
持続性上室調律，冠状静脈洞調律		C	8-4-1, 8-9-4

多形性・連発性上室期外収縮	D2	
上室頻拍	D1	8-4-2
心房細動	D2	8-3-1
心房粗動	D1	8-3-2
心室期外収縮（頻発）　記録の10％以上	C	8-1-2
多源性心室期外収縮	D2	
心室細動・頻拍	D1	8-2-1，3
房室解離	D2	8-6

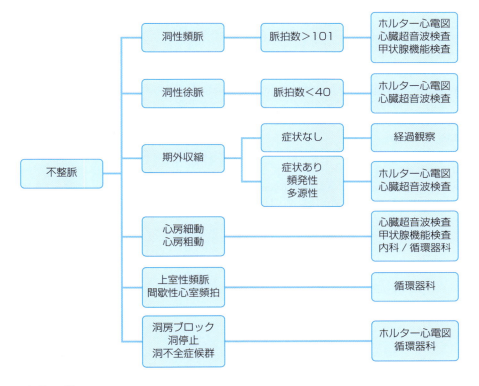

h) その他

① 陰性U波

　前下行枝領域の虚血，著明な左室肥大のいずれかで生じるため，精密検査が必要である．

② QT延長

　原因精査のため，専門医受診が必要である．

E 受診勧奨の実際ならびに専門医への紹介

1．心疾患を疑う症状がある場合

　症状があるため受診をためらう人は少ないと考えるが，心電図検査の異常の有無に関わらず，受診勧奨を行う．担当医が症状から何を考え，専門医へ受診しどのような検査を行う可能性があるかを説明する．

2. 心疾患を疑う症状はないが心電図異常がある場合

　心電図検査，そのほかの検査の結果から心疾患の可能性があり，どの程度の緊急性をもって専門医受診するべきかを明確に説明する．緊急性がある場合は，症状がないために医師と受診者の緊急性の度合いの認識にずれが生じる場合があるので，「一度，早めに診てもらったほうがよいかもしれない…」のような曖昧な表現は避けるべきである．しかしながら，実際に明確に言うとなると確信がもてないときもあるため，日頃より頼りになる参考図書1〜2冊，および相談ができる循環器医を確保しておくのがよいと考える．

文献

1) 人間ドック成績判定及び事後指導に関するガイドライン作成小委員会：平成14年度（平成15年度一部改定）人間ドック成績判定及び事後指導に関するガイドライン
　http://www.ningen-dock.jp/wp/common/data/other/release/N_Gaido2004.11.pdf
2) 石坂裕子：心電図．健診判定基準ガイドライン，改訂新版，文光堂，p.149-154，2008
3) 豊嶋英明，他：「日循協心電図コード2005（1982年版ミネソタコード準拠）」の開発とその経緯．日循予防誌 40：138-154，2005
4) 豊嶋英明，他：胸写・心電図．循環器病予防ハンドブック（日本循環器管理研究協議会，編），保健同人社，p.27-50，2003
5) Common Terminology Criteria for Adverse Events (CTCAE) Version 4.0 Published：May 28, 2009 (v4.03：Jun. 14, 2010)「有害事象共通用語規準 v4.0 日本語訳JCOG版」
　http://www.jcog.jp/doctor/tool/CTCAEv4J_20130409.pdf

（石坂裕子）

4. 胸部X線検査所見の判定と事後指導区分

ポイント

- 胸部単純X線検査（以下，単純X線）は，負担が少なく簡便で情報量豊富な検査である．
- この検査から十分な情報を引き出すには，高圧撮影で読影に適した画像を作製し，そのうえで適切な画像読影装置（高精細モニターなど）を使用した読影が必要である．
- 読影に際しては，二重読影と比較読影が重要である．
- 単純X線は3次元構造物を2次元表示した画像であり，時に偽陰性，疑陽性所見が出現する．病変を疑った場合には，胸部CT検査で病変の有無を確認する必要がある．
- 判定区分と指導内容は，同一所見，同一病名であっても，初回受診者と継続受診者では異なる場合が生じ得る．
- 感染症対策，とくに感染性肺結核への対策が二次感染防止のために極めて重要である．

A 画像検査の意義

　単純X線は受診者の被曝量および費用負担が少なく，比較的簡便に行える検査として人間ドック健診に欠かせない項目である．胸部全体の画像情報を読み取れる一覧性に優れ，ひと目で肺，縦隔，胸郭の状態把握が可能であり，一部頸部や腹部に関する情報も提供する．精度管理を厳密に行えば，肺がん死亡を減少させることが報告されている．

　近年における大きな技術的進歩は，CR（computed radiography）やFlat panelなどデジタル撮影技術が普及し，モニター診断が普及してきたことであろう．平成20年にアンケート調査を行った本学会会員514施設中，回答を得た267施設の集計成績によれば，77.2％がデジタル撮影を行い，53.6％がモニター読影を行っていた[1]．現時点では一層の普及が期待される．デジタル撮影の普及は，X線写真に画質の向上・均一化をもたらした．デジタル撮影では，フィルムまたはモニター上に現出するX線画像の濃度・コントラストが自動調整されて作製されるため，フィルム-増感紙系にみられる撮影および現像条件による画質への影響が軽減されて，良好な画質の写真が得られる．その一方で，典型的な慢性肺気腫において肺過膨張を反映する肺野濃度低下（黒化度上昇）所見を示すX線写真を見ることが少なくなった．

　画質の均一化が容易な時代になってもなお，大切なことは，肺野に現れた小結節影を見逃さない画質条件の設定である．撮影側においては，高圧用リスフォルムブレンデと組み合わせて130kVp前後の管球電圧で撮影すると，骨陰影・縦隔陰影などに重複した陰影が認識しやすくなる利点があり，できるだけ高圧撮影を行うことが大切である．他方，画像読影側の診断用モニターは，デジタル胸部X線画像のピクセル数にマッチする3メガピクセル（300万画素）仕様の医療用高精細モニターを使用するのが望ましい．また，撮影時において，肩甲骨の開排など撮影時におけるポジショニングが重要であり，これらの要因はすべて，画像診断の精度に大きな影響をもたらす．

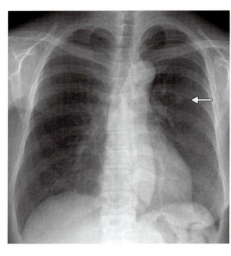
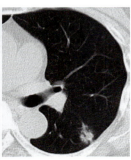

図1 左中肺野結節影
診断：左下肺葉の高分化腺がん．
腫瘍径：12×8×8 mm

　肺野に存在する結節影は，撮影条件の良い写真では，腫瘍径1 cm前後で認識可能である．単純X線診断においても，目標を高く掲げて早期肺がん発見に努めたい．単純X線像から異常陰影を読み取るには，単純X線正常像とバリエーション像の知識修得が必要である．そのうえで，所見存在部位の名称を表記図に基づいて表記し，その所見名・病名を部位名に併記する．人間ドック健診では読影対象のほとんどが正常例であり，その中に混在する異常例を検出するのが使命である．

B 異常の実例

　以下に例示した単純X線は，すべて管電圧130 kVpで撮影されている．
- **左中肺野結節影**（直径3 cm以下の類円形の陰影を結節影と呼ぶ）[2]（図1）

　淡い小型の結節影が左中肺野で肋骨影下縁直下に現れており，胸部CT検査で左下肺葉（S^6）にその存在が確認され，高分化腺がんであった．腫瘍径は12×8×8 mmで，単純X線での識別限界に近い大きさであるが，このような肺野に現出すれば認識が可能である．
- **左上肺野結節影**（図2）

　左第3前肋骨に重なったため，図1例より認識が難しくなっているが，注意深く観察すれば認識可能である．腫瘍径が18×12 cmの扁平上皮がんで，図1例よりやや大きい．
- **右上肺野腫瘤影**（直径3 cmを超えた類円形陰影を腫瘤影と呼ぶ）[2]（図3）

　右上肺野の鎖骨影直下，縦隔寄りに腫瘤影を認め，胸部CT検査で確認された．切除され腺扁平上皮がんであった．同部位は，鎖骨，肋骨，血管影が重複し，小陰影の認識が難しい場所である．
- **右上肺野腫瘤影・右肺尖部囊胞影**[2]（図4）

　単純X線では，陰影は境界不鮮明で浸潤影のようにも見える．継年受診者で，以前から認めていた囊胞影に接して新陰影が生じたため，悪性腫瘍を疑った．胸部CT検査では多発性肺囊胞の一部の囊胞壁に接した腫瘤影を認め，扁平上皮がんであった．COPDや肺囊胞は，喫煙習慣とは独立した肺がんのリスク因子として知られており，とくに喫

図2 左上肺野結節影
診断：左上肺葉の扁平上皮がん．腫瘍径：18×12mm．左第3前肋骨影に重複

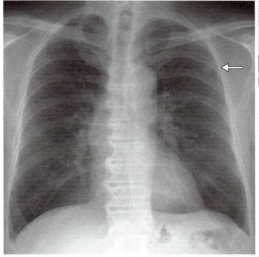
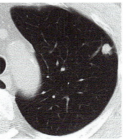

図3 右上肺野腫瘤影
診断：右上肺葉の腺扁平上皮がん．腫瘍径：43×31mm．
T：腫瘤影

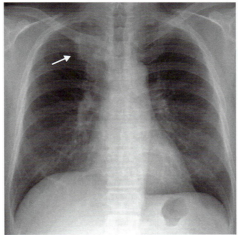
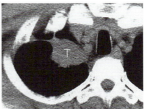

図4 右上肺野嚢胞壁に接する腫瘤影
診断：右上肺葉の扁平上皮がん．多発性肺嚢胞

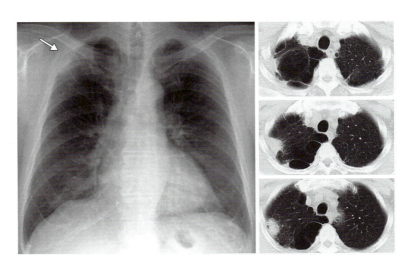

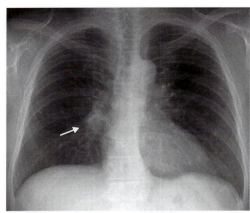
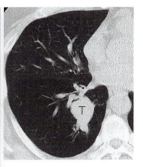

図5　右肺門部腫瘤影
診断：右下肺葉の非定型的カルチノイド．腫瘍径：4×3×3cm．T：腫瘤影

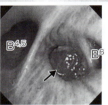

　煙者においては注意深い比較読影が必要である．喫煙者に肺嚢胞所見を認めたときには，一度はCT検査を行い，併せて禁煙指導を行うことが望ましい．

・**右肺門部腫瘤影**（図5）

　単純X線では，右肺門陰影の下部に重複して結節影ないし腫瘤影を認める．胸部CT検査で右下肺葉に腫瘤影が確認され，さらに気管支鏡検査で腫瘍の一部が右下葉気管支幹にポリープ状結節として認められ（気管支鏡写真の矢印），切除により非定型的カルチノイドと診断された．肺門陰影には，その前後にある右中肺葉，左舌区，下肺葉などに生じた病変が重複して写ることがあり，大きさ，部位によって読影困難な例もあり，ピットフォールになりやすい．

・**多発性空洞影**[2]**・浸潤影**[2]（図6）

　単純X線正面像で右上中肺野に壁の厚い大小の空洞影を認めるほか，両側肺野に浸潤影の散在を認める．側面像においても，胸椎に重なる後部において濃度上昇域を認める．排菌を有する感染性肺結核が強く疑われ，直ちに専門病院への紹介措置が行われ，後日，ガフキー4号の排菌患者であったことが判明した．初診受診者であったが，血液検査で糖尿病と高度のアルコール性肝障害の持ち主であることが判明した．

・**右肺尖部空洞影・両側肺野浸潤影**（図7）

　右肺尖部にやや壁の厚い空洞影を，両側肺野に浸潤影の散布を認める．前症例とは異なり，基礎疾患をもたなかったが，3～4ヵ月間咳症状が持続しており，強く肺結核が疑われた．専門病院入院後の喀痰検査でガフキー7号と判明した．基礎疾患がなくとも，長期咳症状の続く場合は要注意である．

　両者はいずれも，HREZ療法によって治癒し，前者は翌年から定年に至るまで人間ドック受診を継続された．

図6 多発性空洞影・浸潤影
診断：感染性肺結核．紹介先専門病院喀痰検査：ガフキー4号．糖尿病，アルコール性肝障害合併．初診受診者

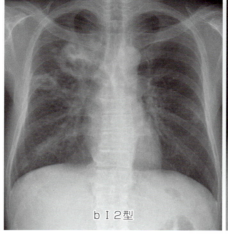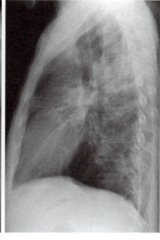

図7 右肺尖部空洞影・両側肺野浸潤影
診断：感染性肺結核．紹介先専門病院喀痰検査：ガフキー7号

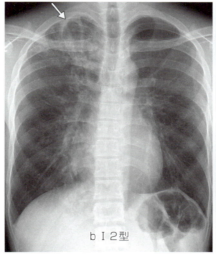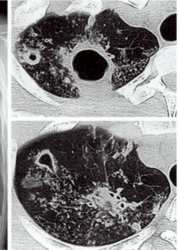

・両側肺門部リンパ節腫大（図8）

　両側肺門部に陰影腫大所見を認めた．この種の所見では，サルコイドーシスによるリンパ節腫大の頻度が高い．悪性リンパ腫などとの鑑別を含めた病態診断のため，専門施設における気管支鏡下肺生検や超音波気管支鏡検査によるリンパ節生検などの組織診断や，臨床診断による確定診断が必要である．また，肺のみならず，眼，心臓，皮膚病変などへの目配りも大切である．

・上縦隔・肺門部リンパ節腫大（図9）

　サルコイドーシス治療前後の単純X線を並べてみると，治療後の写真に比較して左側の治療前所見では，両側肺門部のみならず上縦隔，とくに右上縦隔影に拡大が明らかである．いずれもリンパ節腫大による所見である．心サルコイドーシスを合併していたため，ペースメーカーが装着された．心サルコイドーシスは，時には致命的になるので，受診時心拍や心電図のチェックも大切である．

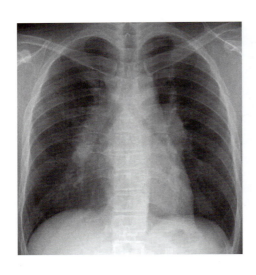

図8　両側肺門部リンパ節腫大
診断：サルコイドーシス

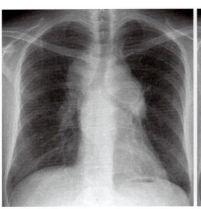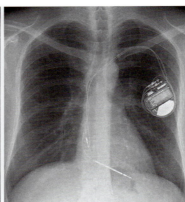

図9　上縦隔・肺門部リンパ節腫大
診断：サルコイドーシス．
治療1年後：肺病変寛解．
心サルコイドーシスのためペースメーカー装着中

・**右下縦隔部腫瘤影**（図10）

　心陰影シルエットが，右第2弓において大きく膨隆した所見を示す．この例は切除により胸腺嚢胞と診断されたが，心膜嚢胞でも同様の所見を示す．心陰影シルエットと読み違えないことが大切である．

・**縦隔部腫瘤影**（図11）

　気管分岐下の縦隔部に生じた直径8cm超の腫瘤影で，切除により脂肪肉腫と診断された．同部位は究極のピットフォールというべき場所で，かなりの大きさにならないと単純X線での検出は不可能である．早期診断を目指せば，低線量CT肺がん検診で臨むほかない．この大きさでは，側面像にも腫瘤影が比較的明瞭に現出している．

・**両側中下肺野胸膜肥厚**[2)]・**横隔膜面石灰化影**[2)]（図12）

　単純X線では，両側の中下肺野にほぼ左右対称に胸膜肥厚像を認め，横隔膜影の下をよく見ると，両側に石灰化影の散在を認める．CT像では胸郭内全周にわたって一部に石灰化影を伴った胸膜肥厚斑の散在を認め，下段のCT像に示されるように横隔膜面にも石灰化した胸膜肥厚斑を認める．臨床的に胸膜プラークと診断される．胸膜プラーク

4. 胸部X線検査所見の判定と事後指導区分　75

図10　右下縦隔部腫瘤影
診断：胸腺嚢胞．T：腫瘤影，PA：肺動脈起始部，Ao：大動脈起始部

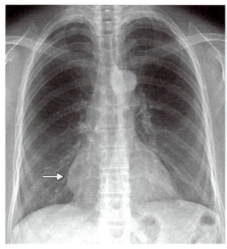
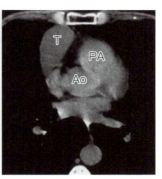

図11　縦隔部腫瘤影
診断：縦隔脂肪肉腫．T：腫瘤影，Ao：下行大動脈

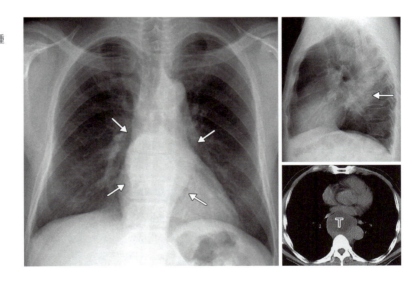

とは，アスベストの吸入により胸膜に生じる両側性の不規則な白板状の肥厚である．その診断根拠として極めて重要なのは職業歴であり，20～30年前に遡って就労環境や就労状況を詳細に聴取しなければならない．中皮腫や肺がん合併の可能性があるので，注意深い経過観察が必要である．

C 新しい検査追加はどんなときに必要か

1. 胸部CT検査

　単純X線は立体構造物である胸部全体を2次元に圧縮した画像であり，放射されたX線の通過領域すべてで，前後における構造物が重複して画像が形成される．したがって，肺尖部，肺門部，縦隔部，横隔膜下などに重なる，結節影などの小型陰影は，認識が困難になる．反面，前後の血管影の重複像として偽結節影が現出することがある．
　したがって，異常陰影を疑った場合にはD2（要精密検査）と判定して胸部CT検査で

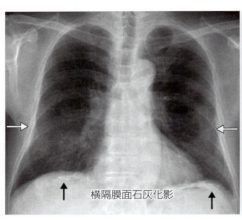
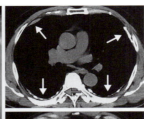
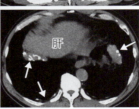

図12　両側中下肺野胸膜肥厚・横隔膜面石灰化影

診断：胸膜プラーク．矢印：一部石灰化を示す胸膜プラーク

存在の確認を行い，同時にその形態や拡がり，リンパ節など周囲への影響などを見て質的診断につなぐことが必要である．その際のCT撮影は，最近のCT撮影装置の画質向上に鑑みて，可及的に低線量で行うのが望ましい．CTによるフォローアップも同様である．

2. ほかの検査項目の活用

受診時に，急性肺炎などが限局性に生じている場合が稀ながらある．限局性の浸潤影を認めたときには，人間ドック検査項目に含まれている白血球数，CRP値などを参照し，上昇を認めれば受診勧奨を行い，事情が許せば直ちに紹介状を作成すれば早期治癒に結び付く．サルコイドーシスを疑う例に対しては，眼症状，皮膚症状，心電図，クレアチニン値など合併症に留意する必要があろう．

D フォローアップの実際と指導計画

人間ドック健診において遭遇する単純X線の所見名・部位名ならびに判定区分を一覧にした表が，日本人間ドック学会編「胸部エックス線健診判定マニュアル」[3]として本学会ホームページにアップロードされているので，是非ご参照頂きたい．

判定基準についての基本的な考え方は次の通りである．判定区分は，同一所見，同一病名であっても受診時期によって診断治療状況が異なっており，とくにリピーターの場合に多様である．所見，臨床症状，血液検査データ，施設の方針などの要素が勘案され判定される可能性が高いので，判定区分を一点に絞り込むのは現実的ではないとの考えに立ち，同一項目に複数の判定基準を併記したものがある．肥満による横隔膜挙上所見では，減量指導が功を奏すると，劇的変化を遂げることがある．

E 受診勧奨の実際ならびに専門医への紹介

実際に遭遇した病変が活動性であったり，悪性が疑われたり，心血管病変のように緊急対応を要するものでは，早急な対応が必要であり，疑診病変に応じて耳鼻咽喉科（甲状腺腫大など）や呼吸器科，循環器科などへ紹介を行う．「胸部エックス線健診判定マニュアル」に示されるように，D2（要精密検査）またはD1（要治療）判定の表記された所見および病名については，初診時または新出現時には必ず専門医に紹介すべきである．

そのような経過を経て次回には，治癒後，治療後，治療中などの状態で受診され，人間ドック健診を継続されることになろう．禁煙指導や禁煙外来への受診勧奨は，長期的健康リスクコントロールの面から重要である．

F 感染性肺疾患への対応

感染性肺疾患への対策は，ほかの同日受診者と担当職員への二次感染を防ぐため，極めて重要である．

上気道感染や軽度の肺感染症にみられる咳症状がある場合には，問診（医療面接）段階でチェックし，咳エチケットとしてマスク提供・着用が大切である．肺感染症の存否は単純X線で判定するため，マスクを着用した受診者を撮影するときには担当放射線技師が直ちに画像をチェックし，異常所見を認めたときには速やかに診察医に報告し，診察医の所見判定に基づいてコースの継続あるいは中止を決定する仕組みが必要である．肺機能検査が含まれるコースの場合には，検査中に排菌する可能性が高いので，その前の段階で単純X線撮影を行って病変の有無を確認することが大切である．

なかでも感染性肺結核への対策が最重要である．当クリニックにおいては，1～2年に1例程度の割合で感染性肺結核の人間ドック健診受診があり，結核の可能性があれば検査を中断して受診者を別室に導き，診察医の一人が状況説明を行って，速やかに然るべき専門病院での受診が可能となるよう紹介状を作成し，状況に応じて宛先病院にも連絡して二次感染拡大を最小限に止める努力を行っている．同時に，担当した職員に対してインターフェロンγ遊離試験（interferon-gamma release assay：IGRA）などによる検査とフォローアップが重要であり，感染予防対策体制を構築して手順よく対応できるようにしておくのが望ましい．

G 所見部位の表記法

・正面像表記図および部位名（図13）

胸部X線正面像の模式図を，縦隔部（中央陰影），肺門部（左右），肺野（左右ならびに肺尖部，上肺野，中肺野，下肺野），横隔膜面に区分して命名し，部位名の定義を右側囲み記事に示す．肺尖部は混同されやすいが，鎖骨影の下縁から上の部分を指す．

・側面像表記図および部位名（図14）

胸部X線側面像では，左右の構造物が重複して写るので解析が難しいが，おおよそこのような所見を呈している．下部において，横隔膜面が前から後ろへドームを描きつつ下降して鋭い肋骨横隔膜角を形成している．少量胸水の検出に重要な部位である．

H 二重読影・比較読影の必要性

読影は，2人の医師による二重読影や過去写真との比較読影を行うことが必要である．二次読影は呼吸器専門医や放射線科専門医によって行われることが望ましい．過去画像との比較は，モニターを使用する読影では実施が容易になっている．

一次読影は，受診者に説明しつつ行うことが多いので，画像への集中力が不足する可

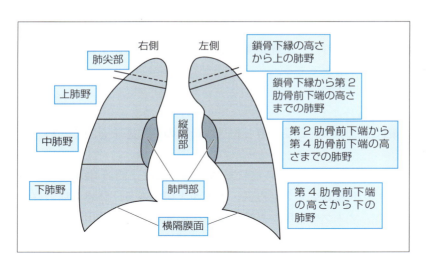

図13　胸部X線正面像の部位名

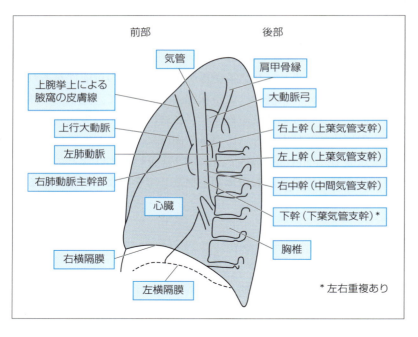

図14　胸部X線側面像の部位名

能性が生じる．二次読影は，静謐な環境で集中的に行うことが望ましい．

文献
1) 瀧澤　弘：日本人間ドック学会会員施設における胸部CT検診に関する実態調査報告．人間ドック　24：7-14，2009
2) 日本人間ドック学会（ホームページ）：一般向け解説欄．胸部X線
   http://www.ningen-dock.jp/public/inspection/chest-x
3) 日本人間ドック学会，編：胸部エックス線健診判定マニュアル
   http://www.ningen-dock.jp/wp/wp-content/uploads/2013/09/274da8511349e6a7103710ce7def838f.pdf

（瀧澤弘隆）

5. 上部消化管内視鏡検査所見の判定と事後指導区分

ポイント

- 検査前の問診とインフォームドコンセントを適切に行う．
- 対象臓器は食道・胃・十二指腸とする．
- 熟練した内視鏡医が検査を施行するのが望ましい．
- 感染予防と安全な検査を十分心がける．
- 胃内視鏡検査においては，ヘリコバクター・ピロリ感染も見据えた胃粘膜所見の判断ができることが望ましい．
- 悪性所見が疑われる場合や治療が必要な場合には，適切な医療機関へ遅滞なく紹介する．できれば，生検まで試行するのが望ましい．また，精検・治療結果の把握を十分に行い，精検未受診者に対する精検受診勧奨を徹底する．
- 内視鏡検診では，①内視鏡的切除が可能な早期胃がんの発見，②未分化型胃がんの早期発見，③食道がんの早期発見，が特徴的である．

A 上部消化管内視鏡検査の意義

内視鏡検査はX線検査と比較して診断精度が高く，食道・胃・十二指腸を網羅して観察することが可能である．人間ドックにおいても，これまで主流を占めてきたX線検査にかえて内視鏡検査を導入する施設が徐々に増加しており，受診者もまた集団検診よりもより精度の高い検査を希望していることから，今後は内視鏡検査が上部消化管検査の主流になると思われる．

B 実施基準

1. 問診とインフォームドコンセント

検査前に既往歴，現病歴，内服薬，生活習慣（飲酒，喫煙など），検診受診歴，過去の内視鏡検査時の問題点の有無，薬物アレルギーなどについて十分問診を行い，記録しておく．また，内視鏡検査の利益・不利益について十分なインフォームドコンセントを行い，同意書を得る．

2. 鎮痙薬・鎮静薬

鎮痙薬・鎮静薬の使用にあたっては，消化器内視鏡ガイドライン（日本消化器内視鏡学会）[1]に準じて行い，モニター装着を行うなど，安全面に十分配慮する．

3. 術者

日本消化器内視鏡学会専門医，日本消化器がん検診学会認定医など，熟練した内視鏡医が検査を施行するのが望ましい．経験の浅い医師が検査を行う場合には，熟練した医師の指導・監視のもとに行う．

4. 対象臓器と画像記録

対象臓器は食道・胃・十二指腸とする．画像記録は，病変部を含めて食道・胃・十二

指腸を網羅して撮影する．

5. 生検
①生検を行った場合には，その結果に基づいて判定区分を変更してもよい．
②抗凝固薬，抗血小板薬を内服中の受診者に対しては，医療面接を十分に行い，生検時には安全面に十分配慮する（日本消化器内視鏡学会「抗血栓薬服用者に対する消化器内視鏡診療ガイドライン」[2]に準じて行う）．

6. 洗浄・消毒
スコープおよび周辺機器の洗浄・消毒は，消化器内視鏡ガイドライン（日本消化器内視鏡学会）[1]に準じて行う．

C 内視鏡所見の判定と判定区分

1. 所見の部位
1) 所見の部位を記載する．
　①食道（上部，中部，下部，食道胃粘膜接合部）
　②胃（穹窿部，噴門部，体上部，体中部，体下部，胃角部，前庭部）
　　（大弯，小弯，前壁，後壁）
　③十二指腸（球部，下行脚，乳頭部）
　④喉頭，下咽頭，口腔に所見がある場合には，部位と所見を記載する．
2) 限局性病変に関しては，大きさおよび個数（1，2，3，…個，数個，多数）を記載するのが望ましい．

2. 内視鏡所見と判定区分

a) 内視鏡所見

食道・胃・十二指腸の内視鏡所見と留意点を表1～3に示す．所見は"疑い"病変を含む．胃内視鏡所見に関しては，ヘリコバクター・ピロリ未感染，現感染，除菌後が判断できれば，記載するのが望ましい．

b) 判定区分

①判定区分は，A：異常なし，B：軽度異常，C：要経過観察・要再検査・生活指導，D：要医療（D1；要治療，D2；要精検），E：治療中，とする．
②悪性疾患が疑われる場合，受診者への報告は，記載の仕方を配慮する（隆起性病変，陥凹性病変，潰瘍性病変，びらん性病変など）．
③主治医などで経過観察中の例や術後経過観察中の例などは，判定区分：Cとする．また，判定区分がD1とD2の区別がつかない場合は，判定区分：D（要医療）を用いる．
④現在治療中の場合には，判定区分：Eを使用してもよい．
⑤悪性疾患が疑われる場合など，判定区分D1，D2のいずれを用いるかは，各施設の運用に一任する．

5. 上部消化管内視鏡検査所見の判定と事後指導区分

表1 食道の所見と判定区分

内視鏡所見	判定区分	備考
進行食道がん	D	
早期食道がん	D	
食道異形成（dysplasia）	C・D2	
その他の悪性腫瘍	D	所見を記載する
食道潰瘍	D	
逆流性食道炎	B・C	ロサンゼルス分類（A, B, C, D）を記載する
食道静脈瘤	C・D2	色調（Cw, C$_B$），形態（F1, 2, 3），占拠部位（Li, m, s, g），発赤部位（RC），随伴食道炎（E）について記載する
グライコジェニック・アカントーシス	B	
異所性胃粘膜	B	
孤立性静脈拡張	B	
食道血管腫	B・C	
食道リンパ管腫	C・D2	
食道平滑筋腫	C・D2	
食道脂肪腫	C・D2	
その他の粘膜下腫瘍	C・D2	
食道顆粒細胞腫	D2	
食道乳頭腫	B	
その他の良性ポリープ	C	
カンジダ性食道炎	C	
食道メラノーシス	C・D2	悪性黒色腫の合併に注意
食道アカラシア	C・D2	
バレット食道	B・C	SSBE，LSBEの有無を記載する
食道裂孔ヘルニア	B	
食道憩室	B	
壁外性圧排所見	C・D2	
その他の食道所見		判定区分の指示は，術者の判断による
食物残渣あり（観察不能）	C	
スコープ挿入不能		判定区分の指示は，術者の判断による
異常なし	A	

表2 胃の所見と判定区分

内視鏡所見	判定区分	備考
進行胃がん	D	
早期胃がん	D	
胃カルチノイド腫瘍	D	
胃悪性リンパ腫	D	
胃MALTリンパ腫	D	
その他の悪性腫瘍	D	所見を記載する
胃腺腫	C・D	
胃粘膜下腫瘍	C・D2	GIST，平滑筋腫・肉腫，粘膜下異所性胃粘膜など
≧20mm	D2	
胃過形成性ポリープ	C・D2	
胃底腺ポリープ	B	
胃潰瘍	D1	活動期（A1，A2），治癒期（H1，H2）を記載する
胃潰瘍瘢痕	B・C	瘢痕期（S1，S2）を記載する
ESD後の瘢痕	C・D2	
急性胃粘膜病変（AGML）	D1	
萎縮性胃炎	C・D	木村・竹本分類[3]を記載するのが望ましい
鳥肌胃炎	C・D	
ひだ腫大型胃炎	C・D	
平坦型びらん性胃炎	C・D	
隆起型びらん性胃炎	C・D	
腸上皮化生	C・D	
胃静脈瘤	C・D2	色調（Cw，C_B），形態（F1，2，3），発赤部位（RC）について記載する
キサントーマ（黄色腫）	B	
胃血管拡張（angiodysplasia）	B	
胃憩室	B	
迷入膵	B	
胃アニサキス症	D1	
幽門狭窄	D2	
壁外性圧排所見	C・D2	
その他の胃所見		判定区分の指示は，術者の判断による
食物残渣あり（観察不能）	C	
スコープ挿入不能		判定区分の指示は，術者の判断による
異常なし	A	

※内視鏡所見から，ヘリコバクター・ピロリ未感染，現感染，除菌後が判断できれば，記載することを推奨する．
※「稜線状発赤（Kammrotung）」を表層性胃炎と診断することが多いが，組織学的には胃炎の所見を認めないため，今回表層性胃炎は病名から除外した．また，「ヘマチン付着」を（出血性）びらん性胃炎と捉えることもあるようだが，稜線状発赤と同様にヘリコバクター・ピロリ陰性の胃粘膜に多くみられる所見であり，いずれも内視鏡的胃炎としては扱わないこととする．

表3 十二指腸の所見と判定区分

内視鏡所見	判定区分	備考
十二指腸がん・乳頭部がん	D	
十二指腸腺腫・乳頭部腺腫	C・D2	
悪性リンパ腫	D	MALTリンパ腫，濾胞性リンパ腫など
十二指腸カルチノイド	D	
近傍臓器の悪性腫瘍の浸潤	D	
粘膜下腫瘍	C・D2	
≧20mm	D2	
十二指腸ポリープ	C・D2	
十二指腸潰瘍	D1	活動期（A1，A2），治癒期（H1，H2）を記載する
十二指腸潰瘍瘢痕	B・C	瘢痕期（S1，S2）を記載する
十二指腸炎・びらん	B・C	
異所性胃粘膜・胃上皮化生	B	
Brunner腺腫・過形成	C・D2	
十二指腸狭窄	C・D2	
十二指腸憩室	B	
壁外性圧排	C・D2	
その他の十二指腸所見		判定区分の指示は，術者の判断による
スコープ挿入不能		判定区分の指示は，術者の判断による
異常なし	A	

D 事後管理

　要経過観察・要再検査・要医療（要治療，要精検）と判定された受診者は，適切な医療機関に紹介し，その結果を十分に把握する．また，精検未受診者に対しては徹底した精検受診勧奨を行い，早めの受診を促すのが望ましい．

　ヘリコバクター・ピロリ検査や血清ペプシノゲン検査を行い，除菌治療が必要な場合（受診者が治療を希望する場合）には，適切な医療機関への紹介が望ましい（ABCリスク分類に関しては文献参照[4,5]）．

E 内視鏡検診成績

　1）1992年度から2009年度までの18年間に筆者らが日本赤十字社熊本健康管理センターの人間ドックにおいて行った上部消化管内視鏡検査（一次スクリーニング）受診者数は220,489人で，その成績を表4に示す．
　①胃がん症例数は413例（発見率0.19％）で，早期がん比率は91.3％であった．内視鏡的切除（EMR：endoscopic mucosal resection, ESD：endoscopic submucosal dissection）が施行された症例は，早期がんの33.4％，全がんの30.5％であった．また，未分化型胃がんは447病変中153例（34.2％）で，早期がん比率は71.9％であった．
　②食道がん症例数は56例（0.03％）で，早期がん比率は81.1％，内視鏡的切除例は早

表4 内視鏡検診で発見された胃がん・食道がん・十二指腸がんの実態（1992～2009年度）

			胃がん		食道がん		十二指腸がん	
A	受診者数		220,489		220,489		220,489	
B	がん症例数	(B/A)	413	(0.19)	56	(0.03)	11	(0.005)
C	早期がん数	(C/B)	377	(91.3)	43/53	(81.1)	9	(81.8)
D	内視鏡的切除例数	(D/C)	126	(33.4)	24	(55.8)	2	(22.2)
		(D/B)		(30.5)	24/53	(45.3)		(18.2)
E	未分化型胃がん数	(E/B)	153/447	(34.2)				
F	未分化型早期胃がん数	(F/E)	110	(71.9)				

（％）

表5 X線検査と内視鏡検査の比較検討（1992～2009年度）

			X線検査		内視鏡検査		
A	受診者数		252,713		220,489		
B	胃がん症例数	(B/A)	164	(0.06)	413	(0.19)	***
C	早期胃がん数	(C/B)	104	(63.4)	352	(85.2)	***
D	食道がん数		5	(0.002)	56	(0.03)	***
E	十二指腸がん数		0		11	(0.005)	**
F	がん症例数	(F/A)	169	(0.07)	480	(0.22)	***
	5年生存率（胃がん）		92.9%		97.3%		
	10年生存率（胃がん）		90.9%		96.7%		

$**p<0.01$　　$***p<0.001$　　　　　　　　　　　　　　　　　　　　　　　　（％）
※生存率は1992～2008年度の胃がん症例（X線：162例，内視鏡：399例）を対象とした．

　　　期がんの55.8％，全がんの45.3％であった．
　③十二指腸がん症例は11例（0.005％）で，早期がん比率は81.8％，内視鏡的切除例は早期がんの22.2％，全がんの18.2％であった．
　④内視鏡検診の特徴として，胃がん発見率および早期胃がん発見率が極めて高く内視鏡的切除例が多い，未分化型胃がん発見率が高く早期がん比率も高い，食道がん発見率および早期がん比率が高く内視鏡的切除例も多い，十二指腸がん発見にも有用であり早期がん比率も高い，ことなどが示唆された．

2）同時期の胃X線検査（受診者数：252,713人）との比較検討を表5に示す．有意差検定はχ^2法にて行った．
　①胃X線検査による胃がん発見率は0.06％，早期がん比率は63.4％で，内視鏡検査の胃がん発見率が約3倍高く，早期がん比率も22％高率であった（有意差あり）．
　②食道がん発見率は0.002％で内視鏡検査が15倍高率で，十二指腸がんはX線検査では発見されていない（有意差あり）．
　③胃がん・食道がん・十二指腸がんを合わせた発見率はX線検査で0.07％，内視鏡検査で0.22％であり，内視鏡検査が約3倍高率であった（有意差あり）．

④1992年度から2008年度までの胃がん症例（X線検査：162例，内視鏡検査：399例）を対象として生存率を検討した（Kaplan-Meier法）．X線検査，内視鏡検査それぞれの5年生存率は92.9％，97.3％，10年生存率は90.9％，96.7％で，内視鏡検査のほうが良好であった．

F まとめ

1) 内視鏡検査は，X線検査と比較して精度が高く，今後人間ドックにおいてもさらに普及していくと思われるが，安全かつ精度の高い検査を心掛ける必要がある．また，検診の評価を行ううえで，精検結果の確実な把握や徹底した精検受診勧奨などの事後管理も重要である．
2) 胃がんはそのほとんどがヘリコバクター・ピロリ感染に起因することが判明しており，今後は感染の有無を考慮して内視鏡検査の適応や受診間隔などを検討する必要がある．
3) 胃内視鏡検診に関しては，日本消化器がん検診学会からマニュアルが刊行されており，参考にしていただきたい[6,7]．

文献

1) 日本消化器内視鏡学会，監，日本消化器内視鏡学会卒後教育委員会，編：消化器内視鏡ガイドライン，第3版，医学書院，2006
2) 藤本一眞，他：抗血栓薬服用者に対する消化器内視鏡診療ガイドライン．Gastroenterol Endosc 54：2073-2102，2012
3) Kimura, K., et al：An endoscopic recognition of the atrophic border and its significance in chronic gastritis. Endoscopy 3：87-97, 1969
4) NPO法人日本胃がん予知・診断・治療研究機構，編：胃がんリスク検診（ABC検診）マニュアル，改訂2版，南山堂，2014
5) 井上和彦：胃がんリスクABC分類活用マニュアル —胃がん検診とプライマリ・ケアでの正しい活用法—，先端医学社，2014
6) 日本消化器がん検診学会，胃内視鏡検診標準化研究会，編：胃内視鏡検診マニュアル，医学書院，2010
7) 日本消化器がん検診学会，胃細径内視鏡検診研究会，編：経鼻内視鏡による胃がん検診マニュアル，医学書院，2014

（三原修一）

6. 上部消化管X線検査所見の判定と事後指導区分

ポイント

- 撮影方法は，日本消化器がん検診学会2011年「新・胃X線撮影法ガイドライン改訂版」基準撮影法2（任意型検診）とNPO法人日本消化器がん検診精度管理機構の「胃がんX線検診技術部門テキスト」（2011年）に準拠する．
- 医師読影の前に技師チェックを行い，技師チェック，医師読影ともにその結果の詳細な記録を作成する．
- 単なる内視鏡検査への誘導ではなく，X線診断を必ず下す．
- 一所見一判定ではなく，判定は得られる情報を総合して行う．
- がんなどの要治療病変以外でも，生活習慣改善指導を要する所見は，積極的に生活習慣改善指導へ誘導する．
- 追跡調査・予後調査も含め，精度管理システムを確立する．

A はじめに

　人間ドック健診における上部消化管検査は，次第に内視鏡検査の割合が増加しつつあり，今後もこの傾向は加速していくと考えられる．しかし，上部消化管検査は多くの資源とスタッフを必要とする検査であり，しかも医師自らが検査を行うことから，効率という面ではX線検査に及ばない．内視鏡検診の処理能の低さを補う意味からもPG（ペプシノゲン）法とHP（ヘリコバクター・ピロリ）法を組み合わせたABCリスク検査の応用も実施されつつあるが[1]，限られた能力で多くの受診者の上部消化管の健康診断を行えるという点では，いまだX線検査を上回るものはない[2]．

　胃X線撮影法は，日本消化器がん検診学会が胃集団検診学会と称していた頃から，標準方式，撮影基準，基準撮影法など名称は異なりながらも数次にわたり精度向上が図られてきた．当初は間接X線撮影法のみについてであったが，2002年の新・胃X線基準撮影法ガイドラインにおいて直接撮影法についても基準撮影法が提唱された．日本人間ドック学会の前回のガイドラインは，その答申に沿ったものである．その後，日本消化器がん検診学会では2011年に，直接・間接の区別をなくし対策型・任意型とに分けた基準撮影法に改定した[3]．日本人間ドック学会においても2014年に，この基準撮影法に任意型を受けた上部消化管X線検査マニュアルを作成した．

B 上部消化管検査の実施

　長い歴史の中で発展してきた消化管X線撮影法は高精度の検査が行えるようになっているが，精度が100％ではないこと，また良い画像を得るためには被検者と術者の協力が不可欠であることを事前に説明する．

1．対象臓器

　対象とする臓器は，食道・胃・十二指腸（球部，下行脚）とする．

- 咽喉頭部や十二指腸水平脚以深および消化管外の画像が得られ異常所見が認められた場合は，それらについても読影・判定を行う．
- 対象臓器以外に認められた異常所見が必要と判断された場合も，良悪性を問わず記録し，受診者本人にも通知する．

2. 造影剤

陽性造影剤は200％ w/v以上の高濃度低粘性硫酸バリウム懸濁液（以下，造影剤）150mL前後を使用する．陰性造影剤としては発泡剤5gを造影剤あるいは少量の水とともに投与する．

3. 前処置

胃集団検診と異なり，施設内で行う人間ドック健診では，鎮痙薬投与は可能である．しかし，軽微ではあっても鎮痙薬による事故や副作用は無視できない頻度で発生している．健診の場での健康障害リスクは可能な限り低減させる必要があることから，鎮痙薬を使用する際には最大限の準備・対策が必須である．

4. 撮影体位，枚数

日本消化器がん検診学会の2011年「新・胃Ｘ線撮影法ガイドライン改訂版」における基準撮影法2（任意型検診）に準ずる．

撮影順序と標的部位を下記に記す．

食道（2曝射）	①立位第1斜位（上部）	食道上部
	②立位第1斜位（下部）	食道下部〜胃噴門部
胃（14曝射）	③背臥位正面	体部〜幽門の後壁
	④背臥位第1斜位	体部大弯後壁寄り〜幽門前部小弯後壁寄り
	⑤背臥位第2斜位	体部小弯寄り後壁〜幽門前部大弯寄り後壁
	⑥腹臥位正面（頭低位）	体中部〜幽門前部前壁
	⑦腹臥位第2斜位（頭低位）	体中部大弯寄り前壁〜幽門前部小弯寄り前壁
	⑧腹臥位第1斜位	噴門部〜胃上部（含穹窿部）前壁
	⑨右側臥位	噴門部小弯を中心とする前後壁
	⑩半臥位第2斜位	噴門部〜体上部後壁
	⑪背臥位第2斜位（振分け）	体上部後壁小弯寄り
	⑫立位第1斜位	体上部前後壁の大弯寄りと十二指腸球部
	⑬〜⑯圧迫：4曝射	体部，胃角部，前庭部，幽門部

撮影にあたっての留意点としては，日本人間ドック学会の2008年度ガイドライン[4]で述べていることと同様で，できるだけ速やかに操作を行うことと，透視室内の被検者の心理的緊張を解す配慮が必要である．これらは効率の面だけでなく，良い画像を得るための必須条件である．

撮影順序や撮影操作の手順は，NPO法人日本消化器がん検診精度管理評価機構から出された「胃がんＸ線検診　技術部門テキスト　2011」[5]に準拠する．

上記16曝射を必須とし，対象に応じて追加撮影を加えることは当然であり，また，各施設において対象集団特性などを考慮した上記基準体位以外の任意撮影を加えることも可である．

C 読影判定と判定区分

1. 読影を取り巻く状況

上部消化管X線検査は50年を超える歴史の中で，微細所見やいわゆる曖昧所見などについて，いまだ完成されていない部分はあるものの，基礎的診断学は確立されている．しかし，X線診断の特異度は低いままで推移している．この大きな理由の1つとして，不確実所見の取り扱いや用語が全国的に統一されていないことが挙げられる．

本稿では，人間ドック健診の一部を担う上部消化管X線検査は，集団検診と異なり単なる内視鏡検査への誘導や「がん」の拾い上げ法ではなく，上部消化管の健康診断を行う検査であることから，質的診断まで行うべきという前提に立った判定・事後指導区分とした．

2. 読影・診断・判定の基本点

- 読影は二重読影（ダブルチェック）を行う．読影に際しては日本消化器がん検診学会認定医（胃区分）が参加することが望ましい．
- 判定に際しては，必ずX線学的診断を下す．
- 得られた所見を総合して診断を下すことから，所見ごとの判定は廃止する．
- 「要精検」，「要治療」を除き，生活習慣が関与すると判断されるときは判定「C」として，積極的に生活習慣改善指導に誘導する．
- 技師チェック欄を設ける．異常所見をチェックできる（診断ではない）技量を有することは，良い画像を得る必須条件である．
- 前回データを可能な限り参照する．前回との比較読影が望ましい．
- 原則「異常なし」以外は，所見の記録（スケッチまたはマーキング）を残す．

　※読影に際して，まず胃の全体像（形状：横胃，瀑状胃，牛角胃，下垂胃など）を診て，その後粘膜状況を読む，という読影姿勢が強調されている．その立場からは，粘膜読影後に局所所見を読影する，という2段階読影が妥当となる．筆者自身も背景粘膜としての胃全体の萎縮状況の読影を行い，その結果も記録している．しかし，今回は全施設で実施可能なマニュアルとして，背景粘膜読影の記録は各施設の判断に任せることとした．

3. 読影結果の記録

a) 部位

部位の分類は**表1**に示すものを最低限の区分とする．なお，十二指腸の壁在性は別の表記も可である．

b) 所見

所見一覧の例を**表2**に示す．実際の読影に際しては，これよりさらに詳細な所見を拾い上げて表記している施設もある．関係学会などで所見やその用語に関するガイドラインなどが提出された場合は，所見名などの再検討も必要であるが，日本ドック学会会員

表1 部位区分

食道	
1	頸部食道（下咽頭も含む）
2	胸部上部食道
3	胸部中部食道
4	胸部下部食道
5	腹部食道

胃	
6	噴門部（E.C-Jから概ね2cm以内）
7	胃穹窿部
8	胃体上部
9	胃体中部
10	胃体下部
11	胃角部
12	幽門前庭部
13	幽門前部（幽門輪とその口側概ね2cm以内

十二指腸	
14	十二指腸球部
15	十二指腸球後部以深
16	管腔外（X線上，消化管に所見を認めるものは除外）

壁在性	a. 前壁　b. 後壁　c. 大弯　d. 小弯　e. 全周

表2 所見一覧表

0	異常所見なし
1	ニッシェ
2	ひだ集中
3	陰影欠損（辺縁が断裂している場合，充盈像でなくても表現可）
4	腫瘤陰影
5	透亮像（いわゆる"抜け像"のみでなく，付着すべき造影剤が弾かれている場合も含む）
6	弯入
7	変形（弯入を除く：小弯短縮，伸展不良，狭窄，拡張も含む）
8	圧排像
9	辺縁の不整（二重輪郭，壁硬化など，滑らかな辺縁曲線の連続性が失われた所見）
10	陰影斑
11	ひだ集中様
12	ひだ粗大（雛壁粗大の表現も可）
13	ひだの中断
14	ひだの乱れ（11，12，13，以外のもの）
15	粘膜不整（造影剤付着不良，顆粒状，結節状，アレアの乱れ，などを含む）
16	食道裂孔ヘルニア
17	消化管内異物様陰影（食物残渣も含む）
18	消化管術後
19	消化管外腫瘤様陰影
20	結石
21	石灰化像
22	その他（　　　　　　　　　）

表3 診断(判定)と事後指導区分(判定区分)

判定名(病名)		事後指導区分(判定区分)
a	異常なし	
e1	食道隆起性病変	D
e2	食道隆起性病変疑い	D2
e3	食道陥凹性病変	D2
e4	食道陥凹性病変疑い	D2
e5	食道憩室	D or B
e6	食道静脈瘤	D2
e7	食道炎	D2 or C
e8	アカラシア	D2
e9	食道その他( )	
g1	胃隆起性病変(ポリープを除く)	D
g2	胃隆起性病変疑い(ポリープを除く)	D2
g3	胃陥凹性病変(胃潰瘍を除く)	D
g4	胃陥凹性病変疑い(胃潰瘍を除く)	D2
g5	胃潰瘍	D1
g6	胃潰瘍疑い	C
g7	胃潰瘍瘢痕	B or C
g8	胃ポリープ	B
g9	胃憩室	C or D1
g10	急性胃(粘膜)病変	B or C
g11	良性胃びらん	B or C
g12	びらん性胃炎(表層性胃炎は除く)	C or D1
g13	慢性胃炎(委縮性,過形成,肥厚性)	B or C
g14	胃その他( )	
d1	十二指腸潰瘍	D1
d2	十二指腸潰瘍瘢痕	B or C
d3	十二指腸憩室	B or C
d4	十二指腸その他( )	
o1	胆石	D2 or C
o2	内臓逆位	B
o3	その他( )	

施設の最低限の精度を担保するものとして表2を示した.各施設では,表2に示した所見あるいは表2以上の詳細な所見を確実に記録することが必要である.

c) 診断と判定(事後指導)区分

・診断は病名となることから,X線学的に診断できる病名を表3に示した.
　施設によっては,より積極的に良悪性の診断まで行っており,さらに踏み込んだ診断を行うことは差し支えない.

・各診断には複数の判定区分が対応する場合もある.同一病名であっても,その程度

表4-1 技師チェック記入欄（例）

部位	所見	疑い病名	読影医へのコメント他

表4-2 医師読影結果記入欄（例）

	部位	所見	判定（診断名）	判定区分	備考
病変 1					
病変 2					
病変 3					

や生活習慣，履歴などを考慮した判定を行う．
・判定がD1かD2か判然としない場合は，判定Dでも可とする．

d）記録

技師チェック記入欄の例を**表4-1**に，医師読影結果記入欄の例を**表4-2**に示す．
・医師による読影の前に技師チェックを行うことが望ましい．
・技師チェックおよび読影結果は，例示した一覧表だけでなく，スケッチあるいは画像面へのマーキングを必ず行う．
・診断の根拠となる所見は，可能な限り詳細に記録する．

D 精度管理

対策型胃がん検診では精度管理チェックリストが作成されているが，人間ドック健診では胃集検以上の精度管理を目指すべきである．とくに，精度指標を収集するための追跡調査，予後調査などの事後管理は，健診の有効性を検証するうえで不可欠の活動である．

1．精度指標の収集

がん発見率，要精検率，精検受診率の正確な把握は当然であるが，精検受診後の治療状況なども含めた追跡調査などの実施も必須事項である．また，健康診断であることから，がん以外の疾患のデータの収集も必要である．

2．予後調査

対象集団の死亡率減少を目的とする対策型がん検診と異なり，人間ドック健診では個々人の死亡リスク低減，健康障害リスク低減を目的としている．その意味では，対象集団の死亡率推移の観察は必ずしも必要とはいえないが，個々人のリスク低減効果を診るためには，対策型検診以上の予後調査が必要となる．

E おわりに

　消化管のX線検査はすでに臨床の場では内視鏡に取って代わられ，健診や検診の場においても内視鏡にシフトしつつある．また，若壮年医師のX線離れは深刻で，十分な修練を積んだ読影医が不足している．一方，内視鏡にシフトしつつあるとはいえ，大量の受診者を短時間で処理する人間ドック健診現場で，上部消化管検査を全例内視鏡で行える条件を備えている施設はいまだ少数である．

　このような状況下では，人間ドック健診における上部消化管X線検査は，一定以上の精度を保ち，また，常に精度向上を目指しながら読影医や撮影技師の育成も担う必要がある．読影能向上には長い期間の修練が必要であるが，上部消化管X線診断学の基本は確立されており，本書に準拠した検査を行えば，熟練したスタッフでなくても一定以上の精度の健診は行えるものと考える．

　人間ドック健診の一部としての上部消化管X線検査を人間ドック本来の目的である各受診者の「健康リスクの低減」を果たすためには，検査そのものの精度だけでなく，確実な事後管理活動まで含んだシステム全体の精度向上が不可欠である．

文献

1) NPO法人日本胃がん予知・診断・治療研究機構：胃がんリスク検診（ABC検診）マニュアル，南山堂，2009
2) 厚生省がん研究助成金による「がん検診の適切な方法とその評価法の確立に関する研究」班：有効性評価に基づく胃がん検診ガイドライン，2006
3) 胃がん検診精度管理委員会，編：新・胃X線撮影法ガイドライン改訂版（2011），医学書院，2011
4) 後藤由夫，他，監：健診判定基準ガイドライン，改訂新版，文光堂，2008
5) NPO法人日本消化器がん検診精度管理評価機構：胃がんX線検診技術部門テキスト，2011

（草野　健）

7. 腹部超音波検査所見の判定と事後指導区分

ポイント

- 腹部超音波健(検)診判定マニュアルに沿って検査,判定,指導を行う.
- 対象臓器は,肝,胆,膵,脾,腎,大動脈である.
- 対象疾患は,悪性腫瘍,良性腫瘍,炎症性疾患,動脈硬化性病変など多岐にわたる.
- 日本超音波医学会認定の超音波検査士ないし専門医が検査し,超音波専門医ないしは日本消化器がん検診学会認定医(肝胆膵)が読影診断することが望ましい.
- 精度の高い検査を行うためには,検査環境の整備および精検結果の検査担当者へのフィードバックが大切である.

A 超音波検査の意義

　健診は基本的に自覚症状のない人が対象となる.したがって,無症状の早期がんや,将来的に重大な病気を引き起こす可能性のあるリスク要因の発見が主要な目的である.また,健康人を対象として行う検査であるから,放射線被曝や苦痛などを極力避けることが求められる.腹部超音波検査は,腹部の多数の臓器の良悪性を含めた病変を,苦痛や侵襲を与えることなく画像としてとらえることができ,人間ドック健診の目的にかなった有用性の高い検査法である.しかしながら,超音波検査の意義を十分に発揮するためには,装置のメンテナンス,無理のない検査時間の確保,検査担当者の技能修練,画像のチェック体制,精度管理など,検査環境を整備し,検査の質を担保することが必須である.健診での超音波検査はコメディカル(臨床検査技師,診療放射線技師,看護師)が担当することが多いが,日本超音波医学会認定の超音波検査士資格(健診領域ないし消化器領域)を保有する技師が担当することが望ましい.また,技師により撮像された画像や作成されたレポートは,日本超音波医学会超音波専門医ないしは日本消化器がん検診学会認定医(肝胆膵)が読影診断することが望ましい.精査の必要な所見が検出された場合には,その精検結果を検査担当者にフィードバックすることで検査担当者の技能向上が図れる.健診施設では,一般に自施設で精検を行うことが少ないので,紹介先からの精査結果の報告が検査担当者に伝わるようなシステムが必要である.

　健診における超音波検査のあり方ならびに,検査で指摘された超音波画像所見の評価・判定,健診後の指導についてのマニュアルが,日本人間ドック学会と日本超音波医学会,日本消化器がん検診学会の3学会共同で2014年度に発行された.腹部超音波健(検)診判定マニュアル[1~4]である.実施基準ならびに判定基準からなる本マニュアルに則って検査ならびに判定を行うことが望まれる.マニュアルは学会のホームページに掲載されている.

表1 カテゴリー

カテゴリー0	判定不能	装置の不良，被検者，検者の要因などにより判断できない
カテゴリー1	異常なし	異常所見はない．正常のバリエーションを含む
カテゴリー2	良性	明らかな良性病変を認める
カテゴリー3	良悪性の判定困難	良悪性の判定困難な病変あるいは悪性病変の存在を疑う間接所見を認める．高危険群を含む
カテゴリー4	悪性疑い	悪性の可能性の高い病変を認める
カテゴリー5	悪性	明らかな悪性病変を認める

B 異常の実例

　悪性腫瘍や，悪性ではないが直ちに医療の必要な疾患など，重大な疾患を超音波検査で発見することができる．しかし頻度的には，精査や治療を必要としない軽度の異常が発見されることが多い．腹部超音波健診判定マニュアルでは，悪性の可能性の程度を示すカテゴリー判定と，事後指導の目安を示す判定区分とを，超音波画像所見ごとに決めている．

　カテゴリー判定は，表1に示すようにカテゴリー1から5で評価する．カテゴリー2は「良性」，カテゴリー5は「悪性」を示し，カテゴリー3は「良悪性の判別困難」のほか，「悪性の可能性を示唆する間接所見」および「高危険群」を含む．また，装置の不具合や受診者の状況などにより全く評価できなかった臓器については，カテゴリー0とする．

　判定区分については，カテゴリー5に相当する所見は判定区分D1（要治療），カテゴリー4に相当する所見は判定区分D2（要精検）となる．また，悪性ではないが医療が必要な疾患については，カテゴリーは2，判定区分はD2（要精検）となる．

　医療を必要とする代表的な疾患および頻度の高い疾患について，各臓器ごとに述べる．

1．肝臓

　肝臓の悪性腫瘍として頻度が高いのは，原発性の肝細胞がん，胆管細胞がんおよび転移性肝がんである．それぞれに特徴的な超音波画像所見として，モザイクパターン，肝内胆管や血管の断裂，クラスターサインが挙げられている．

　日常よく遭遇し，時に判断に迷う病変として，肝血管腫と脂肪肝の限局性低脂肪化域が挙げられる．血管腫については，マージナルストロングエコーなどの特徴的所見が認められればカテゴリー2となるが，特徴的所見が明らかでない場合も少なくない．脂肪肝の限局性低脂肪化域についても，好発部位でない部位に類球形の低エコー域として認められ，充実性病変として，カテゴリー4・判定区分D2（要精検）と判断されることもある．

　治療ないし精検が必要な肝臓の超音波画像所見のまとめを表2に示す．

2．胆嚢・肝外胆管

　胆道系の悪性腫瘍といえば胆嚢がん，肝外胆管がんである．胆嚢では，結石と隆起性病変に注目しがちであるが，早期の胆嚢がんを見落とさないためには，胆嚢壁の不整肥厚や層構造の乱れについてもしっかりと観察する必要がある．胆嚢壁の肥厚，隆起については，胆嚢がんと腺筋腫症や良性のポリープとの鑑別が必要であり，詳細な画像所見

表2　肝臓の「要医療」判定となる超音波画像所見

カテゴリー5
- ☐ モザイクパターン／クラスターサイン／肝内胆管あるいは血管の断裂／のいずれかを伴う充実性病変

カテゴリー4
- ☐ 最大径15mm以上／カテゴリー3のびまん性病変の合併／辺縁低エコー帯／後方エコー増強／多発／末梢の胆管の拡張／のいずれかを伴う充実性病変
- ☐ 充実部分を伴う嚢胞性病変

カテゴリー3以下
- ☐ 肝内胆管の拡張
- ☐ 肝縁鈍化・粗造な実質エコーパターン・表面結節状凹凸を認める

表3　胆嚢・肝外胆管の「要医療」判定となる超音波画像所見

カテゴリー5
- ☐ 付着部の層構造の不整あるいは断裂を伴う胆嚢腫瘤像（ポリープ）
- ☐ 付着部の層構造の不整あるいは断裂を伴う肝外胆管の腫瘤像（ポリープ）
- ☐ 層構造の不整な肝外胆管壁の肥厚

カテゴリー4
- ☐ 10mm以上の有茎性胆嚢ポリープ／広基性胆嚢ポリープ
- ☐ 層構造の不整あるいは断裂を伴う胆嚢のびまん性壁肥厚
- ☐ 胆嚢の限局性壁肥厚
- ☐ 肝外胆管の腫瘤像（ポリープ）／粘膜面不正な肝外胆管の壁肥厚

カテゴリー3以下
- ☐ 胆嚢のびまん性壁肥厚／胆嚢腫大／結石による胆嚢壁評価不能／デブリ
- ☐ 肝外胆管の壁肥厚／胆管拡張／胆管結石／胆管内デブリ

に基づいてそれぞれカテゴリーが決められている．

　肝外胆管については，比較的早期に閉塞性黄疸が出現することが多く，健診で肝外胆管がんが発見されることは少ない．また，胆管壁の微細な層構造の不整あるいは断裂を診断するのは，時間的制約のある健診の場では困難なことも多いと考えられる．むしろ，胆管径の拡張を間接所見としてとらえ，その下流側に注目して観察することが，膵頭部や十二指腸乳頭部を含めた膵頭領域のがんの診断に結びつく可能性がある．総胆管結石が認められた場合には，胆道の閉塞をきたす可能性があるので，悪性の可能性が低くても要精検となる．

　治療ないし精検が必要な胆嚢，肝外胆管の超音波画像所見のまとめを表3に示す．

3．膵臓

　膵臓は超音波検査ではしっかり観察するのが難しい臓器と考えられているが，体位変換などの工夫をすることで観察可能範囲は広がる．健診の超音波で手を抜くことなく観察していただきたい臓器である．ただし，胃切除後やBMIが29以上の肥満者など，どうしても十分な観察が困難な被験者もあり，観察不能部位の記載も必要である．

　膵臓の悪性腫瘍といえば，まず膵がんである．直接所見である低エコー腫瘤像を捉えることが最重要であるが，間接所見であり高危険群の所見でもある嚢胞と主膵管拡張を

表4 膵臓の「要医療」判定となる超音波画像所見

カテゴリー5
- ☐ 主膵管・肝外胆管・膵周囲血管のいずれかの途絶を伴う充実性病変

カテゴリー4
- ☐ 低(等)エコー腫瘤像
- ☐ 充実部分を伴う囊胞性病変
- ☐ 主膵管内結節／下流側の狭窄／のいずれかを伴う主膵管拡張
- ☐ エコーレベルの低下／エコーパターン不整／内部構造の不明瞭化／のいずれかを伴う限局腫大

カテゴリー3以下
- ☐ 5mm以上の囊胞性病変
- ☐ 主膵管拡張(体部で3mm以上)
- ☐ 最大短軸径30mm以上の腫大／最大短軸径10mm未満の萎縮

表5 腎臓の「要医療」判定となる超音波画像所見

カテゴリー5
- ☐ 内部無エコー域＋輪郭明瞭平滑で円形の充実性病変
- ☐ 内部無エコー域＋辺縁低エコー帯を伴う充実性病変
- ☐ 内部無エコー域＋側方陰影を伴う充実性病変

カテゴリー4
- ☐ 内部無エコー域／輪郭明瞭平滑で円形／辺縁低エコー帯／側方陰影／のいずれかを伴う充実性病変
- ☐ 中心部エコーの解離／中心部エコーの変形／のいずれかを伴う充実性病変
- ☐ 充実部分を伴う囊胞性病変
- ☐ 閉塞部に充実性病変を伴う腎盂拡張

カテゴリー3以下
- ☐ カテゴリー2, 4, 5以外の充実性病変
- ☐ 閉塞原因不明の腎盂拡張／閉塞部に石灰化像を認める腎盂拡張
- ☐ 腎の輪郭の凹凸／中心部エコーの変形
- ☐ 両側とも最大径が12cm以上／両側とも最大径が8cm未満

拾い上げることも大切である．主膵管拡張が認められた場合には，下流側に腫瘍がないかを十二指腸乳頭部付近まで十分に観察することが求められる．このほか，膵神経内分泌腫瘍は比較的境界の明瞭な低エコー腫瘤像を呈することが多い．また，膵管内乳頭粘液性腫瘍(がん)は，拡張した主膵管の径不整や結節を伴う多胞性囊胞として検出されることが多い．なお，膵臓がん疑い症例については，膵臓の精査を十分に行える医療機関を選んで紹介することも重要である．治療ないし精検が必要な膵臓の超音波画像所見のまとめを表4に示す．

4．腎臓

腎臓の代表的な悪性腫瘍は腎細胞がんと腎盂がんである．腎細胞がんでは腎の変形や非腫瘍性囊胞との鑑別が問題となり，腎盂がんの場合には腎盂腎杯の拡張を伴うことが多いので，尿路結石による拡張との鑑別が問題となることが多い．また，頻度の高い腎臓の良性病変として血管筋脂肪腫が挙げられる．治療ないし精検が必要な腎臓の超音波画像所見のまとめを表5に示す．

表6　脾臓の「要医療」判定となる超音波画像所見

カテゴリー5
- ☐ 中心部高エコーの充実性病変

カテゴリー4
- ☐ 低エコー腫瘤像／高低エコー混在腫瘤像／のいずれかを呈する充実性病変
- ☐ 充実部分を伴う嚢胞性病変

カテゴリー3以下
- ☐ 高エコー腫瘤像を呈する充実性病変
- ☐ 脾門部異常血管
- ☐ 最大径15cm以上の脾腫
- ☐ 脾門部充実性病変

表7　大動脈・その他の「要医療」判定となる超音波画像所見

カテゴリー4
- ☐ 短径10mm以上／短径長径比0.5以上／のいずれかのリンパ節腫大
- ☐ 充実エコーを伴う腹腔内あるいは胸腔内の液貯留
- ☐ 腹腔／後腹膜腔／骨盤腔／の腫瘤像

カテゴリー3以下
- ☐ 腹部大動脈の限局拡張（最大径5cm以上）
- ☐ 腹腔内液貯留／胸腔内液貯留／心腔内液貯留

5. 脾臓・大動脈・その他

　脾臓では，充実性病変が認められれば判定区分は要治療ないし要医療となる．また，脾腫や脾門部の異常血管など肝硬変に伴うと考えられる異常所見についても，肝臓の精査が必要という意味で判定区分がD2となっている．

　脾臓以外には，下腹部臓器由来の腫瘍，胸水・腹水・心嚢液の貯留や腹部大動脈瘤なども判定区分はD（要医療）となる．

　治療ないし精検が必要な脾臓，その他の超音波画像所見のまとめを**表6**および**表7**に示す．

C 詳しい検査追加はどんなときに必要か

　判定区分D1ないしD2となる超音波画像所見が認められた場合には，精検が必要である．D1（要治療）の場合には直ちに専門医療機関への紹介となる．D2（要精検）と判定された中には，特徴的な超音波画像所見を捉えられないために，悪性を否定できない良性腫瘍症例が含まれている．このような場合には，専門医療機関に紹介する前に，自施設での超音波検査による再検査が有効である．超音波検査による再検査を精査の1つと位置付け，十分な時間をとり，問題箇所を観察することで，専門医への紹介の要不要を明確に振り分けることができる場合も多い．たとえば，胆嚢結石で胆嚢後壁が十分に描出できていない場合，後日の再検査で体位変換を十分に行うことにより，カテゴリー3・判定区分D2からカテゴリー2・判定区分Cとなる可能性がある．また，肝臓の限局

性病変で，血管腫や限局性低脂肪化域などの良性病変の可能性があるが特徴的所見が得られない場合には，造影超音波検査による鑑別診断が有用である．マイクロバブルを用いる造影超音波検査は，ヨードアレルギーや，腎機能の低下した人にも実施でき，放射線被曝もないので，検診機関においても安全に行える．このような自施設での追加検査で，専門医療機関への紹介を減らすことができ，無用な繰り返し経過観察も避けることができる場合が少なくない．

D フォローアップの実際と指導計画

重大な病変が発見された場合には，速やかに精査を行うのが基本である．精検は不要で緊密な経過観察が必要というような例は，それほど多くないので，短期間での経過観察の意義は低い．むしろ，結論を先延ばしにする結果となる短期経過観察は極力避けるべきと考える．

判定区分C（要経過観察）について，健診判定マニュアルには経過観察の間隔は記載されていない．前回との比較が可能で大きな変化がない，一度精査が行われていて良性疾患と確定診断されているなどの場合，基本的には「1年後の健診での経過観察」でよいかと思われる．脂肪肝のような生活習慣の改善で軽快する可能性のある病変についても，短期間では大きな変化を期待できないので，次回健診時の経過観察で十分であろう．良性疾患が疑われるが，初回検査であり1年後まで放置することに不安が残るような場合には，1ないし3ヵ月後に再検査を受けていただくのが望ましい．

E 受診勧奨の実際ならびに専門医への紹介

D（要医療）と判定された場合には，原則として専門医療機関への紹介が必要である．成績表送付時に紹介状も同封して受診を勧めるという方法もあるが，受診者に直接，精査の必要性などをきちんと説明し，病診連携を通じて紹介するのが望ましい．受診者への説明時には，画像を示しながら，①その画像から疑われる疾患名，②精検の必要性，③放置した場合のリスクなどを説明する．紹介先医療機関は本人の希望に沿って決めるが，当該疑い病変の診療に適した医療機関を受診するようアドバイスすることも大切である．

超音波検査は画像検査であり，言葉による説明には限界がある．したがって，紹介の際には検査レポートに加えて画像データをつけるのが望ましい．画像については，CDなどの電子媒体で提供するほうが電子カルテなどに取り込みやすく，利便性が高いと考えられる．

所見レポートについては，①臓器，②局在，③限局性病変の数と大きさ，④超音波画像上の特徴的所見，⑤疑い診断名，などの記載が必要である．たとえば，次のように記載する．「肝右葉S6に25*20*18mm大の低エコー腫瘤像を認めます．モザイクパターンを伴い，肝細胞がんを疑います．」

医療機関からの精査結果を今後の健診精度向上に反映させることも重要であり，そのためには返信用の書式や返信用封筒を同封することが有用なこともある．紹介後，受診

された旨の通知のみが届き，精査結果は報告していただけないことも多い．そのような場合には，積極的に問い合わせることが望ましいが，現実には行えていないことが多い．精査の結果をきちんと報告していただけるような施設を優先的に紹介する配慮もある程度は必要であろう．

文献

1) 日本人間ドック学会画像検査判定ガイラン作成委員会腹部超音波部門：腹部超音波健診判定マニュアル
http://www.ningen-dock.jp/wp/wp-content/uploads/2013/09/eee056fea52b7673d5db082423293447.pdf
2) 日本消化器がん検診学会超音波検診委員会ガイドライン作成ワーキンググループ：腹部超音波検診判定マニュアル．日本消化器がん検診学会誌 52：471-493，2014
3) 日本超音波医学会用語・診断基準委員会 腹部超音波がん検診のカテゴリーに関する小委員会：腹部超音波検診判定マニュアル．超音波医学 42：201-224，2015
4) 田中幸子：腹部超音波検診のあり方と検診判定マニュアル．超音波医学 42：611-616，2015

(田中幸子)

8. 頸部血管超音波検査所見の判定と事後指導区分

ポイント

- 頸部血管超音波検査では，血管径，内中膜複合体厚，プラーク，狭窄度，血流を計測することにより，動脈硬化の程度を非侵襲的に評価する．
- 検査結果は，生活習慣病のコントロール状況の把握や，将来の心血管病の発症予測に用いることができる．
- プラークや狭窄を認める場合は，生活習慣病やほかの血管合併症の有無について詳細に問診し，生活習慣病を是正するよう指導する．
- 50％以上の頸動脈狭窄や，椎骨動脈もしくは鎖骨下動脈の狭窄が疑われる場合は，治療介入が必要となる可能性があり，専門医への紹介を考慮する．

A 画像検査の意義

1. 意義

　わが国では，急速に人口の高齢化が進み，またライフスタイルの欧米化により，時代とともに糖尿病，脂質異常症といった代謝性疾患の患者が増加している．その結果，動脈硬化による血管の狭窄や閉塞に起因した虚血性脳血管障害，虚血性心疾患，末梢動脈疾患などの重篤な血管障害患者が増加しており，その予防が重要な課題となっている．これらの血管障害は，動脈硬化という共通の病態を有しているため互いに合併することがあり，近年では全身性のアテローム血栓症（atherothrombosis：ATIS）と呼ぶことが提唱されている．すなわち，血管のある部位に強い動脈硬化を認めた場合は，ほかの部位にも同様の病変を有している可能性を考慮する必要がある．頸動脈は体表から近く，超音波検査により非侵襲的に容易に観察できる血管の1つであり，その動脈硬化の程度は灌流域である脳血管障害の発症予測だけでなく，冠動脈や末梢動脈を含め，全身の動脈硬化の代用指標となり得る．頸部血管超音波検査の主な目的は動脈硬化性疾患の高リスク者の抽出であり，動脈硬化とその危険因子のスクリーニングを目的とする健診では標準検査として行うことが推奨される[1]．

2. 測定法

　頸部血管超音波検査では総頸動脈，内頸動脈，椎骨動脈の観察を行う．Bモードで血管壁の内中膜複合体厚（intima media thickness：IMT）を計測することで，動脈硬化の程度を判定する．IMTの正常値は1.0 mm以下であり，頸部血管超音波検査ガイドラインでは1.1 mmを超えて血管内腔に突出した病変をプラークと定義している[2]．IMTの測定部位や平均値の算出法については様々な方法が提唱されているが，総頸動脈遠位壁（far wall）での計測の再現性，信頼性が高く，とくに総頸動脈遠位壁におけるIMTの最大値（max IMT）は，心血管イベントの予測に有用であるとされている．過去の研究成果から，総頸動脈IMT 1.2 mm以上は心血管イベントの高リスク群としての対応を要する[2]．

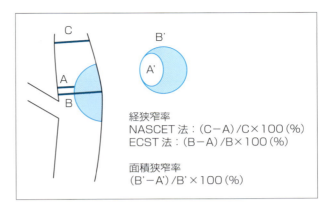

図1 狭窄率の測定法

経狭窄率
NASCET法：(C−A)/C×100(%)
ECST法：(B−A)/B×100(%)

面積狭窄率
(B'−A')/B'×100(%)

　プラークの突出により血管内腔の狭窄をきたしている場合は，狭窄部位での面積狭窄率と，径狭窄率の測定法であるNorth American Symptomatic Endarterectomy trial (NASCET)法もしくはEuropean Carotid Surgery Trial (ECST)法での評価を追加する（図1）．狭窄部位では，通常，血流速度が亢進するため，実測した狭窄度に加え，最狭窄部位での血流速度の計測も狭窄率の推定に役立つ．収縮期最高血流速度 150 cm/secを超える場合はNASCET法での50％以上の狭窄，200 cm/secを超える場合は70％以上の狭窄を示唆する所見である．狭窄度が50％を超えるような厚いプラークの場合は，プラーク性状を評価することが推奨されている[2]．エコー輝度が低いプラークや，表面が不整で潰瘍形成（2 mm以上の陥凹）や可動性を伴っている場合は脆弱性の高い不安定なプラークと考えられ，プラーク破綻により虚血性脳卒中の直接的な要因となり得る．また，可視範囲内の内頸動脈に狭窄を認めない場合でも，総頸動脈の拡張末期血流速度に左右差（拡張末期血流速度比が1.3以上）があれば，血流速度が低い側の内頸動脈遠位側の狭窄を示唆する所見である[1]．

　椎骨動脈は総頸動脈よりも深部にある3 mm程度の細い血管で，横突起による音響陰影もあり，血管の異常部位そのものを検出できないことが多い．そのため検出可能であった血管部位の血流パターンをみて，その末梢側や中枢側の病態を推定することになる．収縮期流速の低下や立ち上がり時間の延長は起始部での狭窄所見，拡張末期血流の低下や消失は遠位側での狭窄や閉塞所見であり，頸部血管超音波検査ガイドラインの椎骨動脈閉塞部位診断フローチャートを参考に評価を行う（図2）[2]．また，鎖骨下動脈狭窄では，椎骨動脈における血流パターンに変化が現れ，軽度の狭窄では椎骨動脈の収縮中期血流の低下のみであるが，狭窄が進行すると逆流所見（鎖骨下動脈盗血現象）がみられるようになる．

B 異常の実例（図3）

①総頸動脈プラーク（潰瘍形成を伴う）
②内頸動脈狭窄（狭窄率50％以上）
③椎骨動脈収縮期逆流（鎖骨下動脈狭窄）

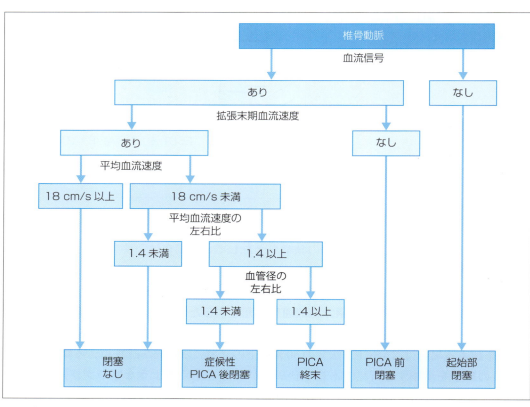

図2 椎骨動脈閉塞部位診断フローチャート（文献2より引用，改変）

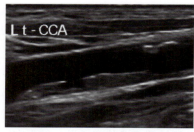

①総頸動脈プラーク（潰瘍形成を伴う）

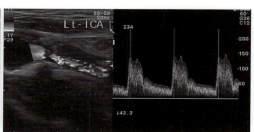

②内頸動脈狭窄（狭窄率50％以上）

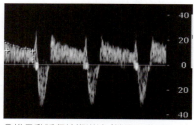

③椎骨動脈収縮期逆流（鎖骨下動脈狭窄）

図3 異常の実例

C 詳しい検査追加はどんなときに必要か

1. 総頸動脈もしくは内頸動脈

　頸動脈エコー検査でプラークや狭窄を認めた場合，まずは患者の動脈硬化のリスク因子を明らかにし，適正に管理するよう指導する必要がある[3]．プラークによる血管内腔の狭窄が50％以上に及んでいる場合には，脳血管障害，冠動脈疾患，末梢動脈疾患を合併している可能性に留意した問診を行い，血液検査，胸部X線撮影，心電図といったほかの検診結果と併せて，ATISの可能性を想定した精密検査の追加や専門医への紹介を考慮する[1]．血管狭窄が70％以上の高度狭窄（エコーでの面積狭窄率90％以上もしくは収縮期最高血流速度200 cm/sec以上など）の場合は，MR angiography（MRA），three-dimensional CT angiography（3D-CTA），血管造影による精査や，頸動脈病変に対する治療介入の必要性について早急に検討する必要があるため，直ちに専門医へ紹介する[1]．

2. 椎骨動脈

　椎骨動脈の評価に関しては，前述の椎骨動脈閉塞部位診断フローチャートに従って評価を行い，症候性後下小脳動脈（PICA）後閉塞，PICA前閉塞，起始部閉塞の評価であった場合，MRA，3D-CTA，血管造影検査などによる評価を追加し，閉塞部位の確定診断が必要となる．フローチャートによる血管閉塞診断はあくまで参考所見であり，その検査結果をもって最終診断としないことが肝要である．また，収縮中期血流の低下や逆流所見など鎖骨下動脈の狭窄や閉塞が示唆される場合も，同様の検査追加が必要となる．

D フォローアップの実際と指導計画

　頸部血管超音波検査の定期的なフォローアップによる評価に関して，明確なエビデンスやガイドラインによる推奨はない．プラークや狭窄を認める場合は，まずは高血圧，糖尿病，脂質異常，喫煙などの動脈硬化リスク因子を適正に管理する必要がある[3]．血管狭窄を伴わない軽度の動脈硬化性変化のみで，動脈硬化の危険因子を有さない，もしくは各因子が適切に管理されている場合は，急速な動脈硬化病変の進行が見込まれないことから，こまめな超音波検査の再評価は不要と思われる．一方，すでに血管狭窄を有する際や，動脈硬化のリスク因子のコントロール不良例では数ヵ月～年単位で急速な血管狭窄の進行をみる場合があるため，数ヵ月～年1回程度の血管評価を考慮してもよいと思われる．動脈硬化の程度，リスク因子の管理状況をみて，個々の症例で経過をみながら検討する必要がある．健診における事後指導区分に関しては，軽度のプラークのみであればB判定（軽度異常），プラークによる50％未満の軽度狭窄であればC判定（要経過観察），50％以上の狭窄であればCまたはD判定（要医療），70％以上の狭窄が示唆される場合はD判定に概ね該当すると思われる．

E 専門医への紹介

① 50％以上の頸動脈狭窄
② プラークの不安定性（低輝度，潰瘍形成，可動性）
③ 総頸動脈の拡張末期血流比が1.3以上（＝内頸動脈遠位側の狭窄疑い）
④ 椎骨動脈血流パターンの異常（＝椎骨動脈もしくは鎖骨下動脈の狭窄疑い）

　　上記の項目を認めた症例は精密検査や治療対象となる可能性があり，専門医受診を考慮する．

文献

1) 日本脳ドック学会 脳ドックの新ガイドライン作成編集委員会，編：脳ドックのガイドライン2014，改訂・第4版，響文社，2014
2) 日本脳神経超音波学会・栓子検出と治療学会合同ガイドライン作成委員会：頸部血管超音波検査ガイドライン．Neurosonology 19：49-69，2006
3) 日本脳卒中学会 脳卒中ガイドライン委員会，編：脳卒中治療ガイドライン2015，協和企画，2015

（後藤聖司，岡田　靖）

9. 大腸Ｘ線・内視鏡検査所見の判定と事後指導区分

ポイント

- 大腸内視鏡検査には，Ｓ状結腸鏡内視鏡検査（FS）と全大腸内視鏡検査（TCS）の２つの検査様式がある．TCSは大腸検査の中で最も診断精度の高い検査法である．わが国では，FSは大腸がんスクリーニングとして単独で行われることはほとんどなく，便潜血検査と併用で行われる．
- 大腸Ｘ線検査として実施されてきた注腸Ｘ線検査（BE）は，その実施件数が減少してきており，より精度の高いCT colonography（大腸CT検査）が増加してきている．
- 任意型検診である人間ドックのスクリーニングとして，便潜血検査（免疫法２日法）に加えて，内視鏡検査（TCS＞FS），大腸Ｘ線検査（大腸CT検査＞BE）が，不利益についての十分な説明を前提として推奨される．

A 大腸がんの動向

　わが国の2016年の大腸がん死亡数予測値は，男性27,600人，女性24,000人，合計51,600人で，臓器別では，男性では３位，女性では１位，合計では２位を占める死亡数の多いがんである．同年の大腸がん罹患数予測値は，男性84,700人，女性62,500人，合計147,200人で，臓器別では，男性では４位，女性では２位であるが，合計で初めて１位になった（死亡数，罹患数は国立がん研究センターがん対策情報センターがん情報サービスganjoho.jpによる）．

　今後も死亡数，罹患数ともに増加が予測されるので，現在および将来にわたって大腸がん対策はわが国の大変重要なヘルスケアの課題である．

B 大腸がんスクリーニングの方法

　大腸がん検診として厚生労働省「がん予防重点健康教育及びがん検診実施のための指針について」（2008年）には，40歳以上の男女を対象として原則として年１回（逐年）の便潜血検査免疫法（FIT）２日法による検診を行うこと，精密検査法の第一選択は全大腸内視鏡検査（TCS）とすること，精密検査としてTCSを行うことが困難な場合はＳ状結腸鏡内視鏡検査（FS）と注腸Ｘ線検査（BE）の併用法を実施することが明記されている．「大腸がん検診マニュアル」（2013年）で示されている大腸がん検診プログラムでもほぼ同様である[1]．

　2005年に公表された「有効性評価に基づく大腸がん検診ガイドライン」では，大腸がん検診は集団を対象とした対策型検診と，個人を対象とした任意型検診に大別されている（表1）[2]．

　対策型検診とは，集団の大腸がん死亡率減少を目的として実施するものを示し，市町村が行う老人保健事業による集団検診，個人検診，職域検診が該当し，スクリーニング

表1 実施体制別大腸がん検診の推奨スクリーニング法（文献2より引用，改変）

検診体制	対策型検診 Organized Screening	任意型検診 Opportunistic Screening
概要	集団全体の死亡率を下げるために対策として行う	個人の死亡リスクを下げるために個人の判断で行う
対象	集団	個人
具体例	老人保健事業による集団検診・個人検診職域検診	人間ドック・総合健診
スクリーニング法	推奨	
便潜血検査化学法[*1]	◎	◎
便潜血検査免疫法[*1]	◎	◎
S状結腸内視鏡検査（FS）[*2]	×	○
FS＋便潜血検査化学法[*2]	×	○
全大腸内視鏡検査[*2]	×	○
注腸X線検査[*2]	×	○
直腸指診	×	×

[*1] 化学法に比べ，免疫法は感度が高く，受診者の食事・薬剤制限を必要としないことから，免疫法を選択することが望ましい．
[*2] 無視できない不利益があることから，安全性を確保し，不利益についても十分説明する必要がある．

として便潜血検査が推奨されている．便潜血検査の中でFITが化学法よりも感度が良好で，特異度も遜色なく，食事制限を必要としないため，検診方法として望ましい．現在，わが国ではFITが用いられている．

これに対して任意型検診とは，個人の死亡リスクを下げるために個人の判断で行うものを示し，人間ドックや総合健診における大腸がん検診が該当する．スクリーニングとして便潜血検査に加えて，内視鏡検査（FS，TCS）やBEも推奨されている．これらの大腸検査は死亡率減少効果を示す相応な証拠があるが，無視できない不利益があるため，個人を対象として実施する場合には，安全性を確保するとともに，不利益について十分に説明する必要がある．

最近，人間ドックのスクリーニングの段階から内視鏡検査を実施する施設が増えてきている．これに対して大腸X線検査としてBEは，精密検査法としてFSとの併用で実施されることが多いが，実施件数は減少傾向にある．代わってCT colonography（大腸CT検査）が増加している．大腸CT検査は大腸内腔を空気，炭酸ガス（CO_2）などで腸管内腔を拡張させてマルチスライスCT撮影により大腸を評価する検査法である．大腸CT検査の大きさ10mm以上の大腸ポリープの感度，特異度は89〜94％，96〜98％と，TCSと遜色ない良好な結果が得られている[3]．今後，人間ドックにおける大腸X線検査としてBEにとって代わり，大腸CT検査の増加が予想され，TCSを補完する検査法として期待される．

表2 検査法別の診断精度（文献5を参考に作成）

検査法	採便法	標的病変	感度	特異度
便潜血検査（免疫法）	1日法 2日法 3日法	大腸がん	56% 83% 89%	97% 96% 94%
	1日法 3日法	腺腫	11〜58% 55%	
全大腸内視鏡検査		大腸がん，1cm以上腺腫 1cm未満腺腫	79〜100% 75〜85%	言及せず[*1] 言及せず[*1]
S状結腸内視鏡検査		大腸がん（全部位） 観察範囲内の大腸がん	70〜78% 96〜99%	84%
S状結腸内視鏡検査＋便潜血検査（免疫法）	2日法	大腸がん	92%[*2]	83%[*2]
注腸X線検査		大腸がん 腺腫 1cm以上腺腫[*3] 5〜9mm腺腫[*3]	50〜77% 48〜74% 39〜56% 44%	97〜99% 99% 97%

[*1] 全大腸内視鏡検査が大腸検査のgold standardであるため言及されていない．
[*2] 当施設の検診結果（JMAJ 49：192-202, 2006. Dig Endosc 18：122-127, 2006）による．
[*3] 既往歴があるもの，有症状者を対象とする．

C 大腸検査の意義

便潜血検査による大腸がん検診の有効性は，すでに証明されている．

大腸内視鏡の中でFSの有効性も，すでに証明されている．直腸〜S状結腸の観察しかできないFSであっても，1回検査を受けることで，検査後約10年間の大腸がん死亡リスクが半分に減少することが明らかになっている[4]．

TCSについては，複数の大規模無作為化比較対照試験が進行中であるが，これまでの疫学研究から強く有効性が示唆されている．

これに対して，BEの有効性は内視鏡検査ほどは明らかではない．大腸ポリープ切除術を受けたことがある患者では，TCSのほうがBEよりも感度が高いサーベイランス法であることも明らかになっている．

D 大腸検査の診断精度

便潜血検査，内視鏡検査，BEの診断精度を**表2**に示す．大腸検査の中でgold standardと位置付けられているTCSの精度が最も高いのは，論じるまでもない．

当施設の大腸腫瘍に対するFIT2日法の感度は，上皮内がん（mがん）50%，粘膜下層浸潤がん70%，進行がん85%であり，人間ドックにおける発見目標を転移の危険性がないmがんとすると，FIT2日法のみでは半数は見逃される恐れがある[6]．任意型検診である人間ドックのスクリーニング法として，内視鏡検査の導入を推進していくべきであろう．

FS＋FIT2日法についても感度・特異度を示したが，併用検診ではFS単独より約20%，FIT2日法より約10%の上乗せ効果があることが推定される．

E 大腸検査の偶発症

便潜血検査では，とくに問題となる偶発症は報告されていない．大腸がん検診の精密検査に伴う偶発症の頻度は，TCS 0.0112％，FS＋BE 0.0061％，BE 0.0075％で，TCSが最も頻度が高く，大腸穿孔と出血が主なものである[7]．全国調査では，生検を含む観察のみの大腸内視鏡による偶発症の頻度は0.012％で，死亡率は0.00082％である[8]．

このような偶発症などの不利益についても，受診者全員に事前にインフォームドコンセントを行い，同意書を必ず取得しておく．偶発症発生時に直ちに適切な処置が行える体制を整えておかなければならない．

F 大腸検査の判定・事後指導

1．スクリーニング判定と事後指導

日本人間ドック学会の「人間ドック成績判定及び事後指導に関するガイドライン」に準拠して，判定区分をA：異常なし，B：軽度異常，C：要経過観察，D：要医療（D1：要治療，D2：要精検），E：治療中で示す（表3）．

ガイドラインでは，スクリーニング法として便潜血検査を，精密検査として内視鏡検査およびBEを推奨しているが，スクリーニング法としてこれらの画像検査が用いられることが増加してきている．

2．便潜血検査

便潜血検査にはFIT2回法を用いる．原則として2日間連続採便法である2日法で行う．採便キット，測定法について統一規格はなく，各施設の実状による．最近，便中のヘモグロビン濃度の測定を行うことが多くなっているが，カットオフ値の設定も各施設に任されている．

便潜血検査がすべて陰性の場合は「A」とする．1回でも陽性の場合は「D2」（大腸の精密検査）とする．

3．内視鏡検査

a）全大腸内視鏡検査

TCSでスクリーニングを行う場合，①内視鏡検査で所見がなければ「A」，②隆起性病変では，大きさ5mm未満で単発性（腺腫），あるいは明らかな過形成性ポリープ（白色調，非腫瘍性）は「C」（1年後再検），③5mm以上（腺腫）あるいは多発病変の場合は「D1」として内視鏡的生検あるいは切除術（粘膜切除術も含む）の適応，④平坦，陥凹病変は5mm以下であっても「D2」として内視鏡的生検あるいは切除術（粘膜切除術も含む）の適応とする．炎症性病変は潰瘍性大腸炎および腸結核の活動期は「D1」，腸結核瘢痕のみならば「C」，そのほかの炎症は症状があれば「D（D1もしくはD2）」，なければ「C」とする．大腸憩室は「B」とする．

前処置不良で観察が不十分な場合は，「要再検」として近日中にTCS再検とする[9]．盲腸まで到達できなかったTCS不成功例は，当施設では「D2」として扱い，大腸X線検査（最近では大腸CT検査が主流）を行っている．

表3 大腸検査所見の判定および事後指導区分

検査法	判定・所見		指導区分	コメント
便潜血検査 免疫法で実施（2回法）	陰性		A	すべて陰性をAとする
	陽性		D2	何回法であっても1回でも陽性はD2とする
全大腸内視鏡検査	異常なし		A	
	大腸憩室		B	
	隆起性病変			
		5mm未満で単発，明らかな過形成性ポリープ	C	1年後再検
		5mm以上あるいは多発病変	D1	隆起性病変5mm以上はD1とする
	平坦，陥凹病変		D1	
	潰瘍性大腸炎		D1	
	腸結核			
		活動期	D1	
		瘢痕所見のみ	C	
	その他の炎症性病変			
		症状あり	D（D1またはD2）	
		症状なし	C	
注腸X線検査	異常なし		A	
	大腸憩室		B	
	隆起性病変			
		5mm未満で単発	C	1年後再検
		5mm以上	D2	5mm以上はD2とする
	平坦，陥凹病変		D2	
	潰瘍性大腸炎所見		D1	
	腸結核			
		活動期所見	D1	
		瘢痕所見のみ	C	

A：異常なし，B：軽度異常，C：要経過観察，D：要医療（D1：要治療，D2：要精検），E：治療中

b）S状結腸内視鏡検査

わが国ではFS単独で検査が行われることはほとんどなく，便潜血検査との併用で行われている．便潜血検査とFSを併用した検査では，便潜血検査が1回でも陽性の場合はFS所見に関わらず「D2」（TCSによる精検）とする．便潜血検査がすべて陰性の場合は，FS所見によって判定基準・事後指導区分が分かれるが，FSの判定基準にはコンセンサスが得られていない[9]．FSで観察できた腸管の範囲で，内視鏡検査の基準に準じて全大腸の精査を行うかを判定する．

4．注腸X線検査

BEの事後指導区分は，内視鏡検査とほぼ同様である．隆起性病変のうち，大きさ5mm未満で単発ならば「C」（1年後再検），5mm以上の場合は「D2」（内視鏡検査ではD1

となっている）として，診療科においてTCSによる精検とする．平坦，陥凹性病変の場合も「D2」とする．炎症性病変の場合，潰瘍性大腸炎および腸結核活動期は「D1」，腸結核瘢痕のみは「C」（1年後再検）とする．大腸憩室は「B」とする．

G 次年度以降のスクリーニング指導

　事後指導区分が「A」，「B」の場合は，原則としてFIT2日法の逐年検診とする．「D2」となり，全大腸の精査を行い，「A」，「B」も同様にFIT2日法の逐年検診を原則とする．

　大きさ5mm以上の腫瘍性病変で「D1」は，医療機関で精査・治療のうえ，「E」として扱う．人間ドックでのスクリーニングではなく，診療科において内視鏡治療後のサーベイランスを勧める．

H おわりに

　任意型検診である人間ドックにおける大腸がんスクリーニングに，便潜血検査（FIT2日法）に加えて，精度の高い画像検査である内視鏡検査，とくにTCSの導入が望まれる．大腸X線検査として大腸CT検査がBEに取って代わることが予想される．

　大腸がんがわが国の部位別がん罹患数第1位になった今日，内視鏡検査を主体とした大腸検査が人間ドックにおけるスクリーニング法としてさらに普及し，わが国の大腸がん死亡率減少に大いに寄与することを期待したい．

文献

1) 日本消化器がん検診学会大腸がん検診精度管理委員会：大腸がん検診マニュアル，医学書院，2013
2) 平成16年度厚生労働省がん研究助成金「がん検診の適切な方法とその評価法の確立に関する研究」班（主任研究者：祖父江友孝）：有効性評価に基づく大腸がん検診ガイドライン，2005
3) 消化管先進画像診断研究会：大腸CTテキスト―原理・特性の基礎知識から現場で使えるセッティング，読影法まで，南江堂，2015
4) 松田尚久，他：内視鏡医のための大腸ポリープマネジメント―発見・診断・治療からサーベイランスまで―，日本メディカルセンター，2015
5) 日本消化器病学会，編：大腸ポリープ診療ガイドライン2014，南江堂，2014
6) 野崎良一：大腸がん検診―今後求められる効率の良い検診とは―．人間ドック 24（Supl.）：1195-1200, 2010
7) 久道 茂：がん検診の有効性評価に関する研究班報告書．（財）公衆衛生協会，1998
8) 芳野純治，他：消化器内視鏡関連の偶発症に関する第5回全国調査報告―2003年より2007年までの5年間．Gastroenterol Endosc 52：95-103, 2010
9) 後藤由夫，他：健診判定基準ガイドライン，改訂新版，文光堂，2008

（野崎良一）

10. 認知症検査の判定と事後指導区分

ポイント
- 一般的人間ドック健診では，認知症の早期発見，発症予防は積極的に行われていない．
- 血管性リスク因子がアルツハイマー病および血管性認知症の発症に関連し，早期介入によってそれらの発症予防に有効である可能性がある．
- 認知機能スクリーニング検査を人間ドック健診へ導入することにより，認知症の疑いを早期に拾い上げ，血管性リスク因子への早期介入を行うことは重要である．

A 画像検査の意義

1．MRIによる認知症の鑑別

　画像検査，とくにMRIによる形態診断においては，変性疾患による認知症疾患と脳血管性認知症，水頭症，慢性硬膜下血腫，脳腫瘍などを鑑別することが目的である．T1強調画像（T1WI）では大脳萎縮など，解剖学的異常を検出するのに有用であり，T2強調画像（T2WI）やFLAIR画像は大脳白質病変などを検出するのに有用である．T2*撮像は微小脳出血の評価に使われる．側頭葉の萎縮を評価する目的でVSRAD（Voxel-based specific regional analysis system for Alzheimer's disease）も用いられるが，アルツハイマー病の初期であれば側頭葉萎縮は目立たないので，VSRAD測定のみで断定はできない．

2．核医学検査による認知症の鑑別

　MRIにより解剖学的診断を行った後で，必要に応じて核医学（RI）検査法による機能的診断を行う．臨床像から想定される解剖学的障害部位と，代謝・血流低下部位の比較を行うことで，臨床診断の精度を高めることが目的である．

　一般臨床で行われる核医学（RI）検査法としては，脳血流SPECTおよびDat Scanが挙げられるが，人間ドック・脳ドックで使われることは多くないと思われる．脳血流SPECTは前方型認知症（前頭側頭型認知症など）と後方型認知症（アルツハイマー病，レビー小体病）の鑑別に用いられ，Dat Scanはパーキンソン病に伴う認知症，レビー小体病，多系統萎縮症，進行性核上性麻痺，皮質基底核変性症などの診断に用いられる．

B 異常の実例

1．水頭症

　76歳，男性．自覚的には軽い物忘れを訴えていた．MMSEでは23/30点，診察上は歩行速度がやや遅い印象であった．MRIでは脳室の著明な拡大を認め，正常圧水頭症の疑いで脳神経外科へ紹介した．精査の結果，正常圧水頭症と診断され，シャント手術にて症状の改善が認められた．

表1 NIA-AAによる認知機能障害診断基準（文献1より引用）

1. 仕事や日常生活に支障
2. 以前の水準に比べ遂行機能が低下
3. せん妄や精神疾患によらない
4. 認知機能障害は次の組み合わせによって検出・診断される
    1) 患者あるいは情報提供者からの病歴
    2) 「ベッドサイド」精神機能評価あるいは神経心理検査
5. 認知機能あるいは行動異常は次の項目のうち少なくとも2領域を含む
    1) 新しい情報を獲得し，記憶にとどめておく能力の障害
    2) 推論，複雑な仕事の取り扱いの障害や乏しい判断力
    3) 視空間認知障害
    4) 言語障害
    5) 人格，行動あるいは振る舞いの異常

表2 軽度認知障害（Mild Cognitive Impairment：MCI）（文献2より引用）

1. 物忘れの訴え
2. 神経心理検査による年齢に比しての記憶障害の確認
3. 一般的認知機能は正常
4. 家事や仕事などの日常生活動作（ADL）は正常
5. 認知症ではない

注）Petersen（1997）による最初のMCIの概念を示す．

表3 アルツハイマー病のリスク因子（文献3より引用）

因子	リスク
収縮期血圧＞160 mm/Hg	RR：1.5（1.0-2.3）
血清コレステロール高値	RR：2.1（1.0-4.4）
中等度のワイン消費（250〜500 mL/日）	RR：0.53（0.3-0.95）
運動習慣（高レベル）	RR：0.5（0.28-0.90）
喫煙習慣	RR：1.74（1.21-2.50）
頭部外傷（意識障害を伴う）	RR：2.32（1.04-5.1）
教育期間＞15年以上（＜12年以下と比較）	RR：0.48（0.27-0.84）
スタチン系薬剤	RR：0.82（0.46-1.46）
NSAID	RR：0.42（0.26-0.66）

2．甲状腺機能低下症

71歳，女性．MMSEは22/30点と軽度低下，頭部MRIでは軽度の大脳萎縮のみ．健診受診時に活動性低下，下腿のむくみを訴えたため，甲状腺腫大はなかったが，甲状腺機能検査などを追加採血し，TSH高値，FT4低値を認めたため，甲状腺機能低下症（疑い）として，かかりつけ医（内科）へ情報提供した．

C 詳しい追加検査はどんなときに必要か

認知症スクリーニングにおける基礎知識として，①認知機能障害の定義（表1）[1]，②軽度認知障害の定義（表2）[2]，③アルツハイマー病のリスク因子（表3）[3]の理解がある．

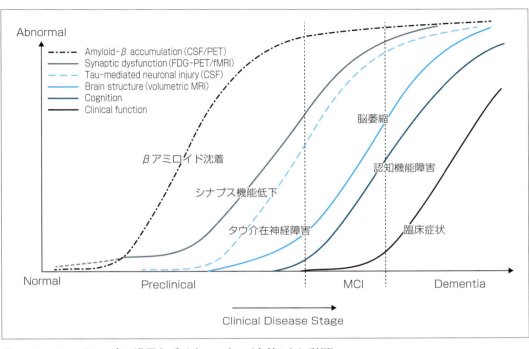

図1　アルツハイマー病の進展とバイオマーカー（文献5より引用）

　現在の認知機能障害（認知症）の定義は，NIA-AA（2011）によれば**表1**のようであり，これまでのICD-10，DSM-IV-TRなど，主にアルツハイマー病を念頭においたものよりも広く，すべての認知症疾患に対する診断基準となっている．また，軽度認知障害（MCI）の診断基準は提唱者のPetersen（1997）によれば**表2**のようであり，現在でも基本概念は変わらず，認知症との重要な違いは生活に障害がない点である．研究のためのMCI診断基準は，さらに詳細なものに変わってきている．

　アルツハイマー病の発症リスク因子（**表3**）の理解は，人間ドック健診では非常に重要である．最近の欧米での研究により，アルツハイマー病のリスク因子を生活習慣・スタイルの改善により調整し，その結果アルツハイマー病の発症を減らせるのではないか，という疫学的データが出てきている[4]．アルツハイマー病の発症リスク因子には，生活習慣・スタイルに関連する危険因子と防御因子がある点の理解が重要である．

　最近の研究から，アルツハイマー病の自然歴が**図1**[5]のように明らかになっており，発症の15〜20年前から脳内の病的変化は始まっており，時間をかけて徐々に進行することが理解されてきた．したがって，早期にアルツハイマー病発症候補者を特定できれば，自然歴を遅らせ，発症予防ができる時間的な猶予の存在する可能性がある．発症リスク因子への積極的介入により発症予防の可能性がある点の理解は重要である．

1. 医療面接・診察により異常を認めたとき

　人間ドック・脳ドックで用いられる認知機能スクリーニング検査は，長谷川式簡易知能スケール（HDS-R）やミニメンタルステート（MMSE）が多い．また，ほかのスクリー

ニング検査(浦上式，CADiなど)が用いられることもある．ただし，国際的な研究との比較可能性を考えると，MMSEの使用が望ましい．また，軽度認知機能障害(MCI)のスクリーニングにはMoCA(Montreal Cognitive Assessment)の感度が高いともいわれている．

医療面接では通常の一般的内科的診察に加えて，認知機能スクリーニング(MMSEなど)と簡単な神経学的診察を行う．MMSEの評価については，正確には年齢と教育歴によりカットオフ値が異なるが，現在の日本では教育歴9年未満の受診者はほぼ存在しないと考えられ，スクリーニングの意味では通常の24/30点をカットオフ値として問題ないと思われる．ただし，これ以上の点数であっても，物忘れの自覚があり，家族からも同様の情報があれば，MCIの疑いが出てくる．

神経学的診察では，四肢の運動麻痺の有無，振戦，筋固縮，歩行障害(小刻み歩行)などのパーキンソン徴候の有無を最低限確認する．

家族歴の有無は，認知症のスクリーニングでは重要である．家族性アルツハイマー病(FAD)はアルツハイマー病の5％以下程度とされているが，40歳代など早期に発病した家族がいる場合は，FADの診断に遺伝子検査が必要となる．

人間ドック・脳ドックでは通常，受診者本人からの情報しか得られない．しかし，家族などからの情報が認知症診断には必須事項であり，専門診療科へ紹介する場合は，必ず家族などの同伴を勧める．

2. 血液スクリーニング検査で異常を認めたとき

いくつかの疾患が認知症様症状を呈することはよく知られており，「治療可能な認知症」といわれることもある．甲状腺機能低下症，悪性貧血，ビタミンB1欠乏症，神経梅毒などはその代表例であるが，一般の人間ドックでは必ずしも組み入れられていない検査項目もあるので，認知症・脳ドックではこれに関連する検査項目のチェックが必要となる．

上記で得られた結果に異常があれば，その結果に応じて適切な専門診療科に紹介する．

3. 画像検査で異常を認めたとき

MRI検査で異常を認めた場合，その内容によっては専門医への紹介が必要な場合と，人間ドックや一般内科での生活習慣・スタイルの改善指導が必要な場合がある．

a) 脳神経外科へ紹介が必要な場合

慢性硬膜下血腫，水頭症，脳腫瘍など．

b) 神経内科，老年病科，精神科へ紹介が必要な場合

上記のような脳神経外科的疾患がないにも関わらず，認知機能低下が疑われるときは，アルツハイマー病をはじめとする変性疾患による認知症の可能性があるため，それぞれの専門診療科へ紹介する．

c) 血管性リスク因子をもち，多発性脳梗塞や大脳白質病変(T2WIやFLAIRで白質低信号)が目立つ場合

多くは大脳の動脈硬化性変化が基礎にあり，それが認知機能低下に関わる可能性(血

管性または混合型）が高いので，血管性リスク因子の厳重な管理が必要となる．神経内科やメモリークリニックへの紹介とともに，一般内科やドックでの血管性リスク因子の管理・改善指導を勧める．

D フォローアップの実際と指導計画

1. 血管性リスクのあるとき

認知機能スクリーニングで異常はないが，血管性リスクをもっている場合は，生活習慣・スタイルの改善指導・管理が将来の認知症発生予防において重要であることを，受診者に十分に説明して，少なくとも1年ごとの受診を勧める．

2. 軽度認知機能障害（MCI）疑いのとき

MCIでは1年に10%前後（専門機関では10〜15%程度，地域調査では5〜10%）がアルツハイマー病へ進行するといわれている．早期介入により進行を遅らせるか否かのエビデンスはまだない．しかし，MCI疑いのときは，できれば1年ごとの経過観察が望ましく，さらに血管性リスクをもつ場合には，前述した血管性リスクのあるときと同様に，これらの調整・改善を積極的に指導する．

E 受診勧奨の実際ならびに専門医への紹介

1. 認知機能障害疑いのとき

MMSEが24/30点未満のときは，認知機能障害疑いとして，専門診療科である神経内科，老年科，精神科あるいは脳神経外科に紹介する．この場合も，血管性リスクをもっていれば，必要に応じて一般内科やかかりつけ医への受診を勧める．

また，MCI疑いの場合でも，受診者と相談のうえで，早めに専門診療科受診を勧めることもある．

文献

1) McKhann, G.M., et al：The diagnosis of dementia due to Alzheimer's disease：Recommendations from National Institute on Aging-Alzheimer's Association workgroups on diagnostic guidelines for Alzheimer's disease. Alzheimers Dement **7**：263-269, 2011
2) Petersen, R.C., et al：Mild Cognitive Impairment；Clinical characterization and outcome. Arch Neurol **56**：301-308, 1999
3) Patterson, C., et al：Diagnosis and treatment of dementia：1.Risk assessment and primary prevention of Alzheimer disease. Can Med Assoc J **178**：548-556, 2008
4) Larson, E.B., et al：New insights into the dementia endemic. New Engl J Med **369**：2275-2277, 2013
5) Sperling, R.A., et al：Toward defining the preclinical stages of Alzheimer's disease：Recommendations from the National Institute on Aging-Alzheimer's Association workgroups on diagnostic guidelines for Alzheimer's disease. Alzheimer's & Dementia **7**：280-292, 2011

〈亀井徹正〉

IV

検査項目と
その判定・事後指導計画

1. 肥満・BMI（メタボリックシンドロームを含む）

> **ポイント**
> - 肥満ならびに肥満症の診断は，日本肥満学会の基準を用いる．
> - 肥満の人間ドック健診における判定は，日本人間ドック学会，健康保険組合連合会，日本病院会合同協議会による体格指数（body mass index：BMI）区分（**表2**）に従う．
> - 肥満で**表3**に示す11の健康障害をもつ者を肥満症とし，積極的な減量指導の対象とするが，単に肥満の者でも減量指導は重要である．
> - 減量については，現体重の3％減が一つの目標として挙げられる．
> - 人間ドック健診では，予防医学的観点からメタボリックシンドロームに取り組んで行くことが重要である．

A 検査の意義

肥満とそれに伴う健康障害の増加は，わが国でも深刻な問題となっている．2012年国民健康・栄養調査によれば，BMI 25以上の肥満者の割合は男性29.1％，女性19.4％であり，4人に1人は肥満者になっている[1]．また，年次推移でみると，男性はすべての年齢階層で1980～2012年で平均して10％以上の増加を示している．日本肥満学会は「肥満症診療ガイドライン2016」[2]で，肥満から肥満に起因ないし関連する健康障害を合併する肥満症を疾患として明確にし，適切な治療・管理を行うことを提唱している．任意型個別健診である人間ドックにおいては，肥満から肥満症に至る一貫した対応が重要である．

B 肥満の判定 ― 日本肥満学会

肥満の判定として，「肥満症診療ガイドライン2016」[2]では4点を挙げている．以下にそれぞれについて解説する．

a) 肥満とは脂肪組織に過剰に脂肪が蓄積された状態である．

b) 肥満の判定はBMIを用いる．

筋肉質あるいは骨太などといわれる体重が多いもの（除脂肪体重過多）と，脂肪の過剰蓄積を明確に分けるためには，正確な体脂肪量の測定が不可欠であるが，インピーダンス法により体脂肪率の測定も正確とはいい難く，補助的に使われているのが現状である．国際的にも汎用されている身長と体重から算出されるBMIが妥当とされている．

c) わが国では疾病合併率が最も低いBMI 22 kg/m² を標準体重とする．

標準体重の算出法は，1987年日本人間ドック学会の折の全国調査では23法にものぼっていた．1991年尼崎市職員30～59歳でのBMIと疾病合併率の調査では，男女ともJカーブを描き，最も低いのが男性22.2，女性21.9となっていることから，わが国の標準体重（kg）は男女とも「身長（m）×身長（m）×22」で算出することに収束されていっ

表1　日本肥満学会提唱の肥満度の分類（文献2より引用）

BMI (kg/m²)	判定	WHO基準
＜18.5	低体重	Underweight
18.5≦～＜25	普通体重	Normal range
25≦～＜30	肥満（1度）	Pre-obese
30≦～＜35	肥満（2度）	Obese class I
35≦～＜40	肥満（3度）	Obese class II
40≦	肥満（4度）	Obese class III

注1) ただし，肥満（BMI≧25）は，医学的に減量を要する状態とは限らない．なお，標準体重（理想体重）は最も疾病の少ないBMI 22を基準として，「標準体重（kg）＝身長（m）²×22」で計算された値とする．
注2) BMI≧35を高度肥満と定義する．

表2　日本人間ドック学会の肥満判定区分（文献5より引用）

	要経過観察，生活指導	基準範囲*	要経過観察，生活指導
体格指数（BMI）	18.4以下（低体重）	18.5～24.9	25.0以上（肥満）

*将来，脳・心血管疾患発症し得る可能性を考慮した基準範囲．　　　　　　（単位：kg/m²）

た[3]．これは世界保健機構（WHO）ほかの世界の基準とも合致するものである．2000年に日本肥満学会は「新しい肥満の判定と肥満症の診断基準」を発表して，以後肥満がBMIという共通の基盤に立って検討されるようになった[4]．

d) わが国ではBMI≧25 kg/m²の場合を肥満と判定する．

WHOの診断基準では，BMI≧25を過体重とし，BMI≧30からを肥満としている．しかし，日本の国民栄養調査ではBMI 30以上は3.5％程度であり，BMI 26～27.9の群では高血糖，高血圧，高中性脂肪血症，高コレステロール血症，低HDL-C血症を発症するオッズ比が，普通体重群（BMI 20.0～24.9）の2倍以上となることが報告されており，日本人では軽度の肥満でも健康障害につながりやすい面があることが示されている．このことから日本肥満学会では，BMI≧25を肥満と定義し，表1のような判定基準を設けている[2]．

C 人間ドック健診の判定区分とフォローアップ・生活指導の実際

1．判定区分

日本人間ドック学会では日本肥満学会にならった判定区分を作成した（表2）[5]．

基準範囲をBMI 18.5～24.9とし，そこから外れた部分をC判定（要経過観察，生活指導）とした．BMI 18.4以下の低体重には潜在的な悪性疾患や消耗性疾患の隠れていることがあり，またサルコペニアなども含まれるため，対応が必要である．BMI 25以上は様々な健康障害をもつかその予備軍であり，経過観察，生活指導が必要となる．

2．肥満と肥満症

日本肥満学会では，肥満から肥満に起因ないし関連する健康障害（表3）[2]を合併する肥満症を選別し，適切な治療・管理を行うことを提唱し，図1のように，肥満，肥満症

表3 肥満に起因ないし関連し，減量を要する健康障害（文献2より引用）

1. 肥満症の診断基準に必須な健康障害 　　1) 耐糖能障害（2型糖尿病・耐糖能異常など） 　　2) 脂質異常症 　　3) 高血圧 　　4) 高尿酸血症・痛風 　　5) 冠動脈疾患：心筋梗塞・狭心症 　　6) 脳梗塞：脳血栓症・一過性脳虚血発作（TIA） 　　7) 非アルコール性脂肪性肝疾患（NAFLD） 　　8) 月経異常・不妊 　　9) 閉塞性睡眠時無呼吸症候群（OSAS）・肥満低換気症候群 　　10) 運動器疾患：変形性関節症（膝・股関節）・変形性脊椎症，手指の変形性関節症 　　11) 肥満関連腎臓病
2. 診断基準には含めないが，肥満に関連する健康障害 　　1) 悪性疾患：大腸がん，食道がん（腺がん），子宮体がん，膵臓がん，腎臓がん，乳がん，肝臓がん 　　2) 良性疾患：胆石症，静脈血栓症・肺塞栓症，気管支喘息，皮膚疾患，男性不妊，胃食道逆流症，精神疾患
3. 高度肥満症の注意すべき健康障害 　　1) 心不全 　　2) 呼吸不全 　　3) 静脈血栓 　　4) 閉塞性睡眠時無呼吸症候群（OSAS） 　　5) 肥満低換気症候群 　　6) 運動器疾患

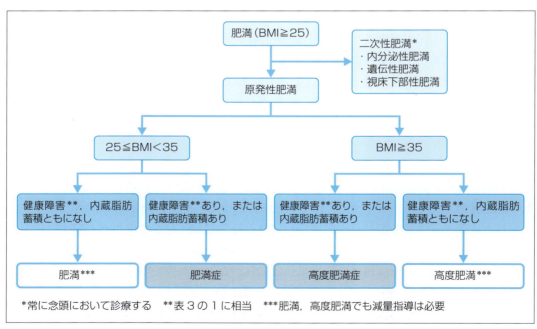

図1　肥満症診療のフローチャート（文献2より引用）

表4 肥満症とメタボリックシンドロームとの関係（文献2より引用）

内臓脂肪蓄積	健康障害 あるいは心血管リスク		非肥満 BMI＜25	肥満 25≦BMI＜35	高度肥満 BMI≧35	
あり	あり	心血管リスク二つ以上	非肥満内臓脂肪蓄積	肥満症	高度肥満症	メタボリックシンドローム
		健康障害一つ以上	非肥満内臓脂肪蓄積	肥満症	高度肥満症	肥満症
	なし	健康障害なし	非肥満内臓脂肪蓄積	肥満症	高度肥満症	
なし	あり	健康障害一つ以上	非肥満	肥満症	高度肥満症	
	なし	健康障害なし	非肥満	肥満症でない 肥満	肥満症でない 高度肥満	

メタボリックシンドローム（青枠）：内臓脂肪の過剰蓄積があり，かつ心血管リスク（空腹時高血糖，高トリグリセライド血症かつ/または低HDL-C血症，血圧高値）2つ以上．

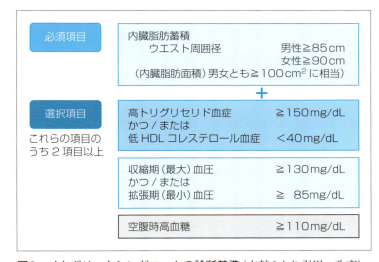

図2　メタボリックシンドロームの診断基準（文献6より引用，改変）

を区分けしてゆくフローチャートを提唱している[2]．肥満は潜在的な健康阻害因子であり，健康障害を合併している・いないに関わらず，一貫したフォローアップと生活指導の対象とすべきである．

3. 肥満症とメタボリックシンドロームとの関連

肥満症は，肥満に伴う個々の健康障害を減量することによって改善させるための疾患概念であり，メタボリックシンドロームは，内臓脂肪蓄積によって生じる多重危険因子を，内臓脂肪の減少によって改善させ，心血管疾患の発生を予防するための疾患概念である．両者は多くの部分でオーバーラップするが，当然異なる部分もあり，**表4**にその関係を示した[2]．また，**図2**にメタボリックシンドロームの診断基準を示した[6]．双方を包括した指導を行ってゆくことが望ましい．

4. 生活指導

治療や指導にあたっては，現実的な目標を提示して，将来にわたる健康障害を防止することを目指す．これについては本篇のⅥ「生活習慣改善指導（事後指導）」に詳しく述べられるので重複を避けるが，「現実的な目標」として，特定保健指導の結果から，現

在の体重から3％の体重減で健康障害の改善が得られることが判明している[7].したがって「3〜6ヵ月で現在の体重から3％の減量を目標」とし，食事療法，運動療法，行動療法を取り入れた指導を効果的に行ってゆくことが必要である.

D 治療開始・専門医依頼の目安

高度肥満症はもちろん，健康障害を合併している肥満症においては，専門医に紹介することが必須である．ただし，紹介先の医師が単に臓器を病んでいる人とみるか，肥満というベースをもって健康障害をきたしている人として全人的にみるかで，大きく異なってくる．ドック健診施設やスタッフと各分野の専門医との綿密な情報交流が必要なゆえんである．

文献

1) 厚生労働省：平成24年「国民・健康栄養調査，平成26年3月
2) 日本肥満学会，編：肥満症診療のガイドライン2016，ライフサイエンス出版，2016
3) Tokunaga, K., et al：Ideal bod weight estimated from the body mass index with the lowest morbidity. Int. J Obes 15：1-5, 1991.
4) 日本肥満学会肥満症診断基準検討編集委員会：新しい肥満の判定と肥満症の診断基準．肥満研究6：18-28, 2000
5) 日本人間ドック学会：判定区分（平成28年4月1日改訂）．人間ドック31：99-100, 2016
6) メタボリックシンドローム診断基準検討委員会：メタボリックシンドロームの定義と診断基準．日本内科学会誌94：794-809, 2005
7) 津下一代：特定健診・特定保健指導の成果・課題から，平成30年度以降の健康・医療戦略を展望する．人間ドック31：7-12, 2016

（宮下正弘）

2. 血 圧

ポイント

- 高血圧の診断は，日本高血圧学会の血圧値の分類を用いる（**表1**）[1]．
- 高血圧の人間ドック健診における判定は，日本人間ドック学会，健康保険組合連合会，日本病院会合同協議会による区分に従う（**表2**）[2]．
- 高血圧は，脳卒中の重要な危険因子であるが，脳・心血管病全体にとっては危険因子の1つに過ぎず，高血圧患者の予後は高血圧以外の危険因子および高血圧に基づく臓器障害の程度ならびに血管合併症の有無が深く関与することから，血圧とともにほかの危険因子の管理を含めたトータルな管理が必要である．

A 検査の意義

　高血圧は，脳卒中，心筋梗塞，大血管疾患，慢性腎臓病（CKD）などの生活習慣病の罹患率・死亡率を高めることから，高血圧の管理の目的はこれらの生活習慣病の発症を抑制するとともに，受診者の充実した日常生活の質を高めるように支援することである．この高血圧の管理は血圧値に基づくことから，血圧の測定は重要である．

1. 血圧の測定法[1]

　高血圧と診断するためには，正しい血圧測定が必要となるが，人間ドック健診においての血圧の測定は，診察室血圧が原則となるが，高血圧の診療においては診察室外血圧測定も参考とする．

a）診察室血圧測定

　高血圧と診断するためには，正しい血圧測定が必要である．診察室血圧測定はカフを心臓の高さに保ち，安静座位の状態で測定する．1～2分間の間隔をおいて複数回測定し，安定した値（測定値の差が5mmHg未満を目安）を示した2回の平均値を血圧値とする．診察室血圧に基づく高血圧の診断は，少なくとも2回以上の異なる機会における血圧値によって行う．

　診察室血圧の測定は，標準的には水銀血圧計，アネロイド血圧計を用いた聴診法で行うが，電子血圧計の使用も認められている．なお，水銀の環境汚染問題から，わが国においても水銀血圧計の使用は避けられる傾向にある．日本高血圧学会は水銀血圧計に関するQ and Aで，既存の水銀血圧計はそのまま使い続けることはできるが，定期的なメンテナンスを行うとことを推奨している[3]．

　適切なカフを使用することが重要であり，カフ内ゴム嚢の幅13cm，長さ22～24cmのカフを用いる．また，初診時には，上腕の血圧左右差を確認する．

b）診察室外血圧測定

　家庭血圧，および自動血圧計による24時間自由行動下血圧の測定は，高血圧，白衣高血圧，仮面高血圧の診断と薬効，薬効持続時間の判断に有用である．

表1 成人における血圧値の分類（mmHg）（文献1より引用）

分類		収縮期血圧		拡張期血圧
正常域血圧	至適血圧	<120	かつ	<80
	正常血圧	120-129	かつ/または	80-84
	正常高値血圧	130-139	かつ/または	85-89
高血圧	Ⅰ度高血圧	140-159	かつ/または	90-99
	Ⅱ度高血圧	160-179	かつ/または	100-109
	Ⅲ度高血圧	≧180	かつ/または	≧110
	（孤立性）収縮期高血圧	≧140	かつ	<90

表2 血圧の判定区分（文献2より引用）

		A：異常なし	B：軽度異常	C：要経過観察・生活改善	D：要医療（D1：要治療・D2：要精査）
血圧（mmHg）（2回測定：平均値）	収縮期血圧	-129	130-139	140-159	160-
	拡張期血圧	-84	85-89	90-99	100-

B 高血圧症の診断

　高血圧の診断は，日本高血圧学会の高血圧治療ガイドライン2014（JSH2014）に準じ，高血圧の判定値は140/90 mmHg以上とし（**表1**）[1]，さらに高血圧はⅠ度高血圧，Ⅱ度高血圧，Ⅲ度高血圧，（孤立性）収縮期血圧に分類される．また，140/90 mmHg未満の血圧域については，120/80 mmHg未満を至適血圧，120-129/80-84 mmHgを正常血圧，130-139/85-89 mmHgを正常高値血圧と分類している．そして家庭血圧による高血圧の診断は，135/85 mmHgと診察室血圧より5 mmHg低値とする．

　なお，最近報告された血圧基準範囲については[4]，上記の血圧診断値（臨床判断値）とは異なり，"いわゆる健常人"の基準範囲であることを明確に区別する必要がある．また，この新基準範囲については，生活習慣病の予知・予防の観点から，積極的に人間ドック健診で活用されることが望まれる[5]．

C 判定区分とフォローアップ・生活指導の実際

　2016年に日本人間ドック学会，健康保険組合連合会，日本病院会合同協議会が改定した血圧の判定区分を**表2**に[2]，また，この判定区分に基づく事後指導の実際を**表3**に示した[6,7]．

　判定区分Aは，「現在は異常なし」ではあるが，事後指導としては，至適血圧の120/80 mmHg未満より高値の受診者に対しては，将来高血圧へ移行する確率の高いことを説明し，高血圧への移行を予防する生活習慣を指導する必要がある．また，次年度の人間ドック健診の受診を勧奨し，その時点で血圧の再評価を行う．

表3 判定区分とフォローアップ・生活指導の実際（文献6, 7より引用）

判定区分	指導内容
A	「異常なし」であるが、至適血圧（120/80 mmHg未満）より高値では、将来高血圧に移行する確率の高いことから、高血圧への移行を予防する生活習慣の修正を指導する。また、引き続いての健診の受診を勧奨する。
B	「軽度異常」であるが、正常高値血圧であることから、この状態が続くと、至適血圧に対して約1.5〜2倍、心血管病の発症率が高いことから、血圧を下げるために減量、禁煙、お酒を減らす、減塩、野菜を多くして果物も適度に食べる、などの生活習慣の修正を指導する。また、特定保健指導の対象者には、その受診を勧奨する。
C	「要経過観察・生活改善」であるが、Ⅰ度高血圧であり、この状態が続くと、至適血圧に対して約3倍、心血管病の発症率が高いことから、血圧を下げるために減量、適度な運動、禁煙、お酒を減らす、減塩、野菜を多くして果物も適度に食べる、などの生活習慣の修正を指導する。なお、糖尿病、慢性腎臓病、心血管病を合併している場合や、他のリスク（65歳以上の高齢、喫煙、脂質異常症、肥満、メタボリックシンドローム、50歳未満の若年発症の心血管病の家族歴）を3つ以上もっている場合には、至急、かかりつけ医の受診を指示する。
D	「要医療」、ことにⅡ度高血圧以上であることから「要治療」であるとし、ことに至適血圧に対して約5倍、脳卒中や心臓病にかかりやすいことから、至急、かかりつけ医の受診を指示し、重症化の予防にあたる。

　判定区分Bは、「軽度異常」ではあるが、正常高値血圧であること、すなわち、至適血圧の人と比べて約1.5〜2倍、心血管病の発症率が高いことを理解していただくことが必要である。ことに高齢（65歳以上）、喫煙、脂質異常症、肥満（BMI≧25）、メタボリックシンドローム、若年（50歳未満）発症の心血管病の家族歴などのリスク（以下、他のリスク）のある受診者に対しては、血圧を下げるための生活習慣の改善を指導する。リスクのない受診者については、次回の人間ドック健診での再評価を行うが、リスク保有者については、それぞれのリスク評価を含めて6ヵ月後の再評価を行う。

　判定区分Cは、「要経過観察・生活改善」とし、今回の血圧値から高血圧が疑われ、至適血圧の人と比べて約3倍、脳卒中や心臓病にかかりやすいことから、血圧を下げるための生活習慣の修正が必要であることを指導するが、受診者自身で生活習慣の改善に取り組むか、特定保健指導を活用する方法があることを個別に指導する。ただし、糖尿病、CKD、心血管病のある場合には、かかりつけ医の受診を指示し、リスクに応じた対応をする。リスクのない受診者については、3カ月後の再評価を行う。

　判定区分Dは、「要医療」、ことに「要治療」とし、今回の血圧は非常に高く、至適血圧の人に比べて約5倍、脳卒中や心臓病にかかりやすいことから、至急かかりつけ医を受診することを指示し、高血圧の重症化を予防する。

　判定区分Eは、「治療継続」であるが、治療のコントロール状況の判断が必要である。これは、人間ドック健診においても、経年受診者に対しては"人間ドック健診におけるかかりつけ医"との考えに基づくが、人間ドック健診の場においても高血圧治療の目的を理解させ、高血圧の重症化、すなわち心血管病の発症予防に尽力する必要がある。コントロールの状況の判断には、日本高血圧学会の降圧目標値に準じて判断する（表4）[1]。コントロール不良と判断される受診者については、まずは服薬状況の確認が必要であ

表4 降圧目標値（文献1より引用，改変）

	診察室血圧	家庭血圧
若年，中年，前期高齢者	140/90 mmHg未満	135/85 mmHg未満
後期高齢者	150/90 mmHg未満 （忍容性があれば140/90 mmHg未満）	145/85 mmHg未満（目安） （忍容性があれば135/85 mmHg未満）
糖尿病患者	130/80 mmHg未満	125/75 mmHg未満
CKD患者（尿蛋白陽性）	130/80 mmHg	125/75 mmHg未満（目安）
脳血管障害患者	140/90 mmHg未満	135/85 mmHg未満（目安）
冠動脈疾患患者	140/90 mmHg未満	135/85 mmHg未満（目安）

り，服薬アドヒアランスを高める指導が必要である．そして，かかりつけ医との連携を強化していくことにより，人間ドック健診の質の向上を図ることが重要である．

D 治療開始・専門医依頼の目安

1. 160/100 mmHg以上の受診者
2. 140/90 mmHg以上で，生活習慣の修正後にも140/90 mmHg以上の受診者
3. 140/90 mmHg以上で，糖尿病，慢性腎臓病，心血管病をもっている受診者
4. 140/90 mmHg以上で，他のリスクを3つ以上もっている受診者

　なお，以下は日本内科学会，他12学会による，脳心血管病予防に関する「包括的リスク管理チャート2015」による高血圧についての専門医などへの紹介必要性判断である[8]．

5. 二次性高血圧，妊娠高血圧症候群
6. 高血圧緊急症・切迫症疑い（未治療で拡張期血圧≧120 mmhg）
7. 治療中であるが≧180/110 mmHgまたは3剤併用でも高圧目標値未達成

文献

1) 日本高血圧学会高血圧治療ガイドライン作成委員会，編：高血圧治療ガイドライン2014，ライフサイエンス出版，2014
2) 人間ドック判定・指導ガイドライン作成委員会：判定区分（2016年4月1日改定）．人間ドック30：863-864，2016（http://www.ningen-dock.jp）
3) 日本高血圧学会：水銀血圧計に関するQ and A（http://www.jpnsh.jp/topics/447.html）
4) Yamakado, M., et al：Derivation of gender and age-specific reference intervals from fully normal Japanese individuals and the implications for health screening. Clin Chem Acta 447：105-114, 2015
5) 山門　實：性・年齢別基準範囲設定の「考え方」．人間ドック30：5-6, 2015
6) 山門　實：人間ドック健診におけるフォローアップの実際　2. 高血圧．人間ドック健診フォローアップガイド（奈良昌治，監，山門　實，編），文光堂，p.14-16, 2009
7) 今井博久：血圧高値に関するフィードバック文例集．標準的な健診・保健指導プログラム（改訂版）（厚生労働省健康局，編），p.86-87, 2013
8) 日本内科学会，他12学会：脳心血管病予防に関する包括的リスク管理チャート2015　Step 1C　専門医等への紹介必要性の判断．日内会誌104：824-859, 2015

（山門　實）

3. 聴力検査

ポイント

- 人間ドック健診における聴力検査は選別聴力検査（スクリーニング・オージオメトリ）と呼ばれているが，選別聴力検査の目的は聴力正常か，あるいは何らかの難聴があるかを効率良く，かつ確実に選別することである．
- 検査法は日本聴覚医学会「聴覚検査の実際」に従って行う．
- 難聴の原因や種類を特定するためには精密聴力検査を行う．
- 難聴の早期診断は難聴の進行予防にもつながり，人間ドック健診での聴力検査の意義は大きい．

A 検査の意義

　耳は耳介と外耳道からなる外耳，鼓膜の奥の空洞である中耳，そして音のセンサー機能を有する内耳からなる．鼓膜は0.1mmの薄い膜で，音をとらえる重要な役割を担っている．中耳は鼓膜に連なるツチ骨，キヌタ骨，アブミ骨と呼ばれる最も小さい3つの耳小骨によって音を増幅している．外耳から中耳までの障害で生じるのが伝音難聴である．一方，内耳には音を聴くためのセンサー器である蝸牛があり，複雑な構造のため迷路とも呼ばれている．有毛細胞の先端部には3～4列のtip linkで連結された感覚毛があり，tip linkの基部には器械電気変換チャネルが位置し，感覚毛の揺れによってチャネルが開孔，カリウムイオンが流入，有毛細胞が興奮する．有毛細胞には1列の内有毛細胞と3列の外有毛細胞がある．内有毛細胞は音の信号を脳に送り，外有毛細胞は内有毛細胞の感度を調節して音や言葉の聞き分けができるように働いている．また，人は20Hzから20,000Hzまでの音を聴くことができるが，有毛細胞はあたかもピアノの鍵盤のように並んでいて，中耳に近い蝸牛の根元の細胞が高周波数の音，蝸牛の先端の細胞が低周波数の音に反応する．有毛細胞で感知した音の信号は蝸牛神経を介して脳の聴覚野に伝えられ，言葉や音楽として認識される．内耳から脳までの障害で生じる難聴は感音難聴と呼ばれる．突発性難聴やメニエール病による難聴や騒音性難聴や老人性難聴では感音難聴が生じる．一般には伝音難聴は薬による治療や手術で回復するが，感音難聴は突発性難聴など一部で回復が期待できるが，有毛細胞には再生能力がないため多くは回復困難で，予防が重要となる．難聴の早期診断は難聴の進行予防にもつながり，人間ドック健診での聴力検査の意義は大きい．

B 診断方法と判定区分

1. 検査の手順

　人間ドック健診で対象となるのは，普段の日常生活にはそれほど影響しない騒音性難聴や加齢による老人性難聴などの慢性感音難聴である．騒音性難聴は両側対称性で，初

表1　検査周波数と音圧

検査周波数	1,000 Hz	4,000 Hz
学校健診	30 dB	25 dB
雇入時健診	30 dB	30 dB
その他の健診	30 dB	40 dB

期はc5-dipに代表される4,000 Hzを中心とする難聴で，進行とともに2,000〜8,000 Hzにも難聴が及ぶ．一方，老人性難聴は8,000 Hzから徐々に低い周波数域に難聴が波及する．2,000 Hzの聴力が悪化してくると「音は分かるが言葉が聞き取れない」ようになる．

選別聴力検査の検査周波数は1,000 Hzと4,000 Hzであり，1,000 Hzは日常会話に必要な会話域聴力の指標として，4,000 Hzは騒音性難聴や老人性難聴などを早期診断するために用いられる．一方，検査音圧は30 dBで行うのが一般的である．一般のオージオメータを用いる純音聴力検査の場合は，125 Hzからオクターブ間隔で8,000 Hzまで7周波数の検査が可能であり，純音聴力検査では気導聴力検査と骨導聴力検査を行うことができる．気導聴力検査により聴力の程度が分かり，骨導聴力検査よって伝音難聴と感音難聴との鑑別が可能になる．しかし，骨導聴力検査では対側耳にマスキングノイズを呈示する必要があり，その音圧の設定や結果の解釈にはより専門的な知識が必要であり，その診断に際しては専門医に紹介すべきである．

成人の選別聴力検査でとくに一般勤労者を対象にする健康診断，雇入時の健康診断，定期健康診断および特定業務従事者の健康診断があり，いずれも1,000 Hzと4,000 Hzで検査をするが，4,000 Hzの基準音圧は各健診対象者の年齢を考慮して異なっている（表1）．

2. 検査実施上の注意

被検者にオージオメータの操作が見えないように検査室を設定する．受話器を右が赤，左が青に正しくセットする．「受話器がきちっと装着できると検査が始まり，ピーピーピーと検査音が出ます．」「ピーピーピーと検査音が聴こえたら，応答スイッチを押してください．」「検査は右耳から始めます．」と説明したうえで検査を開始する．聴力検査を行ううえで最も注意すべきは，聴力検査が自覚的な聴覚心理検査であることである．小さな音が聴こえるかどうかを被検者に応答してもらうため，被検者が精神的，身体的に疲労しているときには正確な応答ができない場合もある．高齢者の場合も同様である．被検者の応答の状況を注意して観察しながら行うのが検査のコツである．

C 生活指導と専門医への依頼

選別聴力検査で異常所見が認められた場合で，病歴で耳疾患の既往がない場合は，専門医に精密聴力検査を依頼すべきである．とくに突発性難聴など一側性難聴が疑われる場合は，精密聴力検査が必要がある．一方で，両側4,000 Hzに異常がある場合は，年齢や騒音環境を確認する必要がある．その結果，老人性難聴や騒音性難聴が疑われる場合は，健診で難聴の進行の有無を確かめ，進行する場合は専門医に紹介する．とくに難

聴の訴えがなく，耳鳴や耳閉塞感を訴える場合も注意が必要である．また，老人性難聴や騒音性難聴が疑われる場合は，それぞれの危険因子，すなわち老人性難聴では家族歴，生活習慣病の有無など，騒音性難聴では職場の騒音環境を確認し，予防の重要性を説明する．そのうえで老人性難聴では年1回，騒音性難聴では半年に1回の選別聴力検査で進行の有無を確認し，進行が疑われる場合は専門医に紹介すべきである．

文献

1) 立木　孝，他：聴覚検査法(1990)の制定について．Audiology Japan 33：792-806, 1990
2) 調所広之：選別聴力検査．聴覚検査の実際，改訂3版(日本聴覚医学会，編)，南山堂，p.101-109, 2009
3) 小川　郁：聴力検査．健診・人間ドックハンドブック(小川哲平，他，編)，中外医学社，2013

(小川　郁)

4. 視力・眼圧・眼底

ポイント

- 視力は，日常生活を送るうえで十分な視機能を有しているか，また，眼疾患が存在するかどうかを推測するうえでも重要な指標となる．
- 眼圧は，緑内障の危険因子として重要である．判定は眼底検査による視神経乳頭所見と合わせて日本緑内障学会のガイドライン[1]に準じて判断する．
- 眼底検査は，日本人間ドック学会眼底検査検診判定マニュアル[2]および循環器病予防ハンドブック[3]，そのほかの関連ガイドラインに従う．

A 検査の意義

1．視力

a) 測定意義

視力は，日常生活を送るうえで十分な視機能を有しているか，また，眼疾患の存在を推測するうえでも重要な指標となる．

b) 測定上の注意点

視力測定は，検査距離5mを基準としたランドルト環指標を用いて左右眼それぞれ測定する．視力測定の際には，日常生活で眼鏡やコンタクトレンズを使用しているか確認し，装用者は装用下での視力（生活矯正視力）を測定する．

2．眼圧

a) 測定意義

眼圧は，緑内障の危険因子として重要である．ただし，わが国の緑内障患者の多くは，眼圧が正常域にある正常眼圧緑内障である．眼圧が正常であっても緑内障は否定できず，眼底所見と合わせて判定する必要がある．

b) 測定上の注意点

最も精度が高く標準的な眼圧測定法は，ゴールドマン圧平眼圧計である[1]．人間ドックでは非接触型眼圧計が用いらることが多い．コンタクトレンズの使用者ははずして測定する．

3．眼底

a) 測定意義

眼底検査は，高血圧の臓器障害判定・循環器疾患の危険予測を目的とした循環器検診と眼疾患の検診の2つの意義がある．

①循環器・脳卒中検診

網膜血管の高血圧・動脈硬化性変化：眼底の高血圧・動脈硬化性変化は，脳卒中，冠動脈疾患，循環器死亡の危険との関連が報告されている．

②眼疾患の検診

糖尿病網膜症：糖尿病の細小血管合併症である糖尿病網膜症は，発症早期には自覚症状がない．早期に発見し適切な時期に治療することで失明予防が期待される．

緑内障：緑内障患者の多くは無症状であり，人間ドックは無症状の緑内障患者の発見，早期治療の機会となる．

加齢黄斑変性：加齢黄斑変性は高齢者の失明原因として重要で，わが国ではとくに男性，喫煙者において頻度が高い．

b）測定上の注意点

無散瞳眼底カメラを用いたデジタル写真で判定を行うことが多い．1枚の眼底写真に視神経乳頭，黄斑部，そして網膜血管が含まれるように，視神経乳頭と黄斑部中心窩を結ぶ線の中心を中央にして撮影する．眼科疾患の検診には両眼撮影を行うことで片眼性の疾患を発見できる．できれば視神経乳頭と黄斑部それぞれを中心とした2枚の撮影を行う．

B 診断方法

1. 視力

裸眼視力あるいは裸眼視力と矯正視力の両方を測定した場合は，矯正視力で判定する．左右の視力で悪い側で判定を行う．

2. 眼圧

眼圧は個人差があるが，一般住民の眼圧分布から21 mmHgは眼圧の異常高値の1つの基準となり得る[1]．眼圧が25 mmHg以上では高眼圧症が疑われ，眼科受診が勧められる．

3. 眼底検査

a）網膜血管の高血圧性変化，動脈硬化性変化（表1）[2,3]

Scheie分類，Keith-Wagener分類慶大変法が用いられてきたが，近年ではWong-Mitchell分類が提唱されている．

b）緑内障[1]

視神経乳頭陥凹の拡大として，乳頭陥凹の最大垂直径と視神経乳頭の最大垂直径の比（垂直cup-to-disc [C/D] 比）が0.7以上を異常とする．そのほか，視神経乳頭上下のrim-to-disc (R/D) 比が0.1以下，網膜神経線維層欠損，視神経乳頭出血などは緑内障を疑わせる所見である．

c）糖尿病網膜症[2,3]

現在はScott分類は用いられず，検診では新福田分類による詳細な分類は困難である．そこで改変Davis分類や将来の重症化のリスクに基づいて作成された国際重症度分類の使用が推奨される．国際重症度分類は大きく，「明らかな網膜症無し」，「非増殖糖尿病網膜症」（軽症［毛細血管瘤のみ］，中等症［軽症と重症の間］，重症［多数の網膜内出血，2象限以上の数珠状静脈，1象限以上の網膜内細小血管異常］），増殖糖尿病網膜症（網膜新生血管もしくは硝子体・網膜前出血）と分類する．

d）加齢黄斑変性[4]

滲出型および萎縮型加齢黄斑変性のいずれかを加齢黄斑変性の疑いとする．Age-

表1　Wong-Mitchellによる高血圧に関わる網膜血管病変分類とScheie分類との対応表[*1]

Scheie分類	Keith-Wagener分類	Wong-Mitchell重症度分類	所見	全身疾患との関連	判定[*3]
H0S0	0群	なし	所見なし	なし	A
H0S1〜4 H1S0〜4 H2S0〜4	Ⅰ群：網膜細動脈の軽度狭細および硬化 Ⅱ群：明らかで高度な動脈硬化と狭細	軽度	網膜細動脈のびまん性狭細，網膜細動脈の局所狭細化・口径不同，動静脈交叉現象，反射亢進・混濁（銅線動脈）	脳卒中，非症候性脳卒中，冠動脈疾患，循環器死亡の危険上昇あり（オッズ比1〜2）	BまたはC
H3S0〜4	Ⅲ群：著明な硬化性変化に加えて血管攣縮性網膜症（網膜浮腫，綿花状白斑，出血），著明な動脈狭細化	中等度	網膜出血（斑状，点状，火炎状），毛細血管瘤，綿花状白斑，硬性白斑などの網膜症所見	脳卒中，非症候性脳卒中，認知低下，循環器死亡の危険高い（オッズ比2以上）[*2]	D2
H4S0〜4	Ⅳ群：Ⅲ群に加えて乳頭浮腫	重度	網膜症所見に加えて乳頭浮腫	循環器死亡の危険が高い	D2

[*1] 高血圧がない場合でも網膜血管病変がみられることがある．正常高値血圧者であってもこのような網膜血管病変がある場合や，将来の高血圧や循環器疾患の発症に血圧とは独立した関連があるとの報告もある．年齢，血圧以外の動脈硬化リスクファクターを考慮して選定する．
[*2] 「高血圧治療ガイドライン2014」で「高血圧管理計画のためのリスク層別化に用いる予後影響因子」の「B．臓器障害／心血管病」にあたる「高血圧性網膜症」に相当する．この所見があれば「リスク第三層」，すなわち心血管病リスクが高く，生活習慣の修正に加えて直ちに高圧治療を考慮すべき所見となる．
[*3] 年齢，動脈硬化リスクファクターを考慮して選定する．

Related Eye Disease Study（AREDS）カテゴリー3以上にあたる前駆病変（大きめのドルーゼン，網膜色素上皮の異常）は指導の対象になり得る．

C 判定区分とフォローアップ・生活指導の実際

1. 視力

視力1.0以上が「A：異常なし」，0.7〜0.9が「C：要経過観察・生活改善」，0.6以下が「D：要医療」となる．

2. 眼圧

25 mmHg以上は高眼圧症であり「D2：要精査」，21 mmHg以上の場合は視神経乳頭の所見と合わせて「D2：要精査」と判断する．

3. 眼底

a）網膜血管の高血圧性変化・動脈硬化性[2)]

重症度分類と対応する判定区分を表1に示す．

b）糖尿病網膜症

糖尿病網膜症が認められた場合の判定区分は「D2：要精査」となる．

c）緑内障

緑内障の疑いの判定区分はすべて「D2：要精査」となる．

d）加齢黄斑変性

加齢黄斑変性の疑いの判定区分はすべて「D2：要精査」となる．

e）判定困難・不能

白内障など中間透光体の混濁が疑われる場合には「D2：要精査」とし，それ以外の原因が考えられる場合は，判定医の判断により判定区分を決定する．

f）そのほかの眼疾患

視神経乳頭の異常，糖尿病網膜症疑い（糖尿病が確認できない場合），そのほかの網膜症所見，網膜血管障害，黄斑部異常，網脈絡膜変性・萎縮，有髄神経線維，その他，については「D2：要精査」もしくは適宜判定を行う．

D 専門医依頼の目安

視力，眼圧については，判定区分により専門医の受診を勧める．網膜血管の高血圧性変化，動脈硬化性変化は，基本的に眼科の治療よりも内科治療（適切な血圧管理）が重要であり，眼科とともに内科受診を勧める．高血圧治療ガイドラインでは「高血圧性網膜症」が「高血圧管理計画のためのリスク層別化に用いる予後影響因子」として挙げられている[5]．糖尿病網膜症は，科学的根拠に基づく糖尿病診療ガイドライン2013[6]で，糖尿病診断確定時とそれ以後は少なくとも年1回の眼科受診が勧められている．既知糖尿病者に対しては，眼底写真による検診では周辺部所見を見逃す危険性があることを説明し，定期的な眼科専門医による散瞳下眼底検査を勧める．緑内障は，眼圧と視神経乳頭の所見を総合的に判断する[1]．滲出型加齢黄斑変性は，早期に発見し，専門医の受診を勧める．抗血管内皮成長因子治療で視力の維持，向上が期待できる[4]．また，AREDSカテゴリー3以上の前駆病変は，禁煙に加えてAREDS準拠抗酸化サプリメント内服が進展抑制に有効である可能性がある．萎縮型加齢黄斑変性に対しては良い治療法がない[4]．

文献

1) 日本緑内障学会緑内障診療ガイドライン作成委員会：緑内障診療ガイドライン（第3版）
   http://www.nichigan.or.jp/member/guideline/glaucoma3.jsp
2) 日本人間ドック学会：眼底健診判定マニュアル
   http://www.ningen-dock.jp/wp/wp-content/uploads/2013/09/9a0e9dd5b5a9c4b9f151c5b3ad9855c82.pdf
3) 川崎　良：眼底検査（眼底所見判定分類）．循環器病予防ハンドブック，第7版（日本循環器病予防学会，編），保健同人社，2014
4) 厚生労働省網膜脈絡膜・視神経萎縮症調査研究班加齢黄斑変性治療指針作成ワーキンググループ：加齢黄斑変性の治療指針
   http://www.nichigan.or.jp/member/guideline/aging_macular_degeneration.pdf
5) 日本高血圧学会高血圧治療ガイドライン作成委員会，編：初診時の高血圧管理計画．高血圧治療ガイドライン2014
   http://www.jpnsh.jp/data/jsh2014/jsh2014v1_1.pdf
6) 日本糖尿病学会，編：糖尿病網膜症．科学的根拠に基づく糖尿病診療ガイドライン2013
   http://www.jds.or.jp/modules/publication/index.php?content_id=4

（川崎　良）

5. 呼吸機能検査（スパイロメトリー）

ポイント

- スパイロメトリーは，O_2-CO_2ガス交換を行っている肺の換気機能を測定する方法である．
- 正確な測定には術者の熟練と受検者の努力が必要であり，測定値の信頼性はフロー・ボリューム曲線の形に現れる．
- 換気機能のパラメーターとして，％肺活量，1秒率，対標準1秒量が用いられる．
- ％肺活量が80％未満（肺活量減少）を拘束性換気障害と呼び，1秒率が70％未満を閉塞性換気障害と呼び，両者の合併を混合性換気障害と呼ぶ．慢性閉塞性肺疾患（chronic obstructive pulmonary disease：COPD）には対標準1秒量をもとにした病期分類があり，その病期によって病態把握を行う[1]．
- 喫煙習慣保持者には，強力な禁煙指導を行う．

A 検査の意義

　スパイロメトリーは，呼吸機能検査のうち肺の換気機能を測定する比較的簡便な検査法である．図1に示す基本計測値を測定するが，人間ドック健診では，残気量を除いた肺気量を計測する．肺活量と1秒量を測定し，標準値＊に対比して肺活量の大きさを評価し，1秒率を算出して気流閉塞（閉塞性換気障害）の程度を算出する．これによって，肺の換気機能の基盤である肺活量に加えて，気道抵抗の指標となる1秒率と対標準1秒量を知ることができる．

　自覚症状を伴わない段階での，間質性肺炎，胸膜肥厚，胸水貯留，胸部変形などに伴う拘束性換気障害やCOPD，気管支喘息などに伴う閉塞性換気障害などの検出に役立つ．

　異常を認めた場合には，所見の程度と自覚症状に応じて，経皮的酸素飽和度測定，血液ガス分析，残気量測定，肺拡散能測定，換気血流分布測定，肺循環機能検査などへと進む．

B 診断方法

1. スパイロメトリー（図1）

　現在はコンピューター化された気流型スパイロメーターにより測定され，自動補正された各パラメーターの数値と呼吸曲線およびフロー・ボリューム曲線が表示される．

　この検査を精度高く実施するには，術者に熟練が要求される．鼻孔をノーズクリップで閉じた状態で受検者に安静換気を行わせ，次いで最大吸気位まで奥深く吸い終わったところで，強く促して，一気に最大呼気位まで呼出を続けさせることが大切である．受検者の努力の状況と結果の信頼性は，フロー・ボリューム曲線に明白に現れるので，換気機能の評価に際して必ずチェックする必要がある．

図1 スパイロメトリーの基本測定値

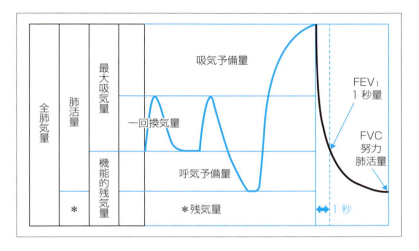

図2 フロー・ボリューム曲線の比較

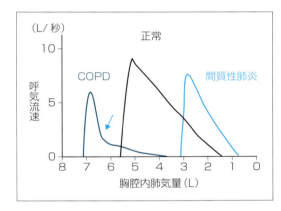

2. 診断パラメーター

- 肺活量 vital capacity：VC (L)
- ％肺活量 ％ vital capacity：％VC（肺活量/肺活量予測値*×100％）
- 努力肺活量 forced vital capacity：FVC (L)
- 1秒量 forced expiratory volume in one second：FEV_1 (L)
- 1秒率 forced expiratory volume ％ in one second：FEV_1％（1秒量/努力肺活量×100％）
- 対標準1秒量 ％ forced expiratory volume in one second：％FEV_1（1秒量実測値/1秒量予測値*×100％）

*日本呼吸器学会肺生理専門委員会報告：日本人のスパイログラムと動脈血液ガス分圧基準値．日呼吸会誌2001：39．

3. フロー・ボリューム曲線（図2）

フロー・ボリューム曲線は，努力呼気中の気流速度を縦軸に，肺気量を横軸に表示したもので，上昇脚は速やかに立ち上がり，気流速度がピークに達すると鋭く反転する．下降脚は最大呼気流量曲線（maximum expiratory flow volume curve：MEFV曲線）であ

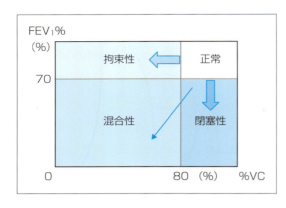

図3 換気障害の判定

り，すべての肺気量位において最大呼気速度を保ちつつ最大呼気位に達する．

同曲線が，立ち上がりで遅延したり頂点が鈍っていたりするときは，受検者の呼気努力が不足していることが多い．また，呼出中に咳などで断続的に気流が乱れると，下行脚曲線が小刻みに変形する．

間質性肺炎など拘束性換気障害では肺気量が減少し，COPDでは末梢気道の気流閉塞のため，下行脚が下向きに凸の曲線を描く（図2，矢印）．

C 換気障害パターン（図3）

- **拘束性換気障害**（％肺活量＜80％）

肺─胸郭系の病変によってその弾性に異常をきたし，肺が十分伸びなくなるために起きることが多い．肺活量は低下するが，空気の出入口である気道には病変がないため，1秒率は正常に保たれる．

- **閉塞性換気障害**（1秒率＜70％）

空気の出入口である気道の病変によって気道の狭窄をきたすため，気道抵抗が上昇する．このため，とくに呼気の速さに低下をきたし，呼出に時間がかかるようになる．この状態が恒常的であればCOPDと呼ぶ．軽症では肺活量は正常に保たれるが，進行すると肺活量が減って拘束性換気障害が合併するようになり，混合性換気障害へと進む（図3，斜め矢印）．

- **混合性換気障害**（％肺活量＜80％かつ1秒率＜70％）

D 判定区分とフォローアップ・生活指導の実際

拘束性換気障害の場合には，胸部X線を参照して病因を探り，間質性肺炎，胸膜肥厚，胸水貯留などの所見が疑われれば，D2（要精密検査）と判定し，胸部CT検査などへ進む．肥満者において横隔膜が押し上げられた高位所見を認めたときには，減量指導を行う．

閉塞性換気障害の場合は，図4のCOPD病期分類を参照し，かつ，息切れなどの自覚症状に留意する．喫煙習慣がCOPD招来の最大因子であるので，いかなる場合にも強力に禁煙指導を実施することが重要である．

病期		定義 (FEV₁%<70%に加えて)
Ⅰ期	軽度の気道閉塞	%FEV₁≧80%
Ⅱ期	中等度の気道閉塞	50%≦%FEV₁<80%
Ⅲ期	高度の気道閉塞	30%≦%FEV₁<50%
Ⅳ期	極めて高度の気道閉塞	%FEV₁<30%

FEV₁%：1秒率，%FEV₁：対標準1秒量

図4　COPDの病期分類

病期Ⅰ期の場合には，胸部Ｘ線所見に異常なく自覚症状がなければ，生活習慣への留意を促しつつC12（1年後再検査）と判定する．Ⅱ期以降はD2と判定し，胸部CT検査など精密検査を勧奨する．

E 治療・専門医依頼の目安

専門医依頼の目安は，換気機能障害の程度に加えて，胸部Ｘ線所見，既往歴，現病歴，自覚症状，診察所見などを参照して判断する．喫煙習慣があれば禁煙指導を行い，禁煙外来受診を強く勧奨する．コントロール不良な気管支喘息などは，直ちに受診勧奨を行う必要がある．

拘束性であれ閉塞性であれ，換気障害を認める場合には，自覚症状の確認が重要である．咳，痰，息切れなどの症状があれば，呼吸器内科受診を勧奨する．

COPD病期分類でⅡ期の場合には，日常生活において格別の自覚症状を感じていないケースが多くを占めるので，胸部CT検査でCOPDが「気腫型」か「非気腫型」かを判定し，肺がんなどの合併がなければ，禁煙指導と1年後の再検査を指示する．Ⅲ期以降では人間ドック健診受診者が少ないが，もし，受診されれば，診察医が実施可否判定を行い，十分な安全配慮のもとに行う必要があろう．

文献

1) 日本呼吸器学会COPDガイドライン第4版作成委員会，編：COPD（慢性閉塞性肺疾患）診断と治療のためのガイドライン，第4版，メディカルレビュー社，2013

（瀧澤弘隆）

6. 尿検査

> **ポイント**
> - 尿検査診断（**表1**）は，日本臨床検査標準協議会（JCCLS）の基準による．
> - 尿検査は，尿試験紙（尿蛋白，尿糖，尿潜血，尿PH，尿ビリルビン・ウロビリノーゲン，ケトン体亜硝酸塩，白血球反応）による定性検査および顕微鏡検査による尿沈査が行われる．
> - 尿検査は，腎・尿路系のみではなく，腎前性疾患のスクリーニングにも有用である．

A 尿検査の概要

検査尿に試験紙を浸したのち，各項目の判定用色調表に従い判定する．その原理と基準値，および異常値の場合に考えられる疾患を表1に示す．採尿は早朝または随時の清潔中間尿とし，採尿後は速やかに検査を行う．中間尿とは，放尿の最初と最後を捨て，中間の部分を採取した尿をいう．

B 検査の意義・測定方法・判定区分とフォローアップ・生活指導の実際など

尿生成の目的は，過剰な水分および体内の老廃物を排泄することである．尿中に含まれる各種の代謝物，電解質，有形成分などの出現状況を検査することで，腎・尿路系疾

表1 尿試験紙検査の測定原理，基準値および臨床的意義

項目	測定原理	基準値	異常値の場合に考えられる疾患
pH	複合指示薬法	5.0〜7.5	酸性尿（アシドーシス，発熱，薬剤など），アルカリ尿（尿路感染症，アルカローシス，薬剤など）
比重	高分子電解質共重合体のpKa値変化	1.005〜1.030	低比重尿（尿崩症，急性腎不全，腎盂炎など），高比重尿（糖尿病，脱水，ネフローゼ症候群など）
蛋白	蛋白誤差反応	(−)	腎疾患（腎炎，ネフローゼ症候群，腎不全，IgA腎症など），起立性蛋白尿など
ブドウ糖	GOD法	(−)	糖尿病，副腎髄質腫瘍，甲状腺機能亢進症，腎性糖尿など
潜血反応	ヘモグロビンのPOD作用	(−)	腎・尿路系疾患（出血），発作性夜間血色素尿症，不適合輸血など（ヘモグロビン尿），横紋筋融解（ミオグロビン尿）など
ケトン体	ランゲ反応	(−)	重症糖尿病，飢餓，嘔吐，激しい下痢など
ビリルビン	カップリング法	(−)	胆道閉塞，肝炎，肝硬変，肝がんなど
ウロビリノーゲン	Ehrlich反応	(±)	溶血性貧血，肝炎，肝硬変，肝がん，便秘など
亜硝酸塩	Griess反応	(−)	尿路感染症
白血球反応	エステラーゼ活性検出反応	(−)	尿路感染症

患だけではなく，心，肝をはじめとする他臓器の機能や病態を知ることができる．尿は，採取が容易で検者に与える苦痛も少なく，診断価値も大きいので，臨床上極めて重要である．

1. 尿蛋白

a) 検査の意義

蛋白質は大部分が尿管で再吸収され，尿中には排出されない．腎疾患のときには濾過・吸収に異常が生じ，尿中に漏れ出てくる．また，尿路からの出血でも蛋白濃度が高くなる．

b) 測定方法

試験紙法が一般的である．JCCLSにより30 mg/dLが「1＋」とされている．

c) 判定区分とフォローアップ・生活指導の実際

疑陽性（±）以上であれば，日常生活の要因による正常蛋白尿にも注意して再検査をし，異常であれば第一に腎臓疾患を考えるが，そのほか，尿路疾患，骨髄腫，溶血性疾患，膠原病など様々な病気が関わっていることもある．妊娠が原因のこともあるが，この場合は妊娠中毒症の危険があるので注意が必要である．

2. 尿糖

a) 検査の意義

糖は通常，尿細管で再吸収され，尿中には排出されないが，血糖値が上昇し（160～180 mg/dL以上），再吸収しきれない状態になると，排出されてくる．糖尿病かどうかの目安として行われる．

b) 測定方法

酵素法が一般的である．JCCLSにより尿糖100 mg/dLが「1＋」とされている．

c) 判定区分とフォローアップ・生活指導の実際

血糖，グリコヘモグロビン検査や経口ブドウ糖負荷試験などで糖尿病と診断されれば，すぐに治療が必要である．境界型の場合でも，食事や運動などの指導が必要となる．腎性糖尿は，腎臓の糖排出閾値が低下している場合で，治療の対象にはならない．

3. 尿潜血

a) 検査の意義

顕微鏡的血尿の有無を調べるために行われ，腎・尿路系の異常の発見を目的としている．

b) 測定方法

尿潜血反応用試験紙（ヘモグロビンのPOD様反応）により行われる．

c) 判定区分とフォローアップ・生活指導の実際

血尿，ヘモグロビン尿，ミオグロビン尿のいずれかで陽性となる．陽性の場合には尿沈渣を行い，400倍顕微鏡で毎視野に赤血球が5個以上あることを確認する．陽性の場合には，腎・尿路系疾患，溶血性疾患，横紋筋融解などを考えて検査を進めていく．女性の場合，月経時の尿潜血検査は全く意味がないので避けるべきである．

4. 尿ビリルビン・ウロビリノーゲン

ビリルビンは胆汁色素の主成分で，尿に出てくることはない．過剰形成と排泄異常に

表2　尿沈渣の検査項目，基準値および疑われる病気

項目		基準値	疑われる病気
赤血球	尿潜血を伴う病気	1視野に5個以内	腎炎，腎臓がん，ネフローゼ症候群，膀胱がん，腎・尿路結石，尿路感染症，動脈硬化症など
白血球	腎臓や尿路などの炎症や感染症	1視野に5個以内	糸球体腎炎，腎盂腎炎，膀胱炎，尿道炎，結核，クラミジアなど
円柱細胞	腎・尿路系疾患の病気	陰性（－）	腎炎，糸球体腎炎，腎盂腎炎，ネフローゼ症候群，糖尿病腎症，尿細管壊死，慢性腎不全，ウィルス感染症，心不全など
上皮細胞	腎・尿路系疾患	1視野に少数	尿路感染症，尿路結石，膀胱がん，尿道がん，糸球体腎炎，糖尿病腎症，ネフローゼ症候群，ウィルス感染症など
異型細胞	異常な形状をした細胞，通常は悪性腫瘍細胞を意味する	陰性（－）	悪性腫瘍，白血病など
通常結晶	尿酸などの結晶の状態を確認する	1視野に少量	シュウ酸カルシウム結石，痛風，尿酸結石など
異常結晶	ビリルビン，シスチン，ロイシン，DHAなどの結晶	陰性（－）	ネフローゼ症候群，腎臓結石，急性肝炎，胆道閉塞など
その他	細菌，真菌，原虫，寄生虫など	陰性（－）	

より黄疸となると，尿に排泄されてくる．ウロビリノーゲンはビリルビンが腸内で還元されてできたもので，両者を同時に測定して黄疸の病型分類をすることができる．

5. 尿比重

腎臓における尿の濃縮・希釈能の状態をみる．水分摂取や運動などにも大きく影響されるので，繰り返し検査して評価することが大切である．1.030を越える高値では脱水，ネフローゼ症候群，糖尿病など，1.010以下の低値では尿崩症や腎不全が考えられる．

6. pH

腎機能障害のほか，呼吸器障害により血液中の酸素濃度や二酸化炭素濃度が変化している場合にも異常を示してくる．アルカローシスは腎障害，過換気症候群，低カリウム血漿，胃酸の喪失など，アシドーシスは閉塞性肺疾患や腎障害，糖尿病などが原因になる．

7. ケトン体

糖尿病のコントロールが悪い場合や，高度の飢餓状態で脂肪の分解が起こると，尿中に排出されてくる．発熱，脱水，妊娠・授乳期などで陽性となることがある．

8. 亜硝酸塩・白血球反応

尿路感染症のスクリーニングとして行われる．

9. 尿沈渣

a）検査の意義

尿を遠心分離器にかけて沈殿してくる固形成分を調べ，腎・尿路系疾患をはじめとする身体臓器の異常を探ることを目的とする．沈渣所見の判定基準は表2に示す．

b) 検査方法

尿中有形成分自動測定装置または顕微鏡下で測定する．

c) 判定区分とフォローアップ・生活指導の実際

異常が認められた場合には，原因究明のために血液検査，画像検査を行い，診断を確定する．

d) 治療開始・専門医依頼の目安

疾患の早期発見，早期の治療に続く健康維持，生活の質向上を目的と考えれば，検査の意義も大きくなる．尿検査は腎をはじめとする多臓器の機能や病態に影響を受けているが，異常値が出ても特定の疾患を確定できるものではない．少しの異常も放置することなく，再検査，精密検査につなげていくことが大切である．

〔鈴木　修〕

7. 便検査（便潜血検査）

> **ポイント**
> - 便潜血検査は，大腸がん検診として精度が高く，大腸がんによる死亡率の減少が実証されている優れたスクリーニング検査である．
> - 2日法の免疫学的便潜血検査が推奨されている．
> - 2検体のうち1検体でも陽性であればD（要医療）判定とし，下部消化管の精密検査が必要である．

A 検査の意義

　便潜血検査は，肉眼的に認められない糞便中の血液成分を検出することにより消化管内の微量の出血の有無を知る検査で，糞便中に混入した赤血球由来のヘモグロビンを化学的あるいは免疫学的方法で検出する[1]．従来便潜血検査は，ペルオキシダーゼ反応を応用した化学法が行われてきた．化学法は全消化管由来の出血を検出できるという特徴があるが，この反応はヒト由来のヘモグロビンに特異的でなく，動物由来のヘモグロビンや植物・薬物でも陽性反応が出るため，厳密には食事制限などが必要になる．一方，免疫法は抗ヒトヘモグロビン抗体を用いて検出する方法であり，化学法に比べ感度が高く，動物性ヘモグロビンとの反応は非常に少ない．また，ヘモグロビンの抗原性は胃・十二指腸での消化過程で消失するので上部消化管出血では検出されず，下部消化管出血の有無の検出に適している．

　がん検診の目的は当該がんによる死亡率の減少であり，便潜血検査による大腸がんスクリーニングは，大腸がんの死亡率低下が実証されている[2]．精度に関して，一般に化学法に比べ免疫法が優れていることが示されており，免疫法の感度は，1日法で56～67％，2日法で77～83％，特異度は97～98％と報告されている．これらの特徴から，免疫法での2日法による便潜血検査が大腸がん検診ガイドラインでも推奨（推奨グレードA）されている[3]．

B 診断方法

　大腸がん検診の検査法として便潜血検査は，下部消化管内視鏡検査や注腸造影検査に比べ診断精度は劣るが，安全で簡便・安価であり，一度に多くの検体を処理できる優れた検診方法である．1回では偽陰性となることがあるので，2日間の検体を検査し判定する．間欠的な出血やごく微量な出血の場合には偽陰性となることがある．また，右側結腸に病変がある場合などには，ヘモグロビンが体温下に腸内細菌に長時間さらされるため，偽陰性になることがある．採便量や採便部位，採便方法，検体保管状況が検査に影響を及ぼすので注意が必要である．

表1 便潜血検査の判定基準（文献4より引用）

判定	便潜血検査 1回目	便潜血検査 2回目
A（異常なし）	（−）	（−）
D（要医療）	（−）	（＋）
	（＋）	（−）
	（＋）	（＋）

　便の採取容器は種々あり，検査キットの説明に従い適量を採便する．便がトイレの水と接触すると，便表面の微量の血液が希釈されて偽陰性を呈したり，トイレ洗浄剤が反応に影響したりするので，採便時にはトイレ水との接触を避ける工夫が必要であり，採便シートの使用が望ましい．また，下部大腸からの出血では血液が便の一部に不均一に分布することがあるため，便表面を広くこすって採取することが推奨されている．生理中は血液混入の可能性があるため，採便を見合わせる．ヘモグロビンの変性を防ぐため，便採取後から提出，回収，測定まで検体を冷暗所に保管する．

　近年，便中のヘモグロビンのみならず，便中安定性がより高いトランスフェリンを免疫法で検出する検査法がある．

C 判定区分とフォローアップ・生活指導の実際

　便潜血陽性は消化管の出血性病変の存在の可能性を示唆し，とくに免疫法陽性では，大腸がんや大腸ポリープなど下部消化管の出血性病変，肛門疾患として痔疾などが疑われる．便潜血陽性の場合，日本人間ドック学会の判定区分[4]に従い，2検体のうち1検体でも陽性であればD（要医療）判定とし，下部消化管内視鏡検査あるいは注腸造影検査などの精密検査を行う（**表1**）．大腸がんからの出血は間欠的であることも多いので，便潜血検査を再検査することは意味がない．

　便潜血が2回とも陰性の場合はA（異常なし）判定とするが，偽陰性を完全には否定できない．このため，次年度の検診受診を勧めるとともに，症状出現時には早急に医療機関を受診するよう指導する．大腸がん検診における便潜血の検診間隔や対象年齢に関する検討では，2年まで死亡率減少効果が示され，有効性については45～74歳で検討されている．

D 治療・専門医依頼の目安

　大腸がんの罹患率および死亡率は，ともに年々上昇傾向にある．大腸がん検診としての便潜血検査の有用性が実証されていることから，便潜血陽性でD（要医療）判定の場合，必ず専門医での精査が必要である．大腸検査は煩雑で被験者の負担や苦痛が大きいことから，二次検診受診率が低いことが問題となっているが，未受診群に大腸がん死亡率が高いことも示唆されている[5]．確定診断には下部消化管内視鏡検査が最も重要な検査で，病変の局在や大きさ，深達度，病理学的検索などを行う．拡大内視鏡や狭帯域光

観察法などを用いて，病変の表面構造の詳細な観察による診断も行われている．

文献

1) 今福祐司：便潜血検査．Medicina 52：34-36，2015
2) 斎藤　博，他：大腸がん検診のエビデンスと今後の研究の展望．日本消化器病学会雑誌111：453-463，2014
3) 祖父江友孝，他：有効性評価に基づく大腸がん検診ガイドライン（普及版）．癌と化学療法32：901-915，2005
4) 日本人間ドック学会：判定区分(2016年4月1日改訂)．人間ドック30：863-864，2016
5) 山路　裕，他：便潜血反応による大腸がんのスクリーニングの意義．臨床成人病30：719-724，2000

（加納繁照，久保田真司）

8. 血球算定検査

ポイント

- 貧血，赤血球増加症，白血球減少あるいは増加症，血小板減少あるいは増加症の臨床的診断基準を**表1**に示した．
- 血算異常の人間ドック健診での判定は，日本人間ドック学会による区分（**表2**）に従う．
- 赤血球系検査は種々あるが，健診のスクリーニングはヘモグロビン値で行うのが簡便かつ妥当である．
- 血算異常は貧血，白血病や悪性リンパ腫などの造血器腫瘍，骨髄異形成症候群，血小板減少症などの各種血液疾患で起こるので，医療機関や専門医へ的確に受診させることが重要である．

A 検査の意義

　血球算定検査（血算）には，大別して赤血球系検査（ヘモグロビン濃度（Hb），赤血球数（RBC），ヘマトクリット値（Ht），赤血球恒数），白血球数，血小板数の3種類がある．

　血算の異常は多くは血液疾患で起こるので，各種の貧血，白血病などの造血器腫瘍，骨髄異形成症候群，血小板減少症などの発症予防に重要である．

1. 赤血球系検査

a) 測定意義[1]

　貧血の診断には，Hbが最も重要な指標となる．RBCやHtも貧血で低下するが，Hbに比し測定意義は少ない．多血症では赤血球容量が増加して血液粘度が増加し，血栓のリスクになるので，確定診断には赤血球の容量を反映するHtが有用とされる．

　赤血球恒数の中では平均赤血球容積（MCV）が重要であり，貧血の分類に用いる．

2. 白血球数

a) 測定意義

　白血球減少は通常は好中球減少症と同義的に扱われ，多くはウイルス感染症などで認められる．しかし，時には薬剤性無顆粒球症，急性白血病，骨髄異形成症候群，脾機能亢進症などの初期の場合もあるので，慎重な経過観察が必要となる．なお，極度の好中球減少は感染症罹患へのリスクとなる．

　白血球増加症も好中球増加症が主であり，多くは各種感染症に伴うが，慢性および急性白血病などの造血器腫瘍でも増加する．したがって，健診では1万数千程度で毎回白血球増加を指摘される人もいるが，稀に慢性骨髄性白血病の初期のこともあるので，定期的な経過観察が必要である．

3. 血小板数
a) 測定意義
　血小板減少症は出血傾向を招き，血小板増加症は血栓症のリスクとなる．また，薬剤による副作用として血小板減少症を認める場合もあるので，服薬についても聴取する．
　血小板増加症の原因には，反応性のものと腫瘍性のものがある．多くは反応性で血栓のリスクは少ないが，血小板数の著増する腫瘍性の場合では，血栓が起こるリスクが高くなる．

b) 測定上の注意
　採血管の中の抗凝固薬のEDTAで血小板が凝集し，血小板数が実際より低く測定されることがある．これは偽血小板減少と呼称されるが，実際には血小板減少ではないので，治療を要さない．検査値の付加情報に，血小板数減少とともに血小板凝集ありとのコメントがあるときは注意する．

B 血球異常の診断

　血球異常の臨床診断基準を表1に示した[2,3]．

1. 貧血および多血症
　貧血の診断はWHOの基準では，Hbが男13g/dL未満，女12g/dL未満であり，特定健康診査ではこれが使用されている．ただし，WHO基準は欧米人のデータであり，たとえば米国の教科書[1]に記載のあるHbの基準範囲の下限は日本人より，とくに女性では高めである．また，Hbの基準範囲の男女差は日米とも2g/dL程度である．したがって，表1に示したように日本での貧血は，男13g/dL未満，女11g/dL未満での診断が妥当と思われる．
　赤血球増加症の診断には，先述の理由でHtが最も有用である．しかし，健診などのスクリーニングでは，HtとHbはほぼ相関するので，貧血同様にHbでみても差し支えない．

2. 白血球増加症および減少症
　白血球には大別して好中球（平均50～60％を占める）とリンパ球（平均30～40％を占める）がある．そのため，表1に示す白血球減少や増加がある場合は，最終的には白血球像を調べて，好中球やリンパ球の増減を調べる必要がある．たとえば，好中球減少症の臨床診断は好中球1,500/μL＞でなされ，リンパ球減少症はリンパ球1,000/μL＞でなされる[3]ので，白血球減少および増加はあくまでそのためのスクリーニングとなる．

3. 血小板増加症および減少症
　診断基準は表1の通りであるが，血小板減少症では5万/μL以下で出血傾向を認めるとされ，血小板増加症では65万/μL以上で血栓症のリスクが生じるとされる[3]．

C 人間ドック健診の判定区分とフォローアップ・生活指導の実際

　表2に日本人間ドック学会の血球検査の判定区分を示した．なお，現在，日本人間ドック学会のホームページに掲載されている血球異常の判定区分（2016年4月1日改訂）

表1 血球異常の臨床診断基準（主に文献2, 3より引用）

項目		検査値	診断
Hb	男	13g/dL未満	貧血
	女	11g/dL未満	
Hb	男	18g/dL以上	赤血球増加症
	女	16g/dL以上	
Ht	男	55%以上	
	女	50%以上	
白血球数		3,000/μL未満	白血球減少症
		10,000/μL以上	白血球増加症
血小板数		10万/μL未満	血小板減少症
		40万/μL以上	血小板増加症

表2 日本人間ドック学会の血球異常の判定区分（2016年度改定案）

項目		A：異常なし	B：軽度異常	C：要経過観察・生活改善	D1：要治療・D2：要精検
Hb (g/dL)	男	13.7-16.3	16.4-16.8	13.2-13.6	-13.1 (3.9%), 16.9 (3.2%)-
	女	12.0-14.5	14.6-14.9	11.4-11.9	-11.3 (5.0%), 15.0 (3.6%)-
RBC (10^4/μL)	男	432-528	529-542	413-431	-412 (3.5%), 543 (5.3%)-
	女	387-478	479-495	374-386	-373 (1.6%), 496 (4.8%)-
Ht (%)	男	40.8-47.9	48.0-49.4	39.5-40.7	-39.4 (4.3%), 49.5 (3.1%)-
	女	36.3-43.3	43.4-44.8	35.1-36.2	-35.0 (5.0%), 44.9 (2.8%)-
白血球数 (10^3/μL)		3.1-8.3	8.4-10.9	2.4-3.0, 11-12.6	-2.3 (0.2%), 12.7 (0.2%)-
血小板数 (10^4/μL)		15.2-33.1	33.2-43.2	10.3-15.1	-10.2 (0.3%), 43.3 (0.2%)-

は，その設定根拠がやや薄弱であるため，ごく最近，日本人間ドック学会の判定区分委員会より2016年度中にされる予定の修正案が提出され，学会の基本問題検討委員会で承認された．したがって，ここでは現時点で最新と考えられる修正案を**表2**に示した．

なお，本区分は先に記したように日本人間ドック学会で作成されたものであり，臨床血液学の教科書などにある血球異常の臨床診断基準（**表1**）の値との間には若干のずれを認める．両者の値に決定的な相違はないが，疑問のあるときは**表1**を参考にされたい．

1. 赤血球系検査

赤血球系検査にはHb，RBC，Htの3項目があるが，これらの検査値をすべてみるのは煩雑である．実際の健診の場ではスクリーニングの意味合いが強いので，**表2**のHbのみで赤血球系検査の判定区分をするのが簡便であり，それで十分と考える．

A区分は最近報告された日本人間ドック学会の基準範囲[4]を用いている．境界領域の貧血はC区分（要経過観察・生活改善）と判定され，数値の低下の有無を観察する必要がある．

受診者が明らかな貧血や多血症を有する場合はD区分と判定され，医療機関を受診さ

せ，精査・治療の必要性の検討が必要となる．

2．白血球数

　　白血球数が11,000/μL以上になるとC判定，13,000/μL以上ではD判定になる．ただし，白血球数増加は多くは喫煙，過度な運動後，感情の変化などのストレス，日内変動などで非特異的に増加するので，軽度増加（C判定）の場合は経過観察する．

　　しかし，白血球数が進行的に増加する場合や少なくとも15,000/μL以上であるとき，あるいは白血球像で幼若細胞を認めるなどの異常があれば，専門医を受診させる．

　　白血球数が3,000/μL以下であれば，C判定ないしはD判定となるが，軽度減少（C判定）の場合は経過観察をする．しかし，白血球数が2,500/μL以下の場合，とくに発熱などの感染症状のある場合は医療機関に受診させる．

3．血小板数

　　血小板数が15万/μL以下あるいは33万/μL以上であれば，BあるいはC判定になり経過観察するが，D判定の場合は一度医療機関を受診させる．

D 治療開始・専門医依頼の目安

①明らかな貧血がある場合（Hbが男で12g/dL以下，女で10g/dL以下）．

②白血球数が2,500/μL以下（とくに好中球数が1,500/μL以下）で感染症のリスクがあるとき，および喫煙，過度な運動などの要因がなく，不明の白血球増加が持続するとき．

③血小板数が5万以下で，出血傾向があるとき．

④Hb，白血球数，血小板数の中で，2項目以上に異常を認めるとき（たとえばHb低下と白血球数減少があるときなど）．

⑤血球像で，幼若細胞や異常細胞を認めるとき．

　上記のような結果が出たときは，専門医受診あるいは治療の対象となる．

文献

1) Lichtman, M. A., et al eds：Williams Manual of Hematology, 8th ed., McGraw-Hill, 2011
2) 浅野茂隆，他，監：三輪血液病学，第3版，文光堂，2006
3) 岡田　定，他：もう見逃さない！迷わない！非血液専門医のための血液診療．Medicina 51，2014
4) 渡辺清明：人間ドック学会の健診基本項目の"基準範囲"．医学のあゆみ 256：987-992，2016

（渡辺清明）

9. 血清脂質

ポイント

- 脂質異常症の診断は，日本動脈硬化学会の基準（**表1**）を用いる．
- 脂質異常症の人間ドック健診における判定は，日本人間ドック学会，健康保険組合連合会，日本病院会合同協議会による区分（**表3**）に従う．
- 総コレステロール値よりも，LDL-コレステロールないしはnon HDL-コレステロール値が，動脈硬化性疾患予防の見地から重要視されるべきである．
- ただし，脂質異常症の管理には単に血清脂質の数値のみならず，受診者の年齢，性別，合併する高血圧，糖代謝異常，冠動脈疾患，脳梗塞，末梢動脈疾患，腎臓病の既往や喫煙などを考慮した多面的なフォローアップ，生活指導，薬物治療開始時期の決定が必要である．

A 検査の意義

脂質異常症とは血清総コレステロール（TC）高値，HDL-コレステロール（HDL-C）低値，LDL-コレステロール（LDL-C）高値，あるいは血清トリグリセライド（TG）高値をいう．脂質異常は各種の疾患で二次的にも生じうるが，とくに一次的な血清脂質異常症の発見は，心筋梗塞，脳梗塞，末梢動脈疾患など動脈硬化性疾患の発症予防に重要である．

1. LDL-C と non HDL-C

a) 測定意義

LDL-Cはコレステロールに富むリポ蛋白で，血中コレステロールを肝臓から末梢組織に輸送する働きを担う．過剰なLDL-Cは動脈壁に蓄積し，動脈硬化の原因となる．わが国では，HDL-C高値のため，TCが高値になる例も多く，最近はTC値よりもLDL-C値を動脈硬化予防の参考値とすることが多い．

b) 測定法

直接測定法と，Friedewaldの式（TC−HDL-C−TG/5，ただしTG値が400 mg/dL未満の場合のみ使用可能）による間接法がある．直接法ではキット間の不一致が問題であり，間接法ではTG値が高いときや食後採血では使用できない難点があるため，TCからHDL-Cを引いたnon HDL-C（(TC−HDL-C)）値をLDL-Cの代用に使用する場合もある．

non HDL-Cはレムナントリポ蛋白などの動脈硬化惹起リポ蛋白を含有するため，LDL-Cよりも動脈硬化性疾患発症予測能が優れているとの見解もある[1]．いずれにしても，LDL-Cは値とともに測定法を明記する必要がある．

2. HDL-C

a) 測定意義

末梢組織の過剰なコレステロールを肝臓へ運び，動脈硬化に対して抑制的に働く．したがってHDL-C低値は，動脈硬化の危険因子である．しかし，HDL-Cを上昇させることが大規模臨床試験で証明された薬物療法は未だ少ない．

表1 脂質異常症：スクリーニングのための診断基準（空腹時採血*）（文献2より引用）

LDL-C	140 mg/dL 以上	高LDL-C血症
	120～139 mg/dL	境界域高LDL-C血症**
HDL-C	40 mg/dL 未満	低HDL-C血症
トリグリセリド	150 mg/dL 以上	高TG血症

・LDL-CはFriedewald（TC-HDL-C-TG/5）の式で計算する（TG値が400 mg/dL 未満の場合）.
・TG値が400 mg/dL以上や食後採血の場合にはnon HDL-C（TC-HDL-C）を使用し，その基準はLDL-C＋30 mg/dLとする.
*10～12時間以上の絶食を「空腹時」とする．ただし，水やお茶などカロリーのない水分の摂取は可とする．
**スクリーニングで境界域高LDL-C血症を示した場合は，高リスク病態がないか検討し，治療の必要性を考慮する．

3. トリグリセリド（TG）

a）測定意義

TGは体内で脂肪酸をエネルギーとして供給する役割をもつ．しかし，過剰なTGは肝臓や脂肪細胞に蓄積され，脂肪肝・皮下脂肪増加を起こす．高TG血症は，低HDL-C血症や動脈硬化惹起性の高いリポ蛋白と関連するので，動脈硬化の危険因子の一つである．

b）測定上の注意点

TGは食事や飲酒の影響で大きく変動するため，食後10～12時間以上の空腹時に測定する必要がある．

B 脂質異常症の診断

2012年に改定された「動脈硬化性疾患予防ガイドライン」[2]の脂質異常症診断の基準を表1に示す．TC値は上述の理由により，脂質異常症の診断基準からは除かれている．

一方，最近報告された血清脂質の基準範囲（総論第4項参照）（表2）[3]は，健常にみえる被験者の血清脂質でも男女差・年齢差があり，また測定方法によりLDL-C値が多少異なる点を示したのは意義があるが，治療の必要性に関連づけて言及するには今後のフォローアップが必要である．"いわゆる健常人"の基準範囲と，予防医学的な治療開始の目安となる閾値は意味が異なり，また既往歴や高血圧などの有無で対応が異なるのは当然である．

C 人間ドック健診の判定区分とフォローアップ・生活指導の実際

2016年に改定された日本人間ドック学会が健康保険組合連合会および日本病院会と協議して決定した脂質異常症判定区分を表3に示す[4]．

1. LDL-Cの判定

付記されているように，TC値よりもLDL-C値を優先して判定する．表1に示した境界領域高LDL-C血症は表3ではB（軽度異常）と判定されるが，保健指導の対象となる[5]．動物性脂肪を控え，植物油や魚類を多くとることや，禁煙・減量を勧める．高血圧，糖尿病，腎臓病の合併例には，このB段階で専門医受診をアドバイスしてもよい．この場合，今までの食事療法歴およびLDL-C測定法も記載すれば，より適切である．

表2 各種血清脂質の基準範囲（人間ドック受診者を対象）（文献3より引用）

	年齢（歳）	男性 下限	男性 上限	女性 下限	女性 上限
TC (mg/dL)	30〜44	155	257	144	237
	45〜64			158	280
	65〜80			177	281
LDL-C (mg/dL)	30〜44	74	180	61	150
	45〜64			73	185
	65〜80			84	189
FW LDL-C (mg/dL)	30〜44	80	172	68	148
	45〜64			76	185
	65〜80			93	187
Non HDL-C (mg/dL)	30〜44	94	195	78	161
	45〜64			89	206
	65〜80			107	207
HDL-C (mg/dL)	30〜44	41	93	50	106
	45〜64				
	65〜80				
TG (mg/dL)	30〜44	43	209	33	136
	45〜64				
	65〜80				

C判定者は，さらに厳しく食事の注意を勧告するとともに，3〜6ヵ月おきの再検査を勧める．上記合併症保有者や脳心血管病の既往のある症例は，この時点での専門医療機関受診を勧める．

D判定者は医療機関受診治療の必要がある．心筋梗塞，アテローム血栓性脳梗塞，末梢血管閉塞などの発症の可能性が，LDL-C低値者よりも高いことを受診者によく認識していただく必要がある．

E判定者には治療の継続と定期的な専門医受診を勧める．

2．TCの判定

ほぼLDL-Cの判定に準じて対応するが，LDL-Cが高値でなく，TCのみ高値を示す症例はその原因を精査するため，ケースによっては専門医を受診させることも必要である．

3．HDL-Cの判定

C判定の低HDL-C血症受診者には，低HDL-Cが動脈硬化の危険因子であることを理解していただいたうえで，減量，禁煙，運動を勧める．

4．TGの判定

TGの判定区分Aを150 mg/dL未満（表3）としているのは妥当であろうが，TG 150〜300 mg/dLをどう扱うかは報告書のなかでも混乱がみられる[4,5]．TG値は受診者の測定時条件によっても大きく異なるが，150〜300 mg/dLでは生活習慣の改善（糖分・アル

表3 脂質異常症の判定区分（文献4より引用，一部改変）

	A （異常なし）	B （軽度異常）	C 要経過観察 生活改善	D （要医療）	E （治療中）[*3]
TC (mg/dL)[*1]	140〜199	200〜219	220〜259	〜139, 260〜	
LDL-C (mg/dL)[*2]	60〜119	120〜139	140〜179	〜59[*4], 180〜	
HDL-C (mg/dL)	40〜119		30〜39	〜29, 120〜[*5]	
TG	30〜149	150〜199	200〜399	〜29, 400〜	

[*1],[*2] TCよりLDL-Cの判定を優先する．
[*3] 治療中の場合はE判定とする．
[*4] 治療中を除く．
[*5] HDL-C高値の場合をD（要医療）に含むか否かには問題があるが，経過は十分に観察すべきである．

コールを控えること）を勧め，3〜6ヵ月おきの再検査を行う．ただし，採血が厳密な空腹時か否かは，よくチェックする必要がある．

300〜400 mg/dL以上の症例には専門医受診を勧める．さらに1,000 mg/dL以上の例は，急性膵炎などの可能性も考え，直ちに専門医受診を勧めるべきである．

D 治療開始・専門医依頼の目安

①LDL-C 180 mg/dL，あるいはTG 400 mg/dL以上の例，②生活習慣改善でもLDL-C 140 mg/dLまたはTG 300〜400 mg/dL以上が持続する症例，とくに高血圧，糖尿病，腎疾患合併例ないし脳梗塞，心筋梗塞，末梢動脈閉塞の既往例，③LDL-Cが高くないのにTCの異常高値が持続する症例などは専門医受診・治療の対象となる．

文献

1) Tanabe, N., et al Japan Atherosclerosis Longitudinal Study Group：Serum total and non-high density lipoprotein cholesterol and the risk prediction of cardiovascular events- the JALS-ECC. Circ J **74**：1346-1356, 2010
2) 日本動脈硬化学会，編：動脈硬化性疾患予防ガイドライン2012年版．日本動脈硬化学会，2012
3) Yamakado, M., et al：Derivation of gender and age-specific reference intervals from fully normal Japanese individuals and the implications for health screening. Clinica Chemica Acta **447**；105-114, 2015
4) 日本人間ドック学会：判定区分
http://www.ningen-dock.jp/wp/wp-content/uploads/2013/09/b3f0470a9c5e7daf12cd3d9d4222ab8f.pdf
5) 厚生労働省健康局：標準的な健診・保健指導プログラム（改訂版）．別添資料．健診結果とその他必要な情報の提供（フィードバック文例集），p.84-102
http://www.mhlw.go.jp/seisakunitsuite/bunya/kenkou_iryou/kenkou/seikatsu/dl/hoken-program2_07.pdf

（篠原幸人）

10. クレアチニン・eGFR

ポイント

- 血清クレアチニン（Cr）値は，腎機能を示す糸球体濾過量（GFR）が50％以上に低下しないと，明らかな異常値を示さない．
- eGFR（estimated glomerular filtration，推算糸球体濾過量）は，血清クレアチニン値，年齢，性別から推算される糸球体濾過量である．
- eGFR値60未満は，尿所見異常とは独立した慢性腎臓病（CKD）の診断基準である．
- 日本成人において尿所見異常のないCKDは高頻度であり，ドック受診者におけるCKDの早期診断の意義は極めて高い．
- CKDは，透析予備軍であり，早期診断で末期腎不全への進展を予防することが可能である．
- CKDは生活習慣病と関連があり，発症予防には生活習慣の改善と治療介入が必須である．
- eGFR値による専門医受診の勧奨は50 mL/分/1.73 m² 未満であるが，年齢により異なる．

A eGFR検査導入の経緯と意義

　eGFRは，血清Cr値，年齢，性別から，近年日本腎臓学会で作成された推算式であり，CKDの独立した診断基準の1つである．CKDの診断は，図1に示されるように，尿所見の異常ないしはeGFR値で診断される．

　末期腎不全から透析導入例は年々増加し，日本では現在約31万人が透析療法中で，年間約3万人が新たに透析導入に至っている．この現象は世界的にもみられ，腎機能低下を早期に診断して管理することが重要な課題となった．腎機能としてのGFRの標準法はイヌリンクリアランスであるが，検査施行は煩雑で，腎臓専門医の臨床現場でも汎用されず，内因性クレアチニンクリアランスで代用されていた．

　従来健診の場では，腎機能低下の有無は血清Cr値が高値かどうかで判定されていたが，腎機能が50％以上に低下しないと，明らかなCrの異常値は認められない（図2）．血清Cr値から腎機能を推定する式が米国MDRD研究グループより考案された．イヌリンクリアランスとの対比から，日本人用のeGFR算出式が日本腎臓学会で作成され，eGFR＜60 mL/分/1.73 m²未満がCKDと診断される．Crの測定に伴い，自動的に表示されるに至っている．

下記の1.あるいは2.のいずれかが，3ヵ月以上続いてみられる場合

1. 尿検査で異常がみられる場合（蛋白尿・血尿）
2. eGFR（推算糸球体濾過量）が60 mL/分/1.73 m² 未満

$$eGFR (mL/分/1.73 m^2) = 194 \times 年齢^{-0.287} \times Cr^{-1.094}$$
（女性は ×0.739）

図1　CKDの診断

図2　GFRと血清Cr値の関係

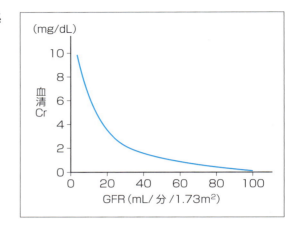

GFR区分（mL/分/1.73m²）		蛋白尿区分 A1 正常	A2 軽度蛋白尿	A3 高度蛋白尿
G1　正常または高値	≧90		軽度	中等度
G2　正常または軽度低下	60〜89			
G3a　軽度〜中等度低下	45〜59	軽度	中等度	高度
G3b　中等度〜高度低下	30〜44	中等度	高度	
G4　高度低下	15〜29	高度		
G5　末期腎不全	<15			

※GFRの区分が低下するほど，蛋白尿が増加するほど，死亡，末期腎不全，心血管死亡発症リスクは上昇する．

図3　CKDの重症度分類（文献1より引用，改変）

　eGFR区分と蛋白尿区分でCKD重症度が判断され，G1（≧90），G2（60〜89），G3a（45〜59），G3b（30〜44），G4（15〜29），G5（<15）にeGFRは区分され，eGFRの低下と蛋白尿が高度であると重症度（死亡，末期腎不全，心血管脂肪の発症のリスク）が上昇する（図3）[1]．

　CKDは末期腎不全の予備軍であり，心血管障害発症のリスク因子であり，さらに，透析導入例の増加に伴う医療費の増大化など社会的問題を有している．早期診断で適切な管理を行うことにより，末期腎不全への進展を予防することが可能である．

B 成人日本人におけるCKDの頻度

　日本における20歳以上のCKDは，成人人口の13％で2,561万人と推定され，尿蛋白陰性のCKDが1,003万人で75.4％である．この結果から，健診や人間ドックにおけるCKDの早期診断は，末期腎不全への進展予防対策として極めて重要である．

C CKD発症に関与する生活習慣病

メタボリック症候群の有無と，5年間でのCKD累積発症率を検討したNinomiyaらの検討[3]では，ある群が10.6％で，ない群の4.8％に比し有意に高頻度であった．高インスリン血症の有無での累積発症率では，ある群では10.1％で，ない群5.6％に比し有意に高頻度にみられる．筆者は，5年間コホートスタディで，CKD発症には高尿酸血症，酸性尿であることを認めた[4]．

D 加齢に伴うeGFRの低下速度

加齢に伴い，腎機能の低下がみられる．その機序には，老化による糸球体硬化により，腎細小動脈血管の動脈硬化から虚血性変化をきたすと考えられている．一般住民健診による10年間での腎機能の低下は，5 mL/分の低下であり，eGFR 60〜69 mL/分に相当する男性13,797人（男性の32％）および女性30,287人（女性の36％）での検討では，男性3.4 mL/分，女性で3.3 mL/分である．

E CKDでのドックフォローと専門医に紹介するタイミング

健診で検尿の異常，eGFRの異常があれば，人間ドックのフォローアップ外来で検尿（蛋白尿，血尿）を行う．Cr値測定により腎機能をeGFRで評価をする．次のいずれかに相当する場合には，腎臓専門医受診を勧める．

　①高度の蛋白尿（尿蛋白/尿Cr比が0.5以上または尿蛋白2＋）
　②蛋白尿・血尿ともに陽性（1＋以上）
　③eGFR 50 mL/分/1.73 m^{2}未満
　　　　40歳未満の若年者では60 mL/分/1.73 m^{2}未満
　　　　40歳〜69歳では50 mL/分/1.73 m^{2}未満
　　　　70歳以上では40 mL/分/1.73 m^{2}未満

日本腎臓学会では，尿所見異常のないeGFR低下例においては，年齢に伴って腎臓専門医の受診タイミングが設定されている．また，CKD例での専門医，かかりつけ医および健診における連携体制案[4]も作成されている．毎年受診する健診あるいはドックでのeGFRの評価と，その後の連携体系は重要であり，このような連携によりCKD対策がより適切に行われるであろう．

F 人間ドックにおける今後の課題

1．その他の腎機能検査

Cr値からのeGFRによる腎機能評価（eGFRcreat）では，体重の評価が加味されていないこと，高齢者では低値に評価されることなどの問題点がある．体重を加味した腎機能評価としては，Cr，体重，年齢，性別から評価する方法（Cockcroftの式：次頁参照）がある[1]．

さらに，近年シスタチンC（Cyst-C）は筋肉量の影響を受けることがなく高齢者での腎機能評価に有用であり，さらに軽度の腎機能低下でも血中濃度が上昇することから，

Cr測定では検出できない早期腎障害の診断に有用とされている．シスタチンCによるeGFRcys算出式（下記参照）も確立されている[1]．

しかしながら，シスタチンC測定値にはキット差がみられ，現在標準化が検討されている．今後，各検査による対比検討とともに，増加する高齢者の腎機能を正確かつ簡便に評価するための腎機能評価方法の確立が望まれる．

Cockcroftの式：推算Ccr（クレアチニンクリアランス）(mL/分) = [(140－年齢（歳）)×体重(kg)] / [sCr(mg/dL)×72]　女性は×0.85

$$eGFRcys (mL/分/1.73m^2) = (104 \times Cys\text{-}C^{-1.019} \times 0.996^{年齢}) - 8$$
$$女性ではeGFRcys (mL/分/1.73m^2) = (104 \times Cys\text{-}C^{-1.019} \times 0.996^{年齢} \times 0.929) - 8$$

2. CKD発症因子への治療介入

発症因子に関してのさらなる解析とともに，生活習慣病への治療介入による発症予防に関しての検討は重要である．

文献

1) 日本腎臓学会，編：CKD診療ガイド2012，東京医学社，2012
2) Imai, E., et al：Slower decline of glomerular filtration rate in the Japanese general population：a longitudinal 10-years follow-up study. Hypertens Res **31**：431-441, 2008
3) Ninomiya, T., et al：Metabolic syndrome and CKD in a general Japanese population：the Hisayama Study. Am J Kidney Dis **48**：383-391, 2006
4) 原　茂子，他：CKD診療ガイドライン―腎臓病の早期発見のために―．人間ドック **23**：614-628, 2008

（原　茂子）

11. 血清尿酸

ポイント

- 高尿酸血症の診断は，日本痛風・核酸代謝学会による高尿酸血症・痛風治療ガイドラインの基準に従い，体液中で溶解度を超える血清尿酸の濃度であり7.0 mg/dL以上と定義した[1]．
- 日本人間ドック学会では，尿酸値によりA：2.1〜7.0，B：7.1〜7.5，C：7.6〜8.9，2.0以下，D：9.0以上を採用している．ただし，高尿酸血症の管理は尿酸の数値のみならず，痛風関節炎発作，尿路結石，高血圧の合併の有無によって異なり，また，低尿酸血症の場合は尿路結石，運動後の急性腎不全に注意する．

A 高尿酸血症 ― 検査の意義ほか ―

　健常者の生体内には通常1,200 mgの尿酸プールが存在する．尿酸産生量はおよそ700 mg/日である．このうち約500 mg/日が尿中に排泄され，約200 mg/日が汗，消化液などに排泄される（腎外性処理）[1]．このバランスが崩れた場合，高尿酸血症となる．基準範囲に関しては，日本人間ドック学会が健康保険組合連合会および日本病院会と協議して2016年に改正した血清尿酸値の3世代別判定区分を表1に示す[2]．尿酸値は，女性ホルモンの影響を受ける3世代別でも，女性は加齢とともに上昇する．男性は3世代でほぼ不変である．この基準範囲に関しては，日本人150万人の人間ドック健診の受診者から選ばれた，いわゆる健康人と考えられる男女のデータにて1つの参考にして頂きたい．従来，高尿酸血症は痛風・尿路結石の予防のために治療していたが，近年は高血圧，慢性腎臓病（CKD），メタボリックシンドロームの生活習慣病への関与の可能性も指摘されている．測定法はいくつかあるが，ウリカーゼPOD法にて測定するのが一般的である．正常値に関して性差があることはよく知られている．しかし，男性の血清尿酸値上昇は男性ホルモン増加の影響を伴い，女性の血清尿酸値上昇は女性ホルモン減少の影響を伴うことを念頭におくべきである．高尿酸血症はわが国では，尿酸排泄低下型が約60％，産生亢進型が約20％，混合型が約20％を占める．二次性高尿酸血症の原因を表2に列挙する[1]．

　元来，尿酸はアスコルビン酸と同様に抗酸化物質であり，生理的に重要な役割を果た

表1　血清尿酸値の基準範囲（mg/dL）（人間ドック受診者を対象）

（文献2より引用）

年齢（歳）	男性		女性	
	下限	上限	下限	上限
30〜44	3.7	7.9	2.6	5.6
45〜64	3.5	7.9	2.7	6.2
65〜80	3.5	7.8	2.9	6.5

表2 高尿酸血症の原因（文献1より引用，改変）

1. 尿酸産生過剰型高尿酸血症	
①一次性：	原因不明（特発性）
②二次性：	1) 遺伝性代謝疾患：HPRT欠損症，PRPP合成酵素亢進症，先天性筋原性高尿酸血症 2) 組織増殖の亢進・組織破壊の亢進：造血器腫瘍（急性白血病，悪性リンパ腫，骨髄増殖性疾患，骨髄異型性症候群），固形腫瘍（乳がん，精上皮腫，肉腫，ウイルムス腫瘍，小細胞肺がん，その他増殖速度の速い腫瘍），非腫瘍性疾患（尋常性乾癬，二次性多血症，溶血性貧血），腫瘍崩壊症候群，横紋筋溶解症 3) 甲状腺機能低下症 4) 外因性・高プリン食 5) 薬剤性：抗悪性腫瘍薬，ミゾリビン，テオフィリン，フルクトース，キシリトール
2. 尿酸排泄低下型高尿酸血症	
①一次性：	原因不明（特発性）
②二次性：	1) 腎疾患：慢性腎疾患，多発性嚢胞腎，鉛中毒，鉛腎症，ダウン症候群，家族性若年性高尿酸血症性腎症 2) 代謝，内分泌性：高乳酸血症，脱水 3) 薬剤性：利尿薬（フロセミド，サイアザイド系利尿薬，D-マンニトール），少量のサリチル酸，抗結核薬（ピラジナミド，エタンブトール塩酸塩），免疫抑制薬（シクロスポリン，タクロリムス水和物）
3. 混合型高尿酸血症	
①一次性：	原因不明（特発性）
②二次性：	1) I型糖尿病，2) 肥満，3) 妊娠高血圧症候群，4) 飲酒，5) 運動負荷，6) 広範な外傷・熱傷，7) ニコチン酸，ニコチン酸アミド

HPRT：ヒポキサンチンホスホリボシルトランスフェラーゼ，PRPP：5-ホスホリボシル-1-ピロリン酸

している．しかし近年，高尿酸血症は前述したように痛風・尿路結石以外に高血圧，CKD，メタボリックシンドロームに関与する可能性が考えられており，その点につき言及したい．まず，高血圧が高尿酸血症と関連が深いことはよく知られた事実である．両疾患に関する国内外11研究の成績をまとめたメタアナリシスでは，1 mg/dLの尿酸値の上昇により高血圧発症リスクは13％上昇し，尿酸値の上昇自体が高血圧のリスクとなることを示唆している[3]．尿酸がCKDの原因の1つであることはほぼ間違いない．e-GFR60 mL/分以下がCKDであり，e-GFR50 mL/分以下で腎臓の専門医に相談する[4]．高尿酸血症はメタボリックシンドロームによくみられる病態であるというエビデンスは多い．高インスリン血症は腎尿細管における尿酸の再吸収を増加させ，血清尿酸値を上昇させる可能性がある．

　高尿酸血症の生活指導については，ガイドラインによると非薬物療法として以下のことが挙げられる．

①食事療法，飲酒制限（とくにビール），運動の推奨が中心となり，肥満の解消は血清尿酸値を低下させる効果が期待される．

②食事療法としては，エネルギー摂取，プリン体，果糖の過剰摂取制限，十分な飲水が勧められる．

③身体活動（適度な運動）はメタボリックシンドロームの病態を改善し，尿酸を低下させる可能性がある．非薬物療法で尿酸値が改善しない場合，ガイドラインの基準では

無症候性でも9.0mg/dL以上で薬物治療を考慮する．また，尿路結石・腎疾患・高血圧などの合併がある場合，8.0mg/dL以上で薬物療法を考慮する．薬物治療したときは6.0mg/dL以下に維持することが望ましい．薬剤としては尿酸排泄促進薬，尿アルカリ化薬，尿酸生成抑制薬があり，痛風発作時はコルヒチン，NSAIDが使用される．

B 低尿酸血症 ─ 検査の意義ほか ─

血清尿酸値は2.0mg/dL以下の場合，低尿酸血症と定義する場合が多い．1.0～2.0mg/dLの場合，尿細管の尿酸の再吸収低下，分泌が亢進しており，1.0mg/dL以下の場合には尿酸代謝過程における遺伝的な酵素欠損症である場合が多い．低尿酸血症は尿路結石と運動後の急性腎不全の合併が知られている．

文献

1) 日本痛風・核酸代謝学会ガイドライン改定委員会，編：高尿酸血症・痛風の治療ガイドライン，第2版，メディカルレビュー社，2010
2) Yamakado, M., et al：Derivation of gender and age-specific reference intervals from fully normal Japanese individuals and the implications for health screening. Clin Chim Acta **447**：105-114, 2015
3) Grayson, P.C., et al：Hyperuricemia and incident hypertension：A systematic review and meta-analysis. Arthritis Care Res **63**：102-110, 2011
4) Iseki, K., et al：Significance of hyperuricemia on the early detection of renal failure in a cohort of screened subjects. Hypertens Res **24**：691-697, 2001

（中村雄二）

12. 肝機能

ポイント

- 肝機能は，肝細胞の障害（炎症，壊死），肝での合成機能および解毒・排泄機能などの検査で評価される．
- 専門施設への紹介が好ましい肝障害は，ウイルスマーカー陽性例，原因不明例，進行例（アルブミン低下，血小板数低下），重症化例などである．
- 肥満による脂肪肝，アルコール性肝障害では，無症状で肝障害による理学的所見がなく肝予備能の低下がなければ，摂酒，運動，肥満の是正などの生活指導を行い，必要に応じて専門医紹介を考える．

A 検査の意義

　肝臓は，糖・蛋白・脂質の代謝，不要物の分解・排泄など，生命維持のために極めて重要な機能を果たしている．肝臓の特徴は，予備能力・再生能力が極めて高い点にある．すなわち，健康な肝臓は，その7分の1，すなわち13％が働いていれば，生存は可能である．したがって，正常肝にがんなどがみられた場合，肝の3/4の切除が行われ得る．このように肝は予備能力が大きいため，肝硬変にまで進行しないと症状がみられないことが多い．したがって，症状のみられない時期に肝障害を見つけ出し，対応していくことが肝要である．

　2001年に日本消化器病学会肝機能研究班は，肝疾患発見のための肝機能検査法の選択基準を発表した[1]．集団検診では，必須がアスパラギン酸アミノトランスフェラーゼ（AST），アラニンアミノトランスフェラーゼ（ALT），γ-グルタミル-トランスペプチダーゼ（γ-GTP）であり，"できるだけ行う"がアルカリホスファターゼ（ALP）である．人間ドックでは，必須がAST，ALT，γ-GTP，ALP，総ビリルビン，アルブミン，総コレステロールであり，"できるだけ行う"が直接ビリルビン，総蛋白，ZTT，血小板数である．これらの検査値より，表1に示したような肝細胞の壊死・炎症，肝での合成能，解毒・排泄能，肝病変の進展度などが評価される．

　次にそれぞれの検査につき，その意義を記す[2]．

表1　肝疾患発見のための肝機能検査法

検討項目	集団健診，人間ドック健診での代表的検査
肝細胞の障害（炎症，壊死）	AST，ALT
肝での合成機能	アルブミン，総コレステロール
肝での解毒・排泄機能	γ-GTP，ALP，総ビリルビン
慢性炎症の程度，進行度	蛋白（グロブリン），ZTT，血小板数

1. トランスアミナーゼ（AST，ALT）

　トランスアミナーゼは，アミノ基の転移反応を触媒する酵素であり，ASTとALTの2種類が存在する．測定は自動分析装置（UV法）にて行われる．男性のほうが女性より若干高く，また年齢では幼児は成人の2～3倍，小児期になって次第に成人値に下がってくる．食事の影響はなく，臥位では立位に比して約10％低値となる．ASTは肝細胞のみならず，心筋，骨格筋，あるいは赤血球など種々の臓器にも広く存在し，これらの細胞の障害により血中に逸脱してくる．ASTには細胞上清分画に存在するs-ASTとミトコンドリアに局在するm-ASTの2種類のアイソザイムが存在する．s-ASTがAST全体の85～90％を占め，半減期もm-ASTの約10倍であることより，血液検査にて計測されるASTはほとんどが細胞上清由来である．ALTは主に肝細胞内に存在する．したがって，ALTは肝特異性が高く，肝細胞の破壊状態の程度を反映すると考えられる．肝内では，ASTは肝小葉全体の肝細胞に均等に分布するのに対し，ALTは肝小葉辺縁域の肝細胞に多く存在している．また，トランスアミナーゼの半減期は，s-ASTが11～15時間，m-ASTが1～3時間，ALTが40～48時間とそれぞれ異なっている．

　ASTおよびALTの肝内での分布，半減期の違いにより，肝疾患の種類，病期などにより血中のAST，ALT比率が異なる．この比率は肝疾患診断の大きな手助けとなる．正常肝ではASTがALTより多いが，肝小葉辺縁領域の障害をきたしやすいウイルス性の慢性肝炎あるいは過栄養による肥満型の脂肪肝などではALTが優位になる．一方，肝小葉全体が障害された肝硬変，急性肝炎極期などではASTが多くなる．さらに，肝小葉の中心が主に障害されるアルコール性肝炎，ショック肝，低酸素状態などでもASTが優位となる．

2. γ-グルタミル-トランスペプチダーゼ（γ-GTP）

　γ-GTPは，γグルタミルペプチドを加水分解し，N末端のγグルタミル基をほかのペプチドまたはアミノ酸に転位させる作用をもつ酵素である．測定は自動分析装置（UV法）にて行われる．γ-GTPは種々の臓器に分布するが，とくに腎の尿細管，膵臓，肝蔵などに多く分布する．肝では肝細胞の小胞体で合成され，一部は肝細胞の毛細胆管膜や胆管上皮に分布する．腎，膵，精巣，小腸などに活性が高いが，これらの臓器に障害があっても血清中へは遊出してこない．血清γ-GTPは主として肝由来である．血清γ-GTPの半減期は10～15日である．γ-GTPは主として以下に示す3つの病態で上昇する．

①胆道障害：胆道腔内圧が上昇し，胆汁が胆毛細管腔から血中に逆流する．胆石や胆道系悪性腫瘍などにより上昇する．胆道障害では，γ-GTPに加えALPも同時に異常値となっていることを確認する必要がある．

②肝細胞障害：慢性肝炎や肝硬変で活動性の高い状態のときには，肝ミクロゾームなどに存在するγ-GTPが逸脱する．この際は，トランスアミナーゼと並行して高値となるが，トランスアミナーゼに比し上昇の程度は軽度で，低下するときも1～3ヵ月程度遅れて緩徐に低下する．

③誘導：化学物質の作用などにより酵素の誘導，産生増加がみられる．例として，アル

コール，薬剤（抗てんかん薬，睡眠薬），肝臓がん，炎症性サイトカイン（IL-1，IL-6），インスリン抵抗性を背景としたメタボリック症候群（肥満，2型糖尿病，高血圧，高インスリン血症，脂肪肝）などである．

3. アルカリホスファターゼ（ALP）

ALPはリン酸モノエステルを水解する酵素である．細胞膜に局在し，膜を通してリン酸の転送に関与している．とくに肝臓，腎臓，骨芽細胞，胎盤，小腸粘膜上肢などの臓器に含まれており，LDHと同じようにアイソザイムが存在し，肝・骨・β1・小腸・原点などの分画に分かれ，各臓器由来のALPとして表現される．ALPの主成分は肝型ALPと骨型ALPであるが，病的状態では種々のアイソザイムが増加する．測定はp-ニトロフェニールリン酸を基質にしたJSCC勧告法が最も多く使用される．

ALPは，成人では男性は女性より10〜20％高値となる．小児は成人の2〜3倍であり，これは主として骨型ALPの増加によるもので，小児期の骨の成長を反映する．また，妊婦は妊娠後期に胎盤型のALPが増加するため，正常成人の2〜4倍程度になる．分娩3週後には正常化している．脂肪食を摂取すると小腸型ALPが軽度上昇するといわれており，食前採血が原則である．とくに血液型B型，O型の人では，脂肪食後に小腸型ALPが血中に出現し，食前の1.5〜2倍の高値になることがある．

肝由来のALPはγ-GTPとともに胆道系酵素と呼ばれ，胆道系の閉塞（胆汁うっ滞）の際に上昇する．このときのALP上昇メカニズムは，肝でのALPの生成亢進とその排泄障害によると考えられている．

4. 総蛋白質

蛋白は生体を構成する物質で，水に次いで第2位で約17％占めている．その基準値は新生時，乳児期では成人に比し低値であり，その後増加し，成人では6.5〜8.0g/dLが基準値である．60歳以上の高齢になると0.5g/dL程度低くなる．また，体位では立位に比して仰臥位のほうが0.4〜0.8g/dL低くなり，激しい運動は約10％増加する．測定は，Biuret法（自動化学分析装置）で測定されることが多い．総蛋白質検査は，栄養状態，あるいは消化管の吸収，漏出，代謝亢進などの状態および免疫グロブリン異常の血液腫瘍などのスクリーニングとしての意義がある．通常，蛋白濃度が8.5g/dL以上を高蛋白血症，6.5g/dL以下を低蛋白血症という．とくに蛋白濃度が10g/dL以上であると，多発性骨髄腫，マクログロブリン血症などの血液病が考え得るため，セルロース・アセテート膜電気泳動による蛋白分画などの精密検査を行う．また，低蛋白血症では主にアルブミンの減少による場合が多く，蛋白分画検査を行ってネフローゼ特有な蛋白分画か否かなどを検査する．

5. アルブミン

アルブミンは肝臓で合成される水溶性蛋白であり，その基準値は成人では4〜5g/dL程度である．乳幼児では1g/dL程度低下し，60歳以上の高齢でも0.5g/dL程低下する．測定法は，ブロムクレゾールグリーン法（BCG）を用いた比色法ないし，これを改良した改良BCP法にて行われることが多い．血清アルブミンの半減期は約20日弱といわれている．アルブミンが高値を示す場合には，通常，脱水など血液濃縮による見かけ上の

変化が主体である．一方，低値を示すのは，①体内への供給不足；経口摂取の絶対的不足や腸管での吸収不良，②体内での合成低下；急性ないし慢性の肝不全，③体外への喪失；尿中，便中，浸出液への喪失，④体内での分布異常；胸腹水の大量貯留，全身浮腫など，⑤著しい異化亢進；甲状腺機能亢進症，重症感染症，発熱など，である．異常がみられた場合には，基礎疾患が存在するか否かということに注目して検査をする必要がある．

B 診断方法

肝疾患の診断に際しては，次の点に注意して行う．

①真に肝障害か否かを確認する．肝疾患がなくても，逸脱酵素などの異常がみられることがある．第1に，健診では運動後の筋由来の上昇あるいは溶血が時にみられる．第2は，ASTが分子の大きい免疫グロブリンと結合しマクロASTを形成するマクロAST血症症例である．本症では，ASTがALTに比べて10倍以上増加しているが，AST以外の肝機能酵素は正常範囲以内である．第3は，トランスアミナーゼ異常低下例を0.3％程度に経験する．トランスアミナーゼの低下がみられた際には，ビタミンB6を欠乏させやすくする病態を考える．主として栄養不足，吸収障害あるいは何かしらの薬物などの関与などが考えられるため，その原因を究明することが肝要である．

②発症状況・経過などより急性肝疾患なのか慢性肝疾患なのかを考える．急激な肝障害がみられても，慢性肝疾患経過中の急性増悪である可能性もある．

③肝障害の重症度・進行度を考える．まず，重症肝炎，劇症肝炎を念頭に重症度を判定する．進行度は肝線維化の程度を検討し，肝硬変まで進展しているかを判定する．

④原因を類推する．既往，家族歴，生活習慣，飲酒歴，肝炎ウイルス検査などより肝障害の原因を考える．健診にて原因が特定しやすいのは，B・C型肝炎ウイルス，アルコール，肥満による脂肪肝などである．一方，病因が特定しにくいのは，自己免疫性，代謝性（ウイルソン病，ポルフィリン症，鉄沈着症など），薬物性，肝炎ウイルス以外のウイルス性（EBウイルス，サイトメガロ，麻疹，風疹など）などである．

C 判定区分とフォローアップ・生活指導の実際・治療・専門医依頼の目安

日本人間ドック学会より発表されている肝機能の判定区分を**表2**に示した[3]．

1．判定区分Dへの対応

肝酵素で判定区分Dがみられた場合，最も多い原因は肥満による脂肪肝，アルコール性肝障害である．肝機能障害の原因としてアルコール，肥満などが強く疑われ，無症状で肝障害による理学的所見がみられなければ，摂酒，運動，肥満の是正，食事などの生活指導を行い，必要に応じて専門医紹介を考える．

肝酵素が判定区分Dで，急性肝障害が疑われ，黄疸を伴っている場合は，速やかに専門医を紹介する．劇症肝炎ないし総胆管閉塞がある場合には，体内のビリルビンは1日

表2 肝機能の判定区分（文献3より引用）

	A（異常なし）	B（軽度異常）	C（要経過観察・生活改善）	D1（要治療） D2（要精検）
AST (IU/L)	0–30	31–35	36–50	51–
ALT (IU/L)	0–30	31–40	41–50	51–
γ-GTP (IU/L)	0–50	51–80	81–100	101–
総蛋白 (g/dL)	6.5–8.0	8.1–9.0	6.0–6.4	–5.9, 9.1–
アルブミン (g/dL)	4.0–		3.6–3.9	–3.5

あたり4〜5mg/dLで増加するので，早急な治療が望まれる．また，B型急性肝炎ではトランスアミナーゼが高いからといって，ステロイド薬あるいはグリチルリチン薬（強力ミノファーゲンシー）などを投与すると，ウイルスを排除しようとする生体の免疫能を抑制し，慢性化をきたしやすくすることがある．したがって，これらの薬剤は，肝炎の重症化・劇症化を避ける場合にのみ使用する．

　慢性肝障害でウイルスマーカーが陽性ならば，専門医受診を勧める．HCVでは，現在日本に多くみられるgenotype1ないし2は95〜99％の確率でウイルス排除が行える．HBVはトランスアミナーゼが高くなくても，ウイルス量が多ければ発がんしやすいので，必要に応じてウイルス量を抑制する治療が必要になる．したがって，BおよびC型肝炎ウイルス陽性者は，治療の必要性などにつき，専門医受診が望まれる．

　判定区分Dで，原因が特定しにくい場合にも，専門医受診を勧める．原因が特定しにくいものとしては，自己免疫性，代謝性（ウイルソン病，ポルフィリン症，鉄沈着症など），薬物性，肝炎ウイルス以外のウイルス性（EBウイルス，サイトメガロ，麻疹，風疹など）などがある．

　判定区分Cで，肝炎ウイルスや薬剤性あるいは明らかな胆道系疾患が否定される場合は，生活指導を行う．6ヵ月後に最終検査を行い，再評価がCあるいはそれより改善した場合は生活習慣の習性を継続し，次回の健診につなぐ．再評価で悪化している場合は，精密検査の追加や専門医への紹介を考慮する．

文献

1) 日本消化器病学会肝機能研究班：肝機能検査法の選択基準．日本消化器病学会誌 98：200-205，2001
2) 虎の門病院肝機能検査研究グループ：肝機能検査．診断と治療社，2007
3) 日本人間ドック学会：基本検査項目／判定区分
http://www.ningen-dock.jp/wp/wp-content/uploads/2015/12/2cc16fa88863f266c160ab5c67509281.pdf

（荒瀬康司）

13. HBs抗原・HCV抗体

> **ポイント**
> - HBs抗原およびHCV抗体測定の意義は，ウイルス性肝炎の早期発見と早期治療介入による慢性肝炎，肝硬変および肝細胞がんへの進展予防にある．
> - HBs抗原陽性の場合は，現在B型肝炎ウイルス（hepatitis B virus：HBV）に感染していると考えられ，専門医受診のうえ，治療適応の評価が必要である．HBVキャリアなど治療適応のない症例であっても，定期的な経過観察が必要となる．
> - HCV抗体陽性の場合は，C型肝炎ウイルス（hepatitis C virus：HCV）の既往感染，または現在HCVに感染している状態が考えられる．現在感染している場合，C型慢性肝炎である可能性が高く，精査のため専門医の受診が必要である．

A 検査の意義

ウイルス性肝炎は国内最大の感染症である．とくにB型肝炎ウイルス（HBV）およびC型肝炎ウイルス（HCV）は，持続感染によって慢性肝炎に移行し，一部の症例において肝硬変・肝細胞がんを引き起こす．B型肝炎患者は世界に約4億人存在するとされており，わが国での感染者は約150万人とされる．一方で，HCVキャリアは世界で1億7000万人おり，わが国では約150～200万人存在するとされている．肝硬変・肝細胞がんへの進展・進行を未然に予防するためには，こうした肝炎ウイルスの不顕性感染患者を拾い上げることによる早期発見・早期治療が重要となる．

1. HBs抗原

HBVが肝細胞内に侵入した際，ウイルスは核内に移動し，不完全環状二本鎖DNAおよびcovalently closed circular DNA（cccDNA）に転換される．HBs抗原はHBVのエンベロープに存在する抗原であり，肝細胞内のHBV cccDNAより分泌され，血中にDane粒子あるいは中空粒子，小形球形粒子，管状粒子として存在する．通常，HBs抗原が陽性であれば，HBV感染状態であるといえる．

2. HCV抗体

HCV複合抗原に対する抗体であるが，中和抗体としての効果はない．HCV感染者で陽性となるため，拾い上げのために用いられる．一方，過去に感染し治癒した症例においても陽性となるため，後述の精査が必要である．

B B型肝炎・C型肝炎の診断方法

健診でHBs抗原陽性と判明した場合，HBV感染状態であると診断できるが，本検査のみで急性肝炎であるのか慢性肝炎であるのかを鑑別することは困難である．一方で，HCV抗体は感染から陽性化に至るまでに3ヵ月から6ヵ月かかることや，疑陽性が少ない検査であることより，陽性であれば既往感染，C型慢性肝炎を強く疑う．

C 判定区分とフォローアップ・生活指導の実際

1. B型肝炎

　HBs抗原陽性症例においては，AST/ALTなどの肝逸脱酵素やHBs抗体，HBc抗体，HBe抗原抗体，HBV DNA定量検査などによる評価により，現在の感染状態を評価する．通常，免疫寛容期にあるHBe抗原陽性の無症候性キャリアと，HBe抗原からHBe抗体へのセロコンバージョンが起こった非活動性キャリアには治療適応はない．

　無症候性キャリアとは，HBe抗原陽性かつHBVの増殖が活発な時期であるが肝炎の活動性がない状態である．多くの場合が乳児期の感染から長期間持続するが，多くの症例でやがて免疫活動が活発になり，肝炎へと移行する．通常は3～6ヵ月ごとの血液検査によるHBV感染状態や肝機能の評価と，年1回の腹部超音波および腫瘍マーカーの評価が推奨される．

　非活動性キャリアとは，HBVセロコンバージョン後に低増殖期となり，肝炎が鎮静化した状態である．抗ウイルス治療がなされていない状態で，1年以上の観察期間のうち3回以上の血液検査でHBe抗原持続陰性，ALT≦30U/L，かつHBV DNA＜4.0 log copies/mLのすべてを満たす状態のことをいう．通常，6～12ヵ月ごとの血液検査によるHBV感染状態や肝機能の評価と，年1回の腹部超音波と腫瘍マーカーの評価が推奨される．無症候性キャリアでも非活動性キャリアでもない慢性肝炎患者，すなわちHBe抗原抗体の陽性陰性や年齢に関わらずALT≧31U/LかつHBV DNA≧4.0 log copies/mLの症例においては，投薬治療の適応となるので速やかに専門医受診を推奨する．

　HBVの感染経路としては母子感染・性行為感染・血液感染が知られており，他人が自分の血液や体液に直接触れることのないよう，歯ブラシやかみそりなどの日用品の共用を避けるよう指導する．また，免疫が確立する前の乳幼児には血液付着・口移しなどは避けるよう指導し，パートナーへはHBワクチンの接種を推奨する．飲酒や過食により肝機能障害を悪化させることがあるため，節酒や栄養バランスのとれた食生活を心がけるよう指導する．また，肝炎活動性の低い症例，さらにHBV既往感染患者においても，抗がん薬やステロイド薬，免疫抑制薬の使用などにより免疫抑制状態においてHBVが再活性化するリスクがあり，あらかじめ患者にそのリスクを説明しておく必要がある．

2. C型肝炎

　HCVに感染後，約70％の症例で急性肝炎が持続感染に移行し，ALT≦30U/Lの無症候性キャリアへ移行するが，大部分が組織学的には慢性肝炎の状態に陥る．C型慢性肝炎の症例の半数は血清ALT値が正常である状態が持続するが，残りの約半数は血清ALT値が再上昇する．再上昇した症例の多くは肝線維化が進展し，肝細胞がんの発がんのリスクが上昇する．このような自然史をたどるゆえ，基本的にすべてのC型肝炎患者は抗ウイルス療法を中心とする投薬治療の適応となり，専門医の受診が望ましい．一般的にC型肝炎の感染力は弱く，唾液などの体液からは感染しない．針刺し事故による感染率は2％程度で，キャリア夫婦間調査の結果より性交渉による感染も極めて低率であるといわれている．垂直感染に関しては，HCVキャリアの母親が出産した新生児の調査にてHCV-RNA陽性率は平均10％程度との報告もあり，児キャリアのリスク因子

としてHIVの重感染や母体のHCV RNA高値などが報告されている．生活指導としてはアルコールや栄養過多にて肝機能の増悪をきたし得るため，節酒や栄養バランスのとれた食事を心がけるよう指導する．

D 治療・専門医依頼の目安

1. B型肝炎

　HBs抗原陽性の場合，現在HBVに感染している状態であるといえる．急性肝炎であるのか慢性肝炎であるのかを精査するとともに，肝炎の状態やHBV DNA量を精査し，治療適応があるかを精査する必要がある．HBV持続感染者に対する抗ウイルス治療の適応は，年齢，病期，肝病変（炎症と線維化）の程度，病態進行のリスク，とくに肝硬変や肝細胞がんへの進展のリスクをもとに判断する．現在，治療対象を選択するうえで最も重要な基準は，①組織学的進展度，②血清ALT値，③HBV DNA量である．わが国においては厚生労働省研究班より，2008年からALT値の治療適応基準が31U/L以上と定義されており，本ガイドラインにおいても，慢性肝炎におけるALT正常値を30U/L以下と定義し，31U/L以上は異常として治療対象とする．現在，HBV持続感染者に対する抗ウイルス治療において用いられる薬剤は，Peg-IFNと核酸アナログ製剤である．HBe抗原陽性例・陰性例のいずれにおいても，長期目標であるHBs抗原陰性化率はPeg-IFNのほうが優れているが，短期目標であるALT持続正常化率，HBV DNA増殖抑制率は核酸アナログ製剤のほうが良好である．また，治療効果予測因子もPeg-IFNと核酸アナログ製剤では若干異なっている．B型肝炎症例の治療にあたっては，B型肝炎の自然経過に加えて，Peg-IFNと核酸アナログ製剤の薬剤特性をよく理解し，年齢，挙児希望の有無などを含め，個々の症例に応じた方針を決定する必要がある．

2. C型肝炎

　一般に，HCV持続感染者の肝病変は，ALT上昇を伴って緩徐に進み，線維化の進展とともに発がんリスクも高率になる．逆に，肝に炎症や線維化のない正常肝からの発がんはほとんど認めない．したがって，非代償性肝硬変を除くすべてのC型肝炎症例が抗ウイルス療法の治療対象となるが，肝の炎症を反映するALT値が上昇している症例（ALT30U/L超），あるいは，肝の線維化の程度を反映する血小板数が低下している症例（血小板数15万/μL未満）が，C型肝炎に対する抗ウイルス療法の良い治療適応となる．C型肝炎の治療に関しては，治療前にgenotypeの評価と，可能な限りウイルス耐性変異の評価が推奨される．genotype1型に対する第1選択薬は，重度の腎機能障害がない場合はソホスブビル／レジパスビル，またはY93変異がない場合に限りオムビタスビル／パリタプレビル／リトナビル併用療法が推奨される．また，Y93/L31変異がない場合はダクラタスビル／アスナプレビル併用療法も選択肢となり得る．高ウイルス量・IL28B遺伝子多型のmajor alleleを有するIFN適格例に対しては，バニプレビルまたはシメプレビル＋IFN＋リバビリン3剤併用療法も選択肢となり得る．一方，genotype2型症例の第1選択はソホスブビル／リバビリン併用療法となる．

（三宅　麗，中本伸宏，岩男　泰）

14. 血糖・HbA1c・糖負荷試験・グリコアルブミン

ポイント

- 人間ドック健診では糖尿病患者を含め，耐糖能異常者を早期に発見する必要がある．そのために血糖値，HbA1cの測定やOGTTなどが行われている．血糖値は食後の経過時間で大差がみられることもあるが，空腹時血糖値は夕食後10〜14時間経過した後に測定すればよい．HbA1cは過去1〜2ヵ月，グリコアルブミンは過去2週間の平均血糖値を示しており，直近の状況をみる血糖値とは異なる．グリコアルブミンは健診の判定区分は示されていない．
- OGTTの検査前3日間は普通食とし，炭水化物制限などは行わないで実施する．OGTTでは正常型，糖尿病型，境界型に型分けを行い，臨床診断は身体的な特徴を踏まえて診断する．
- 健診の生活指導が大切であり，耐糖能異常が疑われる場合は，肥満，高血圧，脂質異常症などのリスクのある症例に対しては是正を指導する．

A 血糖・HbA1c・グリコアルブミン検査・ブドウ糖負荷試験の意義

これらの項目はいずれも血中の糖処理能力を反映しているが，意義は若干異なる．血糖値は血中のブドウ糖濃度を示しており，食後の経過時間によって異なるので，食事を開始してからの時間を把握することが重要である．健常者の食後血糖値は1時間値が最も高い．10〜14時間空腹の状態にすると，空腹時血糖値（FPG）は比較的安定してくる．以下，血糖値に関してはFPGについて述べる．

HbA1cはヘモグロビンのβ鎖のN末端のバリンにブドウ糖が結合したものであり，何法で測定しても基準物質が決められたので安定している．HbA1cは過去1ヵ月以内の血糖値が50％反映され，1〜2ヵ月の血糖値が25％，2〜4ヵ月の血糖値が25％関与する[1]と考えられており，直近の耐糖能をみるブドウ糖負荷試験（OGTT）とは大きく意味が違う．もともとHbA1cは糖尿病のコントロール指標として用いられてきた．グリコアルブミン（GA）はアルブミンの糖化産物である．アルブミンの半減期は17日で，アルブミンを構成する複数のリジン残基が血中のブドウ糖と非酵素的に結合して生産されるので，過去2週間の平均血糖値を反映する．血漿蛋白の半減期が短くなる糖尿病腎症のネフローゼ型，甲状腺機能亢進症，ステロイド治療，高度肥満ではGAは低値となるが，肝硬変では高値になる．GAの基準値は11〜16％とされているが，健診の判定区分が明確でないことや，糖尿病のコントロール指標としては国際的に臨床的なエビデンスが不十分なので，ここでは意義のみに止める．OGTTは，生体に75gのブドウ糖を負荷してその反応をみるものである．軽症糖尿病や糖尿病予備軍の早期発見に有効であるが，FPGも高く糖尿病網膜症もある明らかな糖尿病症例にはOGTTを行う必要はない．

B 血糖値・HbA1c値・OGTTの判定

1. 血糖値（空腹時血糖値，FPG）・HbA1c値の判定

FPGは糖尿病発症率から4区分して〜99mg/dLを正常域，100〜109mg/dLを正常高

表1　空腹時血糖値（FPG）および75g経口糖負荷試験（OGTT）2時間値の判定基準

	正常域	糖尿病域
空腹時血糖値（mg/dL）	<110	≧126
75gOGTT2時間値（mg/dL）	<140	≧200
75gOGTTの判定	両者をみたすものを正常型とする	いずれかをみたすものを糖尿病型[*]とする
	正常型にも糖尿病型にも属さないものを境界型とする	

[*]随時血糖値≧200mg/dLおよびHbA1c≧6.5％の場合も糖尿病型とみなす．正常型であっても，1時間値が180mg/dL以上の場合には，180mg/dL未満のものに比べて糖尿病の悪化するリスクが高いので，境界型に準じた取り扱い（経過観察など）が必要である．また，空腹時血糖値100〜109mg/dLのものは空腹時血糖正常域の中で正常高値と呼ぶ．

値，110〜125mg/dLを境界域，126mg/dL〜を糖尿病域と判定している．

　HbA1cは糖尿病の管理が目的であったが，厚生労働省が1997年から国民健康・栄養調査時にHbA1c値を測定して糖尿病の実態調査[2)]を行い，HbA1c≧6.5％と糖尿病治療中のものを合わせて「糖尿病が強く疑われる人」として糖尿病頻度を推計した．以来，日本では疫学研究などで糖尿病頻度の推計にHbA1c値で6.5％以上が用いられている．糖尿病の病態は慢性高血糖状態なのでHbA1c測定が有意義と考えられ，1回の採血で判断できることは大きな利点があるが，後に述べるように欠点もある．

　1999年の糖尿病診断基準では，疫学調査などで集団の糖尿病頻度の推計にはHbA1c≧6.5％を用いることを提案した．さらに2010年の診断基準[3)]では，HbA1cを積極的に糖尿病診断基準に加えた．当然のことであるが，HbA1c値と血糖値には高い相関があるものの，バラツキもみられるために[4)]，血糖値とHbA1cを合わせて糖尿病診断を行うことになっている．

2．ブドウ糖負荷試験（OGTT）について

　OGTTは75gブドウ糖の経口負荷により，膵臓β細胞の予備能力を推測できる．OGTTの採血は空腹時と糖負荷後30分，1時間，2時間に行う．診断基準は2時間値であるが，30分値や1時間値も参考となるので，採血して耐糖能低下の判定の参考とするのがよい．OGTTを強く推奨する場合は，FPGが110〜125mg/dLのもの，随時血糖値が140〜199mg/dLのもの，HbA1c値が6.0〜6.4％のものである．また，現在糖尿病ではなくても将来糖尿病の発症リスクが高い群や，FPGが100〜109mg/dLのもの，HbA1c値が5.6〜5.9％のもの，糖尿病の濃厚な家族歴や肥満のあるものも，OGTTを行うことが望ましい．

a）OGTT実施上の注意と方法

　OGTT時の注意事項としては，①検査前3日間は普通食として炭水化物の制限などは行わず，糖質を150g以上含む食事とすること．ただし，日本人の場合は普通に食事を摂っておればこの条件はほとんどクリアされている．②夕食後から10〜14時間絶食にして翌日早朝から75gブドウ糖負荷を実施する．③OGTT実施中は座位で心身の安静を保つこと．運動，喫煙，飲食はしないこと，などを守る必要がある．

b）OGTTの判定基準

OGTTの判定基準を**表1**に示した．OGTTで糖尿病の臨床診断をするのではなく，OGTTの結果に基づいて型分けをする．すなわち，FPGが＜110 mg/dLでOGTT2時間値も＜140 mg/dLを正常域，FPGが≧126 mg/dLかまたはOGTT2時間値が≧200 mg/dLを糖尿病型と判定する．ただし，正常型であっても，1時間値が180 mg/dL以上の場合には，180 mg/dL未満のものに比べて糖尿病の悪化するリスクが高いので，境界型に準じた取り扱い（経過観察など）が必要である．また，FPGが100〜109 mg/dLのものは，空腹時血糖正常域のなかで正常高値と呼ぶ．

OGTT時にインスリン値を測定されることが多い．空腹時のインスリン値が高値を示す場合は，インスリン抵抗性，異常インスリン血症が疑われる．しかし，インスリン測定精度は生化学検査の精度と比較すると悪く，個人差も大きいので，極端に高値を示す場合は問題ないが，軽度ないし中等度上昇では慎重に診断しなければならない．インスリンは膵臓のβ細胞から分泌された後，肝細胞に取り込まれ，残りが末梢で受容体と結合してホルモン作用を発揮するため，末梢血のインスリン値が膵臓のβ細胞機能を直接示すものではないものの機能を反映していることは明かである．OGTT時のインスリン反応は正常者では頂値は負荷後30分ないし1時間であるが，境界型では30分値，1時間値は正常者に比して低下しており，頂値は2時間後に遅延してくる．糖尿病では境界型や正常者に比して低下して，2時間値が最も高くなり，遅延高反応を示す．このように糖負荷後の初期分泌低下も糖尿病の特徴といえる．したがって，OGTT時のインスリン値を測定することは，糖尿病の補助診断として役立つ．肥満者でも耐糖能別に耐糖能低下とともに同様のパターンを示すが，いずれもインスリン値が高値を示している．

糖尿病診断にOGTT判定を用いる場合は，FPG≧126 mg/dL，OGTT2時間値≧200 mg/dL，随時血糖値≧200 mg/dLのいずれかがあれば「糖尿病型」と判定され，さらにHbA1c≧6.5％（糖尿病型）であれば糖尿病と診断できる．または，血糖値が「糖尿病型」で典型的な糖尿病の症状があるか，または確実な糖尿病網膜症がある場合は，HbA1cに関係なく糖尿病と診断できる．もしこの条件がいずれもあてはまらないときには，1ヵ月以内に再検査が必要である．HbA1c≧6.5％のみで「糖尿病型」となった場合は，血糖値も「糖尿病型」と判定される必要があるので，OGTTを行うか，随時血糖値を測定して「糖尿病型」と判定されなければ，糖尿病疑いとして3〜6ヵ月以内に血糖値とHbA1cを再検する必要がある．HbA1cと血糖値を同時に測定して基準値以上になると，一度で糖尿病を診断できる利点もある．

C 人間ドック健診の判定区分とフォローアップ・生活指導の実際

糖尿病を含む耐糖能異常の診断では，**表2**に示すFPGとHbA1cの組み合わせによる区分が設けられており，それぞれの管理のあり方は，次のような4つの区分に分かれる．①A区分は，FPG〜99 mg/dLでHbA1c〜5.5％で，ともに正常範囲にある．②B区分は，FPGが100〜109 mg/dLでHbA1c〜5.9％，またはFPG〜99 mg/dLでHbA1c5.6〜5.9％のいずれかで，軽度異常と判定される．③C区分は，FPGが110〜125 mg/dL，

表2　空腹時血糖値（FPG）およびHbA1cの判定区分（文献5より引用）

判定区分	A 異常なし	B 軽度異常	C 要経過観察・生活改善	D 要医療（要治療・要精検）
空腹時血糖値（FPG）mg/dL および HbA1c（%）の区分	FPG：〜99 & HbA1c：〜5.5	1) FPG：100〜109 & HbA1c：〜5.9 2) FPG：〜99 & HbA1c：5.6〜5.9 1), 2) のいずれか	1) FPG：110〜125 2) HbA1c：6.0〜6.4 3) FPG：126〜 & HbA1c：〜6.4 4) FPG：〜125 & HbA1c：6.5〜 1)〜4) のいずれか	FPG：126〜 & HbA1c：6.5〜

判定区分A：空腹時血糖値もHbA1cも正常範囲にあるが，肥満している人に対しては減量を勧める．
判定区分B：この区分の空腹時血糖値にはImpaired glucose tolerance (IGT)を多く含んでおり糖尿病予備軍が多いので，糖尿病発症リスクの高い肥満，高血圧，高TG血症などを是正する必要がある．糖尿病発症率からみて6ヵ月ごとに経過観察することが望ましい．
判定区分C：この中の2/3は軽症糖尿病かIGTである．耐糖能を改善するために積極的に身体活動量の増加や食生活の改善，摂取総エネルギー量や高脂肪食の是正を図る．3ヵ月ごとの経過観察が必要である．
判定区分D：受診を推奨して定期的な血糖値，HbA1cの検査を行うとともに，合併症についても十分考慮して行く必要がある．

HbA1cが6.0〜6.4 %，FPGが126 mg/dL〜でHbA1cが〜6.4 %，FPGが〜125 mg/dLでHbA1cが6.5 %〜のいずれかで，要経過観察・生活改善が必要となる．④D区分は，FPGが126 mg/dL〜でHbA1cも6.5 %〜の場合で，要医療と判定される．生活指導に関しては，A区分では肥満している人に対しては減量を勧める．B区分ではImpaired glucose tolerance (IGT)を多く含んでおり，糖尿病予備軍が多いので，糖尿病発症リスクの高い肥満，高血圧，高TG血症などを是正する必要がある．糖尿病発症率からみて6ヵ月ごとに経過観察が望ましい．C区分の中の2/3は軽症糖尿病かIGTである．IGTは動脈硬化性疾患が多いので注意が必要である．耐糖能を改善するために積極的に身体活動量の増加や食生活の改善，摂取総エネルギー量や高脂肪食の是正を図る．3ヵ月ごとの経過観察が必要である．D区分は受診を推奨して定期的な血糖値，HbA1cの検査を行うとともに，合併症についても十分考慮して行く必要がある．

D 治療開始・専門医依頼の目安

FPGが140 mg/dL〜またはHbA1cが7.0 %〜の症例では，多くは主治医に，場合によっては糖尿病専門医に紹介する必要がある．また，糖尿病網膜症，糖尿病腎症，糖尿病神経障害などの糖尿病の合併症が疑われる場合も，糖尿病専門医に紹介するのが望ましい．

文献
1) 島　健二，編：血糖値をみる・考える．南江堂，p.51-61，2000
2) 厚生労働省：平成19年国民健康・栄養調査（糖尿病の状況について），2009
3) 清野裕，他：委員会報告「糖尿病の分類と診断基準に関する委員会報告」．糖尿病53：450-467，2010
4) Ito, C.：Evidence for diabetes mellitus criteria in 2010 using HbA1c. Diabetol Int 4：9-15, 2013
5) 日本人間ドック学会：基本検査項目/判定区分．http://www.ningen-dock.jp/wp/wp-content/uploads/2015/12/2ccl6fa88863f266c160ab5c67509281.pdf/

（伊藤千賀子）

15. CRP

> **ポイント**
> - CRP（C-reactive protein，C反応性蛋白）は，急性期蛋白（acute phase protein）の一種類である．
> - CRPは，病原体の侵入，組織障害により活性化されたマクロファージから産生される腫瘍壊死因子（tumor necrosis factor：TNF），インターロイキン-6（interleukin-6）などの炎症性サイトカインにより，肝臓で産生される．
> - 血清CRPは，通常，ラテックス凝集比濁法で測定されるが，ネフェロメトリーなどで測定される高感度CRPは，従来のCRPに比べ，感度が数百倍高い．

A 検査の意義

血清CRP値は，急性期蛋白として，感染症，心筋梗塞などの組織壊死，動脈硬化性病変，悪性腫瘍などで増加する．すなわち，CRP値の増加は，体内に炎症が存在することを示唆するが，原因となる疾患の鑑別が必要である．

1. 炎症としてのマーカー

病原体の侵入により，活性化されたマクロファージから誘導された炎症性サイトカインにより，CRPは肝臓で産生される．この過程は，約12時間程度かかるため，感染症では，CRPに比べ，白血球がより早期に増加する．ただし，CRP値は，ウイルス感染症，小児，高齢者などでは，増加の程度が低くなることがある．また，CRP値は，膠原病においては関節リウマチでその活動性に応じ増加するが，全身性エリテマトーデス，強皮症では，その活動性の指標にはならない．

人間ドック健診における基準値（0.31 mg/dL）以上の頻度は，男性で約5〜10％，女性で約5％未満とされる．この相違の一因として，喫煙に伴う慢性下気道感染症が推定されている．同一の受診者で，加齢とともにCRP値が増加する場合，次項で述べる動脈硬化性病変の進行以外，歯周病など歯科疾患の存在も示唆される．

2. 動脈硬化におけるマーカー

血管壁における動脈硬化の成因として，慢性炎症が考えられている．すなわち，動脈硬化病変に，活性化マクロファージ，Tリンパ球が集簇し，これらの細胞から産生された炎症性サイトカインの作用により，CRPが肝臓で産生される．とくに，高感度CRPの増加が，動脈硬化の進行と関連し，虚血性心疾患などのイベントを予測し得ることが示唆されている．臨床的にCRP値は，肥満で高値となる傾向があり，中性脂肪，non HDL-Cと正相関するが，HDL-Cと負の相関を示す．

なお，高感度CRPの測定では，検出限界が0.015 mg/dL以下であること，測定における変動係数（coefficient of variation：CV）が3％以下の精度であることが必要条件とされる．

表1 日本人間ドック学会によるCRPの判定区分（2016年4月1日改定）

	A（異常なし）	B（軽度異常）	D（要医療） D1（要治療）・D2（要精検）
CRP（mg/dL）	-0.3	0.31-0.99	1.00-

3．悪性腫瘍におけるマーカー

　CRP値は，悪性腫瘍の進展に伴い増加することが指摘されている．すなわち，CRP値は，転移を伴う悪性腫瘍，とくに肺がんでは増加するが，治療に伴い治療効果がある場合，減少する．

B 診断方法

　血清CRP値が高値である場合，感染症，関節リウマチといった膠原病，心筋梗塞などの組織壊死，動脈硬化性病変，悪性腫瘍の存在を鑑別する．このためには，問診，身体所見を詳細にとることも必要である．

　高感度CRP値が高い結果である場合，動脈硬化性病変の存在を調べるために，血圧脈波検査，頸動脈エコー検査，血管拡張機能検査が行われる．

C 判定区分とフォローアップ・生活指導の実際

　日本人間ドック学会によるCRPの判定区分を表1に示す．CRP値は，小数点以下2ケタ表記とする．

　B判定で，身体所見，およびそのほかの検査結果からウイルス性感染症が考えられる場合，自宅安静などを指導する．

　D判定では，身体所見，およびそのほかの検査結果から，CRP高値となる疾患の鑑別を行い，推定される疾患に応じて，精密検査の説明，専門医の紹介など行う．

D 治療，専門医依頼の目安

　CRP値が1.00mg/dL以上である場合，要医療の判定となる．とくに，CRP値が2.00mg/dL以上である場合，身体所見，およびそのほかの検査結果から推定される疾患に応じた専門医の紹介が必要である．

（鏑木淳一）

16. リウマトイド因子・血清梅毒反応

> **ポイント**
> - 血清リウマトイド因子（rheumatoid factor：RF）は，変性したIgGのFc部分に対するIgM型自己抗体である．
> - RFは，関節リウマチ以外の膠原病，慢性肝疾患，慢性呼吸器疾患などでも陽性となる．
> - 低力価のRFは，正常人の5％程度にも認められる．このような場合では，遺伝的な背景が推定される．
> - 血清梅毒反応として，Treponema pallidum（TP）の菌体成分を用いたTPHA（Treponema pallidum hemagglutination）法，あるいはカルジオリピン，レシチンのリン脂質を抗原とした梅毒STS（serologic test for syphilis）法がある．人間ドック健診では，TPHA法が行われることが多い．

A 検査の意義

1. 血清リウマトイド因子

　RFは，従来，RAテストとも呼ばれるラテックス凝集反応により定性反応として調べられ，陽性あるいは陰性が判定されてきた．近年，RF定量としてラテックス凝集比濁法あるいは免疫比濁法により測定され，その基準範囲は15U/mL以下である．

　RFは，関節リウマチの約80％で陽性となるが，関節リウマチ以外，全身性エリテマトーデス，強皮症，シェーグレン症候群など，ほかの膠原病でも約23％に認められる．また，RFは，慢性肝疾患，慢性呼吸器疾患，家族歴に関節リウマチなどを有する正常人でも検出される．さらに，RF陽性率は，発症1.5年以内の早期関節リウマチでは59％に過ぎない．近年，関節リウマチの治療目標は，関節変形の予防，生活の質の向上に置かれ，早期からメトトレキサート，生物学的製剤による治療が提唱されている．このため，2010年にアメリカリウマチ学会とヨーロッパリウマチ学会が関節リウマチの新しい分類基準を提唱した．この新しい分類基準における血清学的検査として，RF以外，抗環状シトルリン化ペプチド抗体（抗CCP抗体，anti-citrullinated protein antibodies：ACPA）が記載された．抗CCP抗体（ACPA）は，関節リウマチで約76％に検出されるが，関節リウマチ以外の膠原病における陽性率は8％と低く，関節リウマチの発症前から陽性になることが報告された．

2. 血清梅毒反応

　TPHA法は，菌体成分を抗原とした受身赤血球凝集反応で調べられる．血清の希釈倍数80倍未満を陰性と判定するが，陽性の場合，梅毒が考えられる．梅毒STS法は，VDRL（venereal disease research laboratory）法あるいはガラス板法による沈降反応で調べられる．陽性の場合，梅毒が考えられる．しかし，梅毒STS法陽性，TPHA法陰性で，梅毒の臨床症状を欠く場合，血清梅毒反応生物学的偽陽性（biologic false positive reaction for syphilis：BFP）と呼ばれ，全身性エリテマトーデス，抗リン脂質抗体症候群などの膠原病，ウイルス感染症などでみられる．病態として，リン脂質に対する抗体が陽性であるためと考えられる．

B 診断方法

1．血清リウマトイド因子

RFは，関節リウマチ以外の疾患，正常人でも陽性になることに留意する．関節リウマチの診断あるいは分類のために，2010年にアメリカリウマチ学会とヨーロッパリウマチ学会により提唱された関節リウマチの新しい分類基準が用いられる．この分類基準では，リウマチ専門医による診察，身体所見として，近位指節間関節，中手指節関節，手関節といった小関節における関節腫脹，活動性関節炎（滑膜炎）の持続期間として6週間以上，ほかの血清学的検査として抗CCP抗体（ACPA）陽性，急性期反応物質としてCRP，および赤沈の異常が記載されている．

2．血清梅毒反応

梅毒感染の初期では，梅毒STS法に遅れてTPHA法が陽性となることがある．ただし，抗生物質による治療を受けた後でも，TPHA法による抗体価は変動が少ない．梅毒感染を疑う場合，臨床的には，これらの梅毒STS法とTPHA法を組み合わせて検査することがある．TPHA法が陽性で，梅毒の臨床症状を認める場合，感染初期では確定診断のためにFTA-ABS法（fluorescent treponemal antibody-absorption，トレポネーマ蛍光抗体吸収試験）を行う．

C 判定区分とフォローアップ

人間ドック健診では，RF，梅毒血清反応（TPHA法）ともに陰性がA（異常なし）判定である．RF，あるいはTPHA法が陽性である場合，D（要医療）判定となる．しかし，RFが陽性であっても，前回とRF価が変わらなく，関節症状を認めない場合，C（要経過観察）判定となる．関節リウマチ発症に関する因子として，禁煙，ウイルス感染症，過労の予防などを説明する．同様に，TPHA法陽性でも，すでに抗生物質による梅毒の治療を受けている場合はC（要経過観察）判定となる．

D 治療・専門医依頼の目安

1．血清リウマトイド因子

RFが陽性で，身体的に関節腫脹・痛みがあり，血液検査でCRPが上昇している場合，リウマチ専門医に紹介する．また，CRPが基準範囲でも，レイノー症状，乾燥症状（dry eye，dry mouth）などを有する場合，強皮症，シェーグレン症候群を鑑別するためにリウマチ専門医に紹介する．

TPHA法が陽性で，問診で感染の機会があり，皮疹など梅毒の症状を認める場合，皮膚科など専門医に紹介する．

（鏑木淳一）

17. 血清鉄

> **ポイント**
> - 血清鉄の測定は，貧血の鑑別診断時に行われることが多い．
> - 血清鉄は，血漿中のトランスフェリンに結合した鉄として測定される．
> - 血清鉄は日内変動が大きく，朝は高値で夕方から夜間に低い．
> - 血清鉄は，鉄剤や鉄を含むサプリメントの摂取により一時的に高値を示す．
> - 栄養状態だけでなく良性・悪性の様々な疾患と関連するので，年齢，性別，臨床症状などを参考に基礎疾患の有無を確認することが重要である．

A 検査の意義

　血清鉄の測定は，新たな貧血の診断時，赤血球数・血色素の有意な低下時や小球性貧血の鑑別診断時に行われることが多く，鉄の体内動態を調べる検査として重要である．鉄は赤血球に含まれるヘモグロビンが酸素を運搬するために重要な働きをするほか，ミオグロビン，カタラーゼ，シトクロムなどにも含まれ，重要な役割を果たす．鉄摂取不足による鉄欠乏性貧血のように直接の原因となるものから悪性腫瘍に伴う二次性のものまで様々な病態を反映するために血清鉄と関連の深い検査項目として，赤血球数，血色素，赤血球恒数，不飽和鉄結合能，総鉄結合能や血清フェリチンがあり，相互関係に基づく評価が必要である．鉄と結合していないトランスフェリンを不飽和鉄結合能といい，血清鉄と不飽和鉄結合能の合計を総鉄結合能という．

B 診断方法

　血清鉄の基準範囲は40～188 μg/dL（JCCLS共用基準範囲）である．血清鉄は朝高く，夕方から夜間に低くなり，差が2倍に及ぶこともあるため，早朝空腹時の測定を原則とする．また，鉄剤や鉄を含むサプリメントの服用で一時的に増加する．血清鉄の低下は鉄の摂取量・吸収量の減少，喪失量・利用量の増加により，血清鉄の上昇は摂取量の増加，利用量の減少により生じるため，様々な疾患との関係を検索する必要がある．血漿フェリチンは貯蔵鉄量を反映する指標となり，血清鉄との組み合わせが貧血の診断に有用である（表1）．鉄欠乏状態において血清フェリチン値は早期に低下し，血清鉄値はすぐには低下しないことから，早期診断には血清フェリチンが役立つ．WHOは貧血の判断基準として，15歳以上では男性で血色素13.0 g/dL以下，女性（妊婦を除く）で12.0 g/dL以下としている．臨床検査のガイドラインJSLM2015によると，小球性貧血の診断では，血清フェリチンが低値（男性20 ng/mL以下，女性10 ng/mL以下）であれば鉄欠乏性貧血，また，血清フェリチンが低くなくても鉄飽和率（血清鉄/総鉄結合能）が20％未満なら鉄欠乏性貧血である．鉄欠乏性貧血は問診で痔出血や過多月経の有無を確認し，極端な偏食がない限り二次性貧血を想定して出血源の検索として消化管精査，

表1 血清鉄と血清フェリチンの高値・低値

		血清フェリチン	
		低値	正常〜高値
血清鉄	低値	鉄欠乏性貧血（偏食，スポーツ，過多月経，子宮筋腫，痔出血，上部消化管出血，大腸ポリープ，大腸がんなど），真性多血症	急性・慢性炎症，膠原病，感染症，悪性腫瘍，組織壊死，無トランスフェリン血症
	正常〜高値	慢性肝障害，アルコール性肝障害，二次性鉄欠乏性貧血（初期），鉄剤投与中（初期）	再生不良性貧血，悪性リンパ腫，白血病，血球貪食症候群，肝炎，反復輸血後，鉄芽球性貧血，溶血性貧血，サラセミア，鉄剤投与中（長期），ヘモクロマトーシス

婦人科精査を勧める．血清フェリチンが正常ないし高値で鉄飽和率20％以上のときは，慢性炎症性疾患，サラセミア，そのほかのヘモグロビン異常症，鉄芽球性貧血，無トランスフェリン血症などを考える．ただし，血清フェリチン値は悪性腫瘍，肝障害，心筋梗塞，感染症，炎症などで貯蔵鉄量とは無関係に上昇するため，注意が必要である．

C 判定区分とフォローアップ・生活指導の実際

　血清鉄のみで病態を判定するのは困難であり，総合的な判断が必要である．肉や魚のミオグロビンやヘモグロビンに由来するヘム鉄は非ヘム鉄の2〜3倍吸収される．非ヘム鉄は，ビタミンCにより吸収が促進されるが，お茶や野菜類に含まれるポリフェノールなどにより阻害される．30歳から49歳の1日推奨摂取量と上限値（（）内）は，男性7.5 mg（50 mg），女性（月経有）11.0 mg（40 mg）となっている．平成25年の国民健康・栄養調査では，通常の食品から男性は平均7.9 mg，女性は平均7.0 mg摂取している．吸収のよいヘム鉄の多い食品としては，各100 g（生）中の鉄を示すと，ブタレバー（13 mg），鶏レバー（9 mg），牛赤身肉（2〜3 mg）[1]などがある．近年はスポーツによる鉄欠乏性貧血にも注意が必要である．

D 治療・専門医依頼の目安

　一般に鉄欠乏性貧血の治療開始の目安は，ヘモグロビンが10 g/dL以下である．原発性鉄欠乏性貧血は2〜4ヵ月間の鉄剤内服治療でヘモグロビンが正常化するが，血清フェリチン値が正常化後，さらに数ヵ月検査をしながら内服を続ける必要がある．

　健診受診者に鉄欠乏性貧血を認めた場合は，二次性貧血の可能性を考えて十分な問診のうえ，症状，性別，年齢に適した原因検索を行い，血液学的検査，上部消化管検査，便潜血検査，婦人科検査の結果をもとに対象疾患を絞ったうえ，個々の領域の専門医のもとで精査を受けるよう勧める必要がある．

文献

1) 日本食品標準成分表2015年版（七訂）
　　http://www.mext.go.jp/a_menu/syokuhinseibun/1365297.htm

（福武勝幸）

18. 腫瘍マーカー

> **ポイント**
> - 単独使用によるスクリーニングではなく，画像診断などの補助診断として利用する．
> - 受診者に検査の特性を理解してもらうことが重要である．
> - 陽性の場合には，良性疾患の可能性，生理的変化，前年受診のある場合には数値の推移などを勘案して精査やフォローアップを行う必要がある．

A 検査の意義

　腫瘍マーカーは腫瘍細胞が産生している物質で，腫瘍の存在，種類，進行度などを反映する．また，腫瘍細胞自身から産生されていなくとも，腫瘍の存在により生体の反応として増加する物質も含まれる．

　腫瘍マーカーは，がんの診断や治療後の経過観察に有用であり，慢性肝炎や肝硬変におけるAFPやPIVKA-Ⅱによる肝細胞がんのスクリーニング，特定の臓器にがんの存在が強く疑われるときに原発や組織型の鑑別，手術後の再発評価などで広く用いられている．

　一方，早期がんでは上昇しないことも多く，成人ではPSAを除いて単独でのスクリーニングは推奨されず，画像診断などに加えて実施することで補助診断として用いられている．人間ドック健診ではオプション検査として実施されることが多いが，その特性について受診者に理解していただいたうえで実施することが重要である．

B 腫瘍マーカーの種類

　人間ドック健診で用いられることの多い腫瘍マーカーを表1に示す．腫瘍マーカーの多くは特異度があまり高くなく，複数のがんで上昇することが多い．また，多くの腫瘍マーカーは正常細胞にも存在することが多いため，様々な良性疾患でも陽性となる．

　腫瘍マーカーの由来や産生機序はいくつかあるが，主なものとして，がん細胞の特徴である未分化な細胞に発現する分化発育抗原（胎児性蛋白）が挙げられる．代表的な腫瘍マーカーとしてはAFPやCEAがある．そのほか，糖鎖抗原やがん関連抗原に対するモノクローナル抗体を利用した方法があり，CA19-9，CA125，CA15-3，SLX，CYFRAなどがこれにあたる[1]．

　また近年は，がん関連遺伝子やその自己抗体を測定する技術が利用されるようになってきた．がん抑制遺伝子であるp53遺伝子の変異により，抗p53 IgG抗体が増加することを利用したのが抗p53抗体である．p53遺伝子異常はがんの早期段階から認められることから，p53抗体は従来の腫瘍マーカーに比べて，早期での発現率が高いとされているものの，臓器特異性は低いため，結果の活用には注意を要する．

表1 人間ドックで使用されることの多い腫瘍マーカー

腫瘍マーカー	対象がん	疑陽性となる良性疾患例
AFP	肝細胞がん，肝芽腫，悪性奇形腫	慢性肝炎，肝硬変
PIVKA-II	肝細胞がん	慢性肝炎，肝硬変
CEA	大腸がん，胃がん，食道がん，肺がん，胆管がん，膀胱がん，卵巣がん，肝がん，乳がん	慢性肝炎，肝硬変，慢性膵炎，肺結核，炎症性腸疾患
CA19-9	膵がん，胆嚢がん，胆管がん，胃がん，大腸がん	慢性膵炎，胆嚢炎，慢性肝炎，卵巣嚢腫
DUPAN-2	膵がん，胆道がん	肝硬変，急性肝炎
エラスターゼ1	膵がん，十二指腸がん	急性膵炎，慢性膵炎
SCC	肺がん（扁平上皮がん），子宮がん，食道がん	皮膚疾患，肺炎
CYFRA	肺がん（扁平上皮がん，腺がん）	肺良性疾患，慢性肝炎，肝硬変
SLX	肺がん（腺がん），膵がん，卵巣がん	急性膵炎，慢性膵炎
NSE	肺がん（小細胞がん），腎細胞がん，神経芽腫，褐色細胞腫，甲状腺髄様がん	脳血管障害，脳炎
ProGRP	肺がん（小細胞がん）	良性肺疾患，腎疾患
CA15-3	乳がん，卵巣がん	肝硬変
CA125	卵巣がん	子宮内膜症
PSA	前立腺がん	前立腺肥大
抗p53抗体	食道がん，大腸がん，乳がん，頭頸部がん	

表2 腫瘍マーカーの生理的変動

生理的変動	腫瘍マーカー
喫煙で高値	CEA，SCC
加齢とともに上昇	CEA，エラスターゼ1，CA15-3，PSA
男性で高値	CEA，PSA
女性で高値	CA19-9，CA125，
妊娠で高値	AFP（後期），CA125（前期）
妊娠で低値	CA15-3（前期）
血液型の影響	CA19-9（Lea-b-型で低値），CA125（O型で低値）

C 結果の判定とフォローアップ

　腫瘍マーカーは良性疾患だけでなく，喫煙や妊娠などの生理的変化で上昇するため（表2），腫瘍マーカーのみでがんを診断することは困難である．経年的に大きな変化がない場合には，生理的な個人差の可能性が高くなるため，前年との比較も重要となる．

　検査法が異なる場合はもちろん，同一検査方法でも試薬キットの違いによって測定値が異なるため，検査結果を判断する場合には，これらの情報を確認したうえで判定を行わなければならない．とくに，他医療機関で測定された結果と比較する場合には，この点を考慮して受診者へ説明するなど注意が必要である[1,2]．

　陽性者に対しては，画像診断，内視鏡，組織学的検査などの精密検査を適宜勧める必要がある．とくに臓器特異性の低い腫瘍マーカーが陽性の場合には，精密検査を行う範囲も広くなり，複数の検査を実施することもあるので，検査の意義や精密検査の意義について受診者へよく説明をすることが重要である．また，ごくわずかに基準値を上回ってい

る場合や，画像診断などの実施状況によっては，数ヵ月後に再検査を行いフォローする．

D 主な腫瘍マーカーの性質

　　AFPは，胎児期に肝臓および卵黄嚢で産生される胎児性蛋白である．成人では肝細胞もしくは杯細胞由来で，妊娠や良性疾患でも上昇するが，400 ng/mL以上の高値を示す場合には肝細胞がんや悪性奇形腫などの悪性疾患が強く疑われる．AFPが軽度高値であった場合には，良性疾患との鑑別としてAFP分画の測定も有用である．AFPのL1分画は良性疾患，L2分画は卵黄嚢腫瘍や消化器がんの肝転移などでよく認められるが，L3分画は肝細胞がんでの特異性が高い．

　　CEAは大腸がんから抽出され，胎児の大腸にも存在するため，がん胎児性抗原（carcinoemybryonic antigen：CEA）と呼ばれる．皮膚，消化管，乳腺，甲状腺などの主に上皮組織に広く分布し，がんや異形成などの上皮から血中に入りやすいため，これらの組織における良性および悪性疾患で高値となる．多くの悪性腫瘍で陽性になるため，臨床でも多く用いられるが，値の個体差が大きく，喫煙や加齢で上昇するなどの生理的変化を示すため，その判定には注意を要する．

　　CA19-9はモノクローナル抗体であるN19-9が認識する糖鎖抗原（carbohydrate antigen：CA）で，膵がん，胆道がんでの陽性率が高い．このエピトープはシアリルLe^{a}と呼ばれ，Lewis^{a}血液型抗原にシアリル酸が結合したものでもあるため，シアリルLe^{a}の合成酵素をもたないLe^{a-b-}の人はCA19-9を合成することができず低値となる．この場合でもDUPAN-2の産生はあるため，膵がんや胆道がんが疑われるにも関わらずCA19-9が低値の場合には，DUPAN-2の測定が有用となる．

　　肺がんでは各病理組織型で腫瘍マーカーの特異性が異なり，扁平上皮がんではCYFRA，SCC，腺がんではSLX，小細胞がんではNSE，ProGRP，すべての組織型にCEAが対応する．CYFRAは扁平上皮がんの約70～80％で上昇し，高値を示すほど予後不良とされる．また，感度・特異度はSCCよりも優れている．SLXは肺腺がんでの特異性が高いものの，腺がん以外の陽性率も約30％認められる．肺がんのほか，膵臓がんや卵巣がんなどで高値となる．悪性疾患への特異性が高いとされるが，肺の良性疾患でも高値を示す場合がある．とくにびまん性汎細気管支炎では約80％で高値を示すとの報告もある．NSEは神経細胞や神経内分泌細胞に含まれ，神経内分泌腫瘍の性格がある小細胞がんでは，細胞が破壊された際の酵素逸脱を機序として上昇する．ProGRPは小細胞がんで特異的に産生されるガストリン放出ペプチド（GRP）の前駆体で，NSEよりも小細胞がんでの特異性が高く，また早期に上昇する[2]．

文献

1) 河合　忠，他，編：異常値の出るメカニズム，第6版，医学書院，2013
2) 三橋知明，Medical Practice編集委員会，編：臨床検査ガイド，2015年改訂版，文光堂，2015

（髙谷典秀）

19. PSA

ポイント

- PSAは，前立腺がんのマーカーとして重要である．しかし，前立腺がんだけでなく前立腺の炎症や肥大症でも上昇するので，高値が得られた場合に両者の鑑別が必要になる．
- PSAカットオフ値は，1.0～4.0 ng/mLとされ，4.1以上のときに前立腺がんの精査が必要になる．最近は，一律に4.1としないで年齢階層別PSAカットオフ値が用いられることも多くなってきている[1,3]．
- PSAが4.0以下でも，前立腺がんは否定できない．この点を正確に受診者に伝えることが重要である．ドック健診などでは以前のデータと比較することがしばしば可能で，PSAが4.0以下ではあるが少しずつ上昇してきているときは，前立腺がんを精査する必要がある．
- 前立腺がんがあれば，80～90％でPSAが上昇するとされている[2]．
- 適切な検診間隔は，PSA≦1.0 ng/mLでは3年ごと，1.1～4.0 ng/mLでは毎年とするのが良いであろう．

A 検査の意義

PSA検査は，血液で容易に検査でき信頼性も高いので，ドック健診や日常臨床で前立腺のがんマーカーとして広く使われている．PSAが4.1以上のときは，前立腺がんの可能性を考える．前立腺がんは前立腺の辺縁部にできるので，排尿障害，頻尿などの症状はなく無症状がほとんどなので，PSA検査によるスクリーニングが役に立つ．

B 診断方法

年齢に関係なく，PSAが4.1以上のときは，原則として泌尿器科専門医に依頼して前立腺がんの可能性をフォローしてもらう．日本泌尿器科学会による前立腺がん診療ガイドラインにある前立腺がん診療のアルゴリズム（図1）を参照して[1]，PSAがカットオフ値を超えているときは（年齢別でなく一律では4.1以上の場合，年齢階層別では以下に列記したカットオフ値），必ず泌尿器科に前立腺がんの精査を依頼する．

- 50～64歳は0.0～3.0 ng/mL
- 65～69歳は0.0～3.5 ng/mL
- 70歳以上は0.0～4.0 ng/mL

PSAは年齢とともに高値になるので，PSAのカットオフ値は一律に4.0以下としないで，上記の年齢階層別カットオフ値を使用する施設もある．Itoらは，日本人のデータから年齢階層別基準値を適用することで，臨床上意味のある前立腺がんを同定できると報告している[4]．

MRIが可能な施設では，この前立腺がんの診断に役立つとされる前立腺MRI検査が行われたり，前立腺エコー検査が行われることもあるが，PSA異常高値の場合は泌尿器科専門医にその後の精査，フォローをゆだねるべきであろう．泌尿器科に依頼される

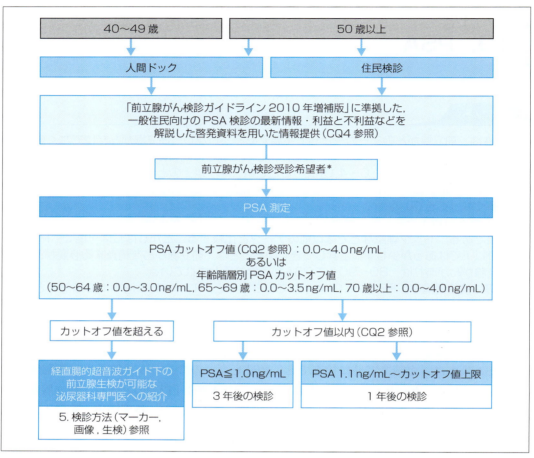

図1 住民検診・人間ドックにおける受診対象年齢と泌尿器科専門医紹介までの前立腺がん検診アルゴリズム（文献1より引用）
*高齢者におけるPSA検診継続の判断をするための余命を予測する正確なモデルは現時点ではないが，将来の方向性として健康状態評価手段（G8 geriatric screening tool（表））などを検診受診推奨判定に用いることは，方策の一つである（CQ3参照）．

と，直腸診，前立腺エコー検査や前立腺MRIが行われ，がんが疑われるケースに超音波ガイド下針生検が行われる．陽性のときには治療アルゴリズムを参照して治療法が専門的立場，および患者の希望で決定される．

前立腺がんの血清遊離型PSAは，肥大症の血清遊離型PSAに比べて有意に低下するとされている[5]．一般に遊離型（free）/結合型（total）の比（F/T比，％freePSAとも呼ばれる）が低い場合にはがんの確率が高く，F/T比が高い場合は前立腺炎や前立腺肥大症の確率が高いとされている[6]．すなわちPSA 4～10 ng/mLの範囲では，F/T比が25％以下のときには，前立腺がんの可能性が高まると指摘されている[5]．このため，F/T比が生検の適応を決めるのに利用されている．

さらに，PSA上昇の速さを複数回の検査でみる方法がある．ドック健診では1年ごとの経過がみられるからである．アメリカ泌尿器学会では，PSAが4.0より低いケース

では0.35 ng/mL/yearを超えるとき，4から10のときには0.75 ng/mL/yearを閾値としている[5]．

臨床では，初回の生検で陰性のときに，再生検を勧める有用なパラメーターとして，％freePSA値（カットオフの基準は25％以下）が使用されるが，単一のパラメーターではがん予測に限界があり，PSA高値（>10.0）やPSAの持続的な上昇により決定されることが多い[7]．

最新のガイドラインでは，％freePSA，PSA濃度（PSAD）およびノモグラムなどはPSA検査の特異度を向上させる可能性があるとしている（推奨グレードC1）[8]．監視療法の際に治療開始基準におけるPSA倍加時間（PSADT）やPSA年間増加度（PSAV）の意義は確立されていない（推奨グレードBとされている）[9]．

PSAが4.0以下の前立腺がんが全体の15〜20％であることを考えると，正常値でもがんは完全には否定できない．この点に検診では注意する．一方，グレーゾーンとされるPSA値4.1〜10 ng/mLの範囲における前立腺がんの陽性反応的中率は約25〜40％であるされている[10]．

最も新しい2016年版のガイドラインでは，適切な検診間隔については，PSA値別に健診間隔を別にすることが推奨，提案されている．具体的には，PSA≦1.0 ng/mLでは3〜10年の検診間隔が推奨されている．一方，それ以上のPSA値では，より短い検診間隔が推奨されている[11]．

または費用対効果の観点からも，PSA≦1.0 ng/mLの検診間隔を3年，1.1〜4.0 ng/mLでは毎年とする方法が，PSA値に関わらず毎年の検診を行う方法と比較して優れていたとする報告が紹介されている[12]．

C 判定区分とフォローアップ生活指導の実際

PSAは採血して1時間程度で結果が出るので，頻繁に行われる検査である．わが国では，一般住民に対するPSA検診の機会はまだ不十分で，簡単に検査できるので今後さらなる採用が望まれる．とくに，50歳以上の男性に住民検診や人間ドックでPSAを今以上に導入することが望まれる．

PSA基準値（4.0より高値，あるいは年齢階層別PSA基準値）を超える場合は，泌尿器科の専門医に依頼する．これに該当しないとき，すなわちPSAが0.0〜1.0の場合には3年ごと，1.1〜基準値上限では毎年の検診を受診するように勧める．40〜49歳の場合もこれに準じる．とくに，前立腺がんの家族歴のある場合には勧めたい．

判定区分とPSA値に基づく，判定とその後の専門医紹介までのアルゴリズムは**図1**の通りである．

D 治療・専門医依頼の目安

先に述べたように，PSAが4.1以上のときは専門医に精査を依頼する．最近は，前立腺MRIによるがんのチェックが有用であるので，MRIによる検査も選択される．しかし，最終的には泌尿器科医による前立腺生検が必要である．

治療としては手術療法，放射線療法，ホルモン療法が選択されるが，最近は治療法にめざましい進歩があり，選択肢が増えている．手術では，従来の恥骨後式前立腺全摘術に加え，腹腔鏡下前立腺全摘術，ダビンチを使ったロボット支援前立腺全摘術などがある．

放射線療法も，外照射として根治的X線外照射に加え，陽子線および重粒子線治療も行われるようになってきた．組織内照射（小線源療法）にも，永久挿入密封小線源療法と高線量率組織内照射がある．ホルモン療法としては，LH-RHアゴニストおよび抗アンドロゲン薬を用いた複合アンドロゲン遮断療法（CAB (combined androgen blockade) 療法），単独療法，間欠的ホルモン療法がある．さらに，ドキタセルに加えて新しい第二世代の抗アンドロゲン薬も上市されてきた[11]．

文献

1) 日本泌尿器科学会，編：3．検診．前立腺癌診療ガイドライン2016年版，メディカルレビュー社，p.40-41，2016
2) 日本泌尿器科学会，編：前立腺癌診療ガイドライン2012年版，金原出版，p6-7，2012
3) 日本泌尿器科学会，編：前立腺癌診療ガイドライン2016年版，メディカルレビュー社，p45-46，2016
4) Ito, K., et al : Usefullness of age-apecific reference range of prostate-specific antigen for Japanese men older than 60 years in mass screening for prostate cancer. Urology 64 : 278-82, 2000
5) American Neurulogical Association ホームページ：
https://www.auanet.org/education/prostate-cancer-pssa.cfm　AUA Universuty Prostate cancer : Screening and managenement), AUA Update Series VoL36, 2017
6) PSAが高い原因について（日本泌尿学会ホームページより）
7) 日本泌尿器科学会，編：前立腺癌診療ガイドライン2012年版，金原出版，p68-69，2012
8) 日本泌尿器科学会，編：5．診断方法（マーカー，画像，生検）．前立腺癌診療ガイドライン2016年版，メディカルレビュー社，p73-74，2016
9) 日本泌尿器科学会，編：7．監視療法．前立腺癌診療ガイドライン2016年版，メジカルレビュー社，p.105-106，2016
10) 日本泌尿器科学会，編：前立腺癌診療ガイドライン2012年版，金原出版，p.59，2012
11) 日本泌尿器科学会，編：3．検診．前立腺癌診療ガイドライン2016年版，メディカルレビュー社，p.43-44，2016
12) 日本泌尿器科学会，編：前立腺癌診療ガイドライン2016年版，メディカルレビュー社，p.112-243，2016

（天野隆弘）

20. BNP

> **ポイント**
> - BNP・NT-proBNP値の測定は，心不全患者の病態把握や予後予測に対する有用性が高い．人間ドック健診においても，心不全の早期発見の指標として普及しつつある．
> - BNP値100 pg/mL（血中NT-proBNP値400 pg/mL）以上の場合は，治療対象となる心不全の可能性があるので，精査あるいは循環器専門医に紹介する必要がある．
> - BNP・NT-proBNP値の測定は，心不全の早期診断や病態管理の補助手段であり，これのみに基づいた診断や管理をすべきではないことに留意する．

A 検査の意義

　脳性（B型）ナトリウム利尿ペプチド（BNP）は，主に心室から分泌されるホルモンであり，血管拡張，利尿・ナトリウム利尿作用を有し，心不全などの病態を改善させる．BNPの前駆体であるproBNPは，心筋細胞でBNPと生理活性のないNT-proBNP（BNP前駆体N端フラグメント）に切断され，循環血液中に分泌される．健常人のBNPやNT-proBNP値は極めて低いが，心不全患者では重症度に応じて顕著に増加することから，その測定は心不全患者の病態把握や予後予測に対する有用性が高い．一般集団を対象にした健診などにおけるBNPの有用性は結論が出ていない．日本循環器学会の慢性心不全治療ガイドラインでは，スクリーニング目的での血漿BNP測定の位置付けはClass IIb（有用であるエビデンスはまだ確立されていない）である[1]．しかし，Framingham Heart Studyなどでは，BNP高値が心血管疾患の発生率と関連することが多く示されている．わが国でも，岩手県北地域コホート研究[2]や久山町研究において，BNPやNT-proBNP値が心血管疾患発症リスクの簡易かつ有用なマーカーであることが報告されている．人間ドック受診者での検討では，NT-proBNP高値の頻度は高血圧，左室肥大，心房細動など心不全の原因となる因子で高いことが示されている[3]．

B 診断方法

　わが国ではBNP測定が先行していたが，NT-proBNPの使用も増加している．心不全の診断や予後予測能は，BNPとNT-proBNPでほぼ同等である．測定には，BNPは静脈血漿を，NT-proBNPは静脈血清または血漿を用いる．このため，NT-proBNPはほかの生化学項目などと同一採血管での測定が可能である[4]．BNPとNT-proBNPは，ともに年齢，腎機能，不整脈，肥満などの影響を受ける．高齢者では高値を示す．腎機能の低下に伴って高値となるが，とくにNT-proBNPはその代謝のほとんどが腎臓からの排泄に依存するため軽度の腎機能低下でも影響を受け，eGFR30未満の症例では増加の程度が大きくなる．BNPは心房でも約10%産生されるため，心房細動時には増加する．逆に，肥満者では非肥満者より低値を示す．BNPとNT-proBNPは，心不全の早

表1　BNPとNT-proBNPの特徴（文献1より引用）

	BNP	NT-proBNP
分子量	約3,500	約8,500
ホルモン活性	＋	－
交叉性	proBNP，BNP	proBNP，NT-proBNP
半減期	約20分	約120分
クリアランス	NPR-A，NPR-C，NEP，腎臓	腎臓
採血法	EDTA加血漿	血清/ヘパリン加/EDTA加血漿
添付文書記載基準値	≦18.4pg/mL	≦55pg/mL

NPR：ナトリウム利尿ペプチド受容体，NEP：中性エンドペプチダーゼ

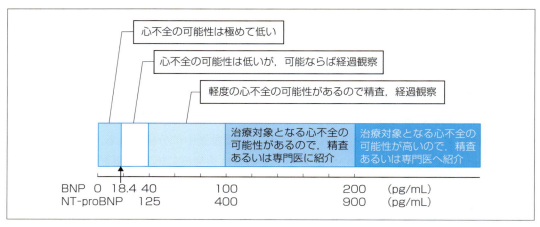

図1　BNP，NT-proBNP値の心不全診断へのカットオフ値（文献5，6より引用）

期診断や病態管理の有力なバイオマーカーであるが，あくまで補助手段であり，これのみに基づいた診断や管理をすべきではないことに留意する[5]．両者の特徴を**表1**に示す．

C 判定区分とフォローアップ・生活指導の実際

　人間ドック健診における心不全検出のためのBNP値の判定区分は確立していない．日本心不全学会が作成したステートメント「血中BNPやNT-proBNP値を用いた心不全診療の留意点について」から，初めて心不全を疑ってBNP値を測定した症例を想定した場合でのBNP値の心不全診断・診療におけるカットオフ値を**図1**に示し，測定値ごとの判断や対応について，引用抜粋する[5,6]．NT-proBNP値に関しては，わが国のデータが十分でなくコンセンサスが得られていないため，**図1**に示す値を提案するにとどめられている．

①BNP値18.4pg/mL未満

　正常値は一般に普及している18.4pg/mLとし，この値より低い場合には，潜在的な心不全の可能性は極めて低いと判断される．

②BNP値18.4～40 pg/mL

　心不全の危険因子を有している症例でも，直ちに治療が必要となる心不全の可能性は低いと判断される．ただし，BNPだけでは心不全の程度を過小評価してしまう場合（収縮性心膜炎，僧帽弁狭窄症，発作的に生じる不整脈，一部の虚血性心疾患，高度肥満などを伴う心不全）もあるので，症状や症候を十分に加味して判断する．

③BNP値40～100 pg/mL

　軽度の心不全の可能性がある．危険要因が多い症例や心不全を発症する基礎疾患をもっている症例では，胸部X線，心電図，心エコー図検査の実施を勧める．ただし，この範囲では重症心不全である可能性は低く，BNP上昇の原因がある程度特定できれば，そのまま経過観察することも可能である．

④BNP値100～200 pg/mL

　治療対象となる心不全である可能性がある．心エコー図検査を含む検査を早期に実施し，原因検索を行う．心不全を疑う所見が得られ，対応が難しいようであれば，専門医に紹介する．

⑤BNP値200 pg/mL以上

　治療対象となる心不全である可能性が高い．原因検索に引き続き，症状を伴う場合は心不全治療を開始する．さらなる診療が必要な場合には，専門医での対応を考慮する．

D 治療・専門医依頼の目安

　BNP値200 pg/mL（NT-proBNP値900 pg/mL）以上では，治療対象の心不全である可能性が高く，精査あるいは循環器専門医に紹介する．

　BNP値100～200 pg/mL（NT-proBNP値400～900 pg/mL）では，治療対象となる心不全の可能性があり，精査あるいは循環器専門医に紹介する．

　紹介する際には，健診時の臨床症状，胸部X線，心電図，心エコー図検査所見を併記することが望ましい．

文献

1) 慢性心不全治療ガイドライン（2010年改訂版）
   http://www.j-circ.or.jp/guideline/pdf/JCS2010_matsuzaki_h.pdf
2) Nakamura, M., et al：Sex-specific threshold levels of plasma B-type natriuretic peptide for prediction of cardiovascular event risk in a Japanese population initially free of cardiovascular disease. Am J Cardiol **108**：1564-1569, 2011
3) 加藤公則, 他：人間ドック受診者におけるN-terminal pro-brain natriuretic peptide測定の意義. 人間ドック **26**：62-70, 2011
4) 加藤公則：BNP, NT-pro BNP研究の最前線. 人間ドック **31**：541-549, 2016
5) 斎藤能彦：バイオマーカーをもとにした心不全の診断と治療—日本心不全学会BNPステートメントの解釈—. 日内会誌 **103**：747-752, 2014
6) 日本心不全学会ホームページ トピックス
   http://www.asas.or.jp/jhfs/topics/bnp201300403.html

（桝田　出）

21. 甲状腺機能・腫瘍

> **ポイント**
> - 偶発的に見つかる甲状腺疾患の多くは，治療を要さず，経過観察で済む．
> - 検出すべきものは，甲状腺機能異常と甲状腺悪性腫瘍を疑う腫瘤である．
> - TSH値で軽い甲状腺機能異常も検出できる．
> - 頸動脈超音波検査で見つかった腫瘤は，大きさと充実部の所見で専門医に依頼する．

A 検査の意義

　治療の対象となる甲状腺疾患は，甲状腺機能の異常を伴うものと，悪性の腫瘍である．いずれもオプションとして，前者は甲状腺刺激ホルモン（thyroid stimulating hormone：TSH）の測定を行った際に見つかり，後者は頸動脈超音波検査を行った際，その疑いがある腫瘤として検出される．

　人間ドックあるいは健康診断を受けた者を対象とした成績によると，明らかな甲状腺機能異常の頻度は，バセドウ病を代表とする甲状腺機能亢進症（亢進症），橋本病（慢性甲状腺炎）などにみられる低下症（低下症）ともに1％以下であるが，わずかな異常すなわち潜在性亢進症，潜在性低下症はそれぞれ2％，4〜6％ほど見出されている．いずれも女性に多く，高齢者より20代から50代の頻度が高い．甲状腺ホルモンは酸素消費，代謝率増加，熱産生増加作用に関わり，過不足を生じると様々な臓器に異常を起こす可能性があり，潜在性のものでも長引くと影響を受けやすい臓器がある．また，甲状腺機能異常には特異な症状がないために，合併症に対する誤った治療が行われていることもあるので，事前に甲状腺機能の異常を知ることは有意義である．甲状腺機能異常を伴う疾患はびまん性甲状腺腫を伴うが，稀に甲状腺ホルモンを過剰分泌している甲状腺結節がある．その場合の機能亢進の程度はほとんどが軽い．びまん性甲状腺腫を呈する疾患で最も頻度の高い橋本病は，スクリーニングで見つかるものの90％は正常機能である．しかし，将来低下症になる場合があるので，経過観察は必要である．

　一方，甲状腺の悪性腫瘍は，90％以上が生命予後の極めて良い乳頭がんである．最近，このうちの多くは成長を止めてしまっていると考えられるようになった．したがって，微小ながんの発見に努めると，手術の必要のないがんを検出し，過剰診断につながる[1]．こうしたことを考慮に入れて検診する必要がある．

1. 甲状腺機能異常

a）測定意義

　亢進症による甲状腺ホルモンの過剰状態は，循環器，糖代謝，肝機能障害に関与することがある．高齢者では，軽度の過剰であっても続くと心房細動の原因になる場合があり，また閉経後の女性では骨粗鬆症を促進させる可能性もある．甲状腺ホルモンの不足は，過

剰より影響は小さいが，脂質代謝異常の原因の一つである．著しく不足すれば，循環器や肝機能の異常をきたすことや，認知機能に影響することもある．甲状腺ホルモンの過不足による障害は，ほとんどが治療によって回復するので，甲状腺機能検査は意義がある．

b）測定法

視床下部性，下垂体性など中枢性の甲状腺機能異常は非常に稀であり，人間ドックでは，甲状腺原発のものが検出されれば十分である．それには下垂体から分泌されるTSHの測定が最適である．それは次のような理由による．甲状腺ホルモンには2種類あり，甲状腺からは主にチロキシン（T4）が分泌される．もう1つはトリヨードチロニン（T3）である．大半のT4，T3は血中で甲状腺ホルモン結合蛋白と結合しており，わずかな部分が遊離型（FT4，FT3）で存在する．FT4は肝臓や筋肉でFT3に転換され，FT3が甲状腺ホルモン効果を発揮する．TSHはFT4，FT3濃度によって分泌が調節されており，FT4，FT3の濃度がわずかでも上がると下降し，下がると上昇する．FT4，FT3濃度が基準値内であっても，その個人にとって至適な濃度でなければ，TSHは基準値からはずれる．

2．結節性甲状腺腫

a）測定意義

甲状腺結節の診断の目標は甲状腺がんか否かである．結節の大半は良性であるが，がんを保有している頻度は実際にはかなり高い．報告によって異なるが，他疾患で死亡した者を剖検した成績によると，6〜36％に甲状腺がんが見つかっている．ただし，そのほとんどは5mm以下の微小なもので，進行が極めて遅い乳頭がんである．近年，臨床的にも見つかる頻度が高くなったが，がん死亡は増えていない．これは，甲状腺超音波の精度が向上し，検出されることが多くなったためである．実際，超音波と細胞診で見つかった1cm以下のもの（微小がん）1,235例を手術せずに経過観察したところ，がん死はみられなかったとの研究結果も出ている[2]．このことは，検診で微小ながんの発見に努めることが，手術が無用ながんを検出する結果になることに対する警告になっている．予後を考慮すると，積極的に手術が勧められる甲状腺がんは，40歳以上で，発見された時点で10mmを超えているか，甲状腺外への進展が臨床的に明らかなものである[2,3]．

b）検出法

①触診

甲状腺は表在しているため，触診が甲状腺疾患を発見するきっかけとなる．甲状腺は甲状腺軟骨直下の輪状軟骨のすぐ下にある．高齢者，男性ではやや低い位置にあるので目立ちにくい．図1のように母指の腹をあて，適度な圧力をかけ，皮膚から指を離さないようにして横に少しずつ交互に移動させていく．何か触れたら唾液を飲み込んでもらう．甲状腺は気管に癒着しているので，甲状腺腫であれば下から上がってくるのが感じられる．何度か試みると，小さいものも触れることがある．触診で触知できる結節の最小は2cm前後で，がんが発見される頻度は500〜1000人に1人程度である．硬く触れて表面が不整，周囲と癒着しているものは悪性が疑われる．頸部リンパ節が触知できたら疑いが深まる．

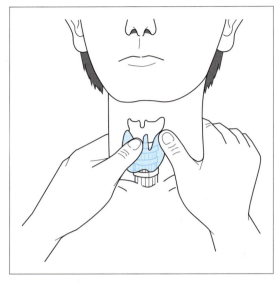

図1　甲状腺の触診

②頸動脈超音波検査・甲状腺超音波検査

　頸動脈超音波検査は，動脈硬化性疾患のスクリーニングを目的として人間ドックでも行われることが多くなった．隣接臓器である甲状腺も観察領域に入るので，偶発的に甲状腺嚢胞や結節が発見される．同時に甲状腺超音波検査も行われることが増えてきた．超音波では150～300人に1人程度，甲状腺がんが発見される．

B 甲状腺機能異常・甲状腺結節の診断

1. 甲状腺機能異常

a) TSH

　TSHが基準値を下回っている場合は亢進症，上回っている場合は低下症である．FT4，FT3が基準値内でTSHが基準値を下回っている場合が潜在性亢進症，上回っている場合は潜在性低下症であり，甲状腺ホルモンのわずかな過剰や不足が存在することを意味する．なお，TSHの基準値には，測定機器・試薬の違いで多少差があるので，判定はそれぞれのキットに合わせて行う．

2. 頸動脈超音波検査（図2）

　見つかる甲状腺腫は大半が良性の結節であるが，悪性腫瘍も数パーセント含まれる．まず，嚢胞性か充実性かをみる．嚢胞性の場合は内部に充実部を認めない限り問題ない．甲状腺がんのうち，超音波でがんを疑うことができるのは乳頭がんのみである．その特徴は，形状が不整，内部超音波が不均一，点状高超音波が散在する，リンパ節腫大がある，などである．

C 人間ドック健診の判定区分とフォローアップ・生活指導

　以下のものは経過観察とする．生活上の指導は必要としない．

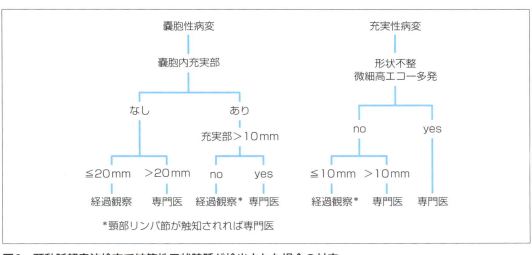

図2 頸動脈超音波検査で結節性甲状腺腫が検出された場合の対応

1. びまん性甲状腺腫

TSHに異常はないが，触診上あるいは頸部超音波検査でびまん性甲状腺腫が認められるもの．

2. 結節性甲状腺腫

- 内部に充実部分が全くない囊胞．
- ＜10 mmの充実性結節で，あるいは囊胞内に充実部分があるが＜10 mmで，形状が整であり，内部に微細な高超音波の多発などの悪性所見のないもの．

D 治療開始・専門医依頼の目安

1. 甲状腺機能異常を有するもの

甲状腺腫の形状の如何を問わず，TSHが基準値を逸脱している場合である．

2. 悪性腫瘍が否定できない場合 (図2)

①触診で明らかな結節を触れる．
②頸動脈超音波検査で以下の所見がある．
- 囊胞内部に充実部があり，それが10 mmを超えるか，あるいは充実部はないが20 mmを超えるものがある．
- 結節が充実性で，形状が不整，内部に微細な高超音波が多発しているもの，あるいはこれらの所見は欠くが10 mmを超えるものがある．

文献
1) 祖父江友孝：がん検診における不利益．日本甲状腺学会誌 7：29-33, 2016
2) Ito, Y., et al：Patients age is significantly related to the progression of papillary microcarcinoma of the thyroid under observation. Thyroid 24：27-34, 2014
3) 高野 徹, 他：みえてきた甲状腺癌の自然史と2種類の乳頭癌．日本甲状腺学会誌 7：36-37, 2016

(百渓尚子)

22. 細胞診・組織診（喀痰・生検など）

> **ポイント**
> - 細胞診は，剥離細胞診（exofoliative cytology），穿刺吸引細胞診（aspiration cytology），術中細胞診（intra-operative cytology）に分けられる．
> - 現在，国際的に広く用いられている細胞診判定法は，陰性，疑陽性，陽性の3段階に判定を分ける方法である．
> - 細胞診は確定診断ではない．画像などほかの検索で悪性を示唆する所見がないのにも関わらず，細胞診のみが悪性と報告された場合は，もう一度すべてを再検討するか，組織診断検体の確保に努めるべきである．
> - 組織診は，人間ドック健診では消化管内視鏡検査時の生検などに限られる．

A 検査の意義

　細胞診（cytology）は，患者への侵襲が少ない，もしくはほとんどない簡便な形態学的診断法であり，がんのスクリーニング法および診断法として日常診療に広く用いられている．細胞診は1920年，George Nicholas Papanikolaouが考案し，その染色法（パパニコロウ染色）と判定法（パパニコロウ分類，後述）が細胞診の発展に大きく寄与した．一方，組織診（histology）は確定診断になり得るが，人間ドック健診においてはその適用は限られる．

B 診断方法・その他

1. 細胞診の種類と採取方法，スライド作製法

　細胞診には，剥離細胞診（exofoliative cytology）と穿刺吸引細胞診（aspiration cytology），術中細胞診（intra-operative cytology）がある．

　剥離細胞診は，患者に侵襲のほとんどないスクリーニング細胞診であり，喀痰（肺がん検診），尿細胞診，口腔細胞診，子宮頸部スメア（子宮がん検診）が挙げられ，人間ドック健診においても細胞診の主体となる．子宮頸部スメアは細胞採取器具として，綿棒，サーベックスブラシ，サイトブラシ，サイトピックがある．綿棒は手軽で安価で，擦過後の出血が少ないが，細胞回収率が悪い．子宮内膜細胞診も専用器具を用いて内膜細胞を採取する．これらは擦過細胞診とも呼ばれる．婦人科以外では気管支鏡下にブラシを用いた気管支擦過や，尿管擦過，胆管擦過があるが，侵襲のある検査法である．

　一方，穿刺吸引細胞診は唾液腺や甲状腺，乳腺などの表在性臓器の腫瘤性病変に対して，病変の良悪性を判定するために行われる．21～25ゲージの細い針を用い（太さは臓器および施行者により異なる），fine needle aspiration（FNA）と呼ぶ．通常，表在性臓器の穿刺では局所麻酔は不要とされる．さらに，深部臓器に対しても行われることがあり，超音波ガイド下穿刺吸引細胞診として膵腫瘍などに超音波内視鏡下穿刺吸引細胞診

図1 細胞診の顕微鏡像
腹水中の卵巣がん細胞を示す（a：パパニコロウ染色，b：ギムザ染色）．

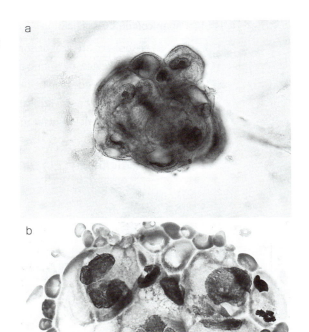

(endoscopic ultrasonography-guided fine needle aspiration：EUS-FNA）や縦隔腫瘍などに超音波気管支鏡ガイド下穿刺吸引細胞診(endobronchial ultrasound-guided fine needle aspiration：EBUS-FNA）も行われるようになった．

術中細胞診とは，術中に採取された腫瘍本体を捺印したもの，もしくは術中に胸水・腹水・心囊液を直接，もしくは生理食塩水で洗浄したものを遠心して得られた細胞について良悪性を判定する．

得られた細胞（もしくは液体）をスライドガラスに直接塗布する．固定，染色することにより細胞診スライドを作製する．通常，パパニコロウ染色もしくはギムザ染色を行う（**図1**）．最近，採取された細胞を専用の保存液に回収し，専用の装置を用いてガラススライドに塗布する液状化検体法(liquid based cytology）が用いられるようになってきた．細胞の重なり合いがないことから従来の作製法によるスライドより観察がしやすく，切片を追加作製できることから免疫細胞化学や遺伝子学的な応用が可能であり，わが国でもさらに普及が進むであろう．

2. 細胞診の評価

細胞診の診断と評価をどのように主治医（検診医）に伝えるか，これまで多くの試みがなされた．その最も基本的な報告様式は，パパニコロウの業績であるパパニコロウ分類を嚆矢とする（**表1**）．しかし，ClassⅠからⅤまでの概念の説明にとどまり，具体的

表1　Papanicolaou's Classification

Class I	Absence of atypical or abnormal cells
Class II	Atypical cytology but no evidence of malignancy
Class III	Cytology suggestive of, but not conclusive for malignancy
Class IV	Cytology strongly suggestive of malignancy
Class V	Cytology conclusive for malignancy

表2　現在，国際的に用いられている細胞診判定法

- 陰性（negative）
- 疑陽性（suspicious）
- 陽性（positive）

陰性は（形態的な）異型細胞を含まない，もしくは異型細胞を認めるが良性を推定できるもの，疑陽性は異型細胞を含むが良・悪性の判定ができないもの，陽性は悪性と推定できる異型細胞を含むもの，といえる．

な細胞所見に言及していなかったため，運用上の問題が指摘され，国際的には用いられなくなった．わが国は今日でも広くパパニコロウ分類を用いる例外的な国である[1]．パパニコロウ分類に代わって用いられるようになった細胞診判定法は，判定を陰性，疑陽性，陽性の3段階に分ける方法（**表2**）であり，現在国際的に広く用いられている．また，細胞診検体が診断に適正な検体か否かを記載することも必要である．この基準は臓器により異なるが，まず検体が検体適正（adequate）・検体不適正（inadequate）を記載することが推奨されている．日本臨床細胞学会細胞診断ガイドラインに詳しく記載されているので参照いただきたいが，たとえば甲状腺はコロイド，泡沫細胞，濾胞上皮，腫瘍細胞のいずれも認められない場合，喀痰は組織球を認めない場合，リンパ節はリンパ球もしくは腫瘍細胞を認めない場合，不適正検体となる．

検診に関連するものとして，子宮がんおよび肺がんの判定法をさらに詳しく述べる．子宮頸がんには日本母性保護医協会（日母，現在は日本産科婦人科医会と称されている）が制定した日母分類が存在した．パパニコロウ分類を基礎とし，Class IIIをIIIa（軽度異形成に相当），IIIb（高度異形成に相当）に分け，Class IVは上皮内がんを推定するとした，日本独自のものであった．しかし，現在では世界標準となっている子宮頸部細胞診ベセスダシステム（2001）があり（**表3**），わが国でも2009年より広く採用され，国内においても広く普及している．歴史的な経緯から現在も日母分類を併記する病院も多いが，今後ベセスダ分類のみの記載にすることが望ましい．肺がんにおいては，日本肺癌学会2017年改訂の「肺がん検診における喀痰細胞診の判定基準と指導区分」（**表4**）がある[2]．

3．細胞診の実際

通常，細胞診の診断は病理医が常勤する病院の病理科（もしくは病理診断科，名称は病院により異なる）で行われている．2008年より病理（診断）科を病院の診療科として

表3　ベセスダシステムによる子宮頸部細胞診の判定

分類	結果	内容	指針
NILM	陰性	非腫瘍性所見 もしくは炎症	次回定期検査
ASC-US	意義不明な異型扁平上皮細胞	―	要精密検査 HPV検査または細胞診（6カ月後）が必要
LSIL	軽度異型扁平上皮内病変	HPV感染 軽度異形成に相当	要精密検査 コルポ，生検
ASC-H	HSILを除外できない異型扁平上皮細胞	高度異形成を疑う	
HSIL	高度異型扁平上皮内病変	高度異形成に相当	
SCC	扁平上皮がん	―	

※扁平上皮細胞の判定基準を記載した．そのほかに腺系細胞の判定基準がある．

表4　肺がん検診における喀痰細胞診の判定基準と指導区分（文献2より引用）

判定区分	細胞所見	指導区分
A	喀痰中に組織球を認めない	材料不適，再検査
B	正常上皮細胞のみ 基底細胞増生 軽度異型扁平上皮細胞 線毛円柱上皮細胞	現在異常を認めない 次回定期検査
C	中等度異型扁平上皮細胞 核の増大や濃染を伴う円柱上皮細胞	再塗抹または6カ月以内の再検査
D	高度（境界）異型扁平上皮細胞または悪性腫瘍の疑いのある細胞を認める	直ちに精密検査
E	悪性腫瘍細胞を認める	

標榜できるようになった．病理科に属する日本臨床細胞学会認定細胞検査士が異常細胞のスクリーニングを行い，病理医（病理専門医，細胞診専門医の資格がある）が確定している．細胞検査士と病理医が連携しながら，ダブルチェックしているといえる．病理医や細胞検査士がいない病院では，登録衛生検査所などの医療機関外民間検査機関に外注している場合が多い．この場合も細胞検査士と病理医の鏡検と診断がなされている．民間検査機関では，細胞診自動スクリーニング装置も導入されているところもある．ただし，装置のみの判定ではなく，細胞検査士の目と自動化装置のダブルスクリーニングや精度管理として運用していると聞いている[3]．

4．細胞診の注意点

　腫瘍の形態的な診断法として病理組織診断と細胞診断があり，前者が悪性腫瘍の最終確定診断である．しかし，組織検体が採取できない，もしくは不適正検体のみである場合，細胞診が時に最終診断のように取り扱われることがある．この場合は注意が必要である．土屋らは，乳腺細胞診と病理組織診断を後方視的に解析したところ，細胞診で陽

性（悪性）もしくはClass Ⅳ, Ⅴと診断したものの中に，少数であるが良性疾患が含まれていたことを明らかにした[4]．すなわち，細胞診の悪性診断は，最終的な悪性診断にはならない．細胞診の限界を示したものと考えられ，画像などほかの検索で悪性を示唆する所見がないのにも関わらず，細胞診のみが悪性と報告された場合は，もう一度すべてを再検討するか，病理組織診断検体の確保に努めるべきである．

5．組織診

消化管内視鏡検査時や子宮頸部検査などに限られるが，悪性を疑う所見があれば，生検を行うことがある．生検検体は病理医により組織診断される．なお，生検と組織診に係る費用は，検診費用と別になることが多い．

文献

1) 坂本穆彦：細胞診断様式．病理と臨床 31（臨時増刊号）：63-71，2013
2) 日本肺癌学会，編：肺癌取扱い規約 第8版，金原出版，p.141，2017
3) http://www.pcljapan.co.jp/contents/business_01.html
4) 小池絞男，他：乳腺疾患とくに乳癌に対する穿刺吸引細胞診の成績と誤陰性例の検討．日本臨床細胞学会誌 37：143-149，1998

（中村直哉）

V

オプションドック健診

1. 脳ドック

> **ポイント**
> - 一般的人間ドック健診の盲点である脳疾患の早期発見，発症予防のためのオプションドックが脳ドックである．
> - 必須検査は医療面接，MRI・MRA，頸部超音波などで，最近は認知症検査を施行する施設も多い．一般的な血液尿検査や心電図検査結果なども合わせ検討対象となる．
> - 発見される異常は無症候性脳梗塞，未破裂脳動脈瘤，頸動脈狭窄，虚血性脳白質病変，初期認知機能障害などで，その重症度によっては，直ちに専門医の受診を勧める必要がある．ただし，その結果説明には患者の立場や精神的な状況などを考慮し，十分な配慮が必要である．

A 脳ドックの意義

人間ドック健診により，頸部以下の身体部位に生じた諸疾患や検査異常は容易に検出される．しかし，とくに高齢者に多くみられる無症状の脳血管障害，軽度の認知症，あるいは若年者にも存在する未破裂動脈瘤などは，一般の人間ドック健診での発見は不可能である．非侵襲的に頭蓋内を検索できるCT，MRI，頸部超音波検査などの検査法の普及と治療法の進歩により，従来は症状が出現するまで発見が困難であったこれらの疾患の発症前診断や予防的治療が近年可能となった．脳は取り替えや移植がほとんど不可能な唯一の臓器であり，この部位の疾患の発症前診断の意義は大きい．

B 検査対象と標準検査項目

脳ドックを積極的に勧める対象は，①中高齢者，②脳卒中の危険因子保有者(家族歴，高血圧，糖尿病，脂質異常，肥満，喫煙者など)である[1]．

脳ドックの検査項目は，①医療面接，②神経学的診察，③頸部血管雑音，心雑音の聴取，④一般末梢血検査，生化学検査，尿一般検査，⑤ECG，⑥頭部MRI・MRA，⑦頸部血管超音波検査，⑧Mini-Mental State Examination (MMSE)，改定長谷川式スコアー(HDS-R)，仮名ひろいテストなどの認知機能検査，などであるが，④と⑤は一般の人間ドック健診が同時期に行われていれば必要ではない．

頭部CT検査のみの脳ドックは今や時代遅れである．そのほか，オプションとして脳血流検査(SPECT, PET)や脳波検査を行っている施設もある．

C 異常発見率

受診者の年齢，性別，高血圧など脳疾患危険因子の有無やすでに存在する全身疾患によって，あるいは施設，検査項目や機械の精度によって，異常発見率は多少異なる．**表1**に筆者も関係する山中湖ハイメディックの初期のデータを示す．

表1 脳ドックにおけるMRI・MRA異常発見率（3,780例：男性2,417例，女性1,363例）

55±10歳

(A) 無症候性MRI異常

	例数	頻度
虚血性白質病変	1,036	27.4%
脳梗塞		
ラクナ梗塞	266	7.1%
皮質枝梗塞	14	0.3%
脳腫瘍	16	0.4%
脳内出血（microbleedsを除く）	2	0.1%
脳室拡大	13	0.3%
その他	155	4.1%

(B) 無症候性MRA異常

	例数	頻度
脳動脈瘤およびその疑い	161	14.2%
内頸動脈狭窄	83	2.2%
脳内主幹動脈狭窄	43	1.2%
その他	21	0.6%

D 事後指導計画と発見された異常への対応・専門医への紹介

多くの受診者は自分の脳が健康であることを求めて受診していることを念頭に置き，受診者をいたずらに心配させるような指導は好ましくない．脳ドックは症候性脳疾患発症予防のリスクマネジメントであることを受診者に理解していただき，また画像診断やいわゆる認知機能検査には限界があることも含めて専門性の高い医師による説明指導が望ましい．また，開示に堪える報告書を作成し，セカンドオピニオンの要望あるいは受診者自身が希望される他院受診に対しても，積極的な情報提供が必須である[1]．

1. 無症候性脳虚血病変への対応

無症候性多発脳梗塞と「うつ病」との関係を示唆する報告もあり，説明は受診者に不安感をつのらせない配慮が必要である．無症候性脳梗塞（図1）や大脳白質病変は症候性脳梗塞，認知機能低下の予知因子であること，高血圧，糖尿病そのほかの危険因子をもつ症例にはそれらの治療を勧めるべきである．50歳過ぎの受診者で無症候性脳梗塞が数個のみ，かつ脳梗塞危険因子のない受診者は，1～2年おきの経過観察でもよいかもしれないが，とくに反復検査により病変の進展のみられる症例や虚血性病変の多発例は専門医受診を直ちに勧める．ただし，これらの病変に抗血小板薬を直ちに開始すべきか否かには，未だ十分なエビデンスはない[2,3]．

心房細動，心弁膜症などの合併例は直ちに専門医に紹介する．

2. 脳微小出血

血圧コントロールの必要性，安易に抗血小板薬を服用すべきでないことを説明し，専門医に紹介する．

3. 頸部．脳主幹動脈狭窄

頸部内頸動脈50％以上の狭窄例，ないし脳主幹動脈50％以上の狭窄例は，治療の対象として直ちに専門医に紹介する．

4. 未破裂脳動脈瘤

患者が希望すれば，専門医，とくに脳外科専門医を紹介すべきである．年齢を考慮しても最大径5mm以上の動脈瘤（図2）は専門医受診を勧告する．

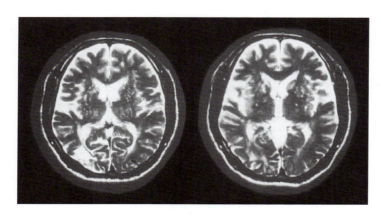

図1　無症候性脳梗塞

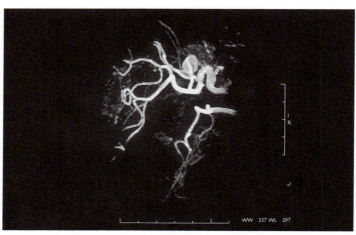

図2　脳動脈瘤

E 最新検査法のドックへの応用

　最新の脳血流検査法であるpositron emission tomography（PET）ないしはsingle photon emission tomography（SPECT）を用いて脳ドックを行っている施設もある．とくに脳虚血の程度や，認知障害の早期発見に有効である可能性があるが，とくにPETに関しては他項で述べられるので，ここでは省略する．

　また，functional MRIをドック検査に応用しようという試みもあるが，実際の有用性は未知の段階である．

文献

1) 日本脳ドック学会 脳ドックの新ガイドライン作成編集委員会，編：脳ドックのガイドライン2014，改訂・第4版，響文社，2014
2) 脳卒中合同ガイドライン委員会，篠原幸人，他，編：脳卒中治療ガイドライン2009，協和企画，2009
3) 日本脳卒中学会　脳卒中ガイドライン委員会，編：脳卒中治療ガイドライン2015，協和企画，2015

（篠原幸人）

2. 動脈硬化ドック・抗加齢ドック

> **ポイント**
> - 我々日本人の死因の第1位はがんであるが，動脈硬化性疾患である心および脳血管病変を合わせると，その割合はがんに匹敵する．そのため人間ドック健診の最大の目的は，がん対策と動脈硬化対策であるといえる．
> - しかしながら，動脈硬化対策にどのような検査を標準項目とするべきかについては，まだ明確になってはいない．エビデンスがある程度確立されていることに加えて，施設間の機器や測定精度の違い，検査にかかる時間や費用なども考慮に入れ，全国の施設で取り入れ可能な検査であることも重要である．

A 動脈硬化ドック・抗加齢ドックの意義

　我々日本人の死因の第1位はがんであるが，動脈硬化性疾患である心および脳血管病変を合わせると，その割合はがんに匹敵する．そのため，人間ドック健診の大きな目的は，がん対策と動脈硬化対策であるといえる．また，人は血管とともに老いるといわれ，動脈硬化は加齢現象でもあり，加齢および老化の予防を主な目的とする抗加齢（アンチエイジング）ドックの中心検査としても意義がある．

　これまで日本人間ドック学会は，動脈硬化対策としてどのような検査を実施するべきかを大きな課題としてきた．2008年には健診判定ガイドライン改訂版を出版し，動脈硬化健診のあり方についての試案を作成した[1]．検査のエビデンスがある程度確立されていることに加えて，施設間の機器や測定手技の精度の違い，検査にかかる費用なども考慮に入れ，全国の人間ドック健診施設で取り入れ可能な検査であることを重視した．

　人間ドック健診や抗加齢ドックで実施する動脈硬化検査項目については，自由診療という枠組みを利用できる利点も駆使しながら，任意型健診といえども受診者の大多数が自治体などの補助や企業や会社などの福利厚生のもとで実施されている現実も含めて考えていく必要がある．

B 検査対象と標準検査項目

　検査対象は言うまでもなく，すべての人間ドック健診および抗加齢ドック受診者である．表1は，健診判定基準ガイドラインの「動脈硬化ドック」[1]で取り上げた検査項目を現状に合わせて修正したものである[2]．やはり血管機能や形態的変化をみる検査と，心・脳血管疾患および末梢動脈疾患（peripheral arterial disease：PAD）発症リスクを評価するバイオマーカーを組み合わせて実施することが有効であると考える．

1. 血管機能および形態的変化を調べる検査

　大動脈の脈波伝播速度（puls wave velocity：PWV）を測定してきた歴史は古く，近年わが国で開発された簡便な測定装置が普及し，現在広く用いられている．一方，FMD

表1　人間ドック健診において動脈硬化対策として実施すべき検査（文献2より引用）

血管機能および形態的変化を調べる非侵襲的検査
1. 血圧脈波検査
   脈波伝播速度　baPWV，CAVI（壁硬化：arterial stiffness）
   足関節上腕血圧比　ABI
2. 頸動脈エコー検査（粥状硬化：アテローム硬化）
3. 血管拡張機能検査（血管内皮機能）
   FMD（flow mediated dilatation）
   RT-PAT（reactive hyperemia peripheral arterial tonometry）

動脈硬化リスク評価のためのバイオマーカー検査
4. 内臓脂肪（面積）測定（CT，MRIおよび（Dual）BIA法）
5. 空腹時インスリン値（インスリン抵抗性）
6. 尿中微量アルブミン
7. 高感度CRP（hs-CRP）
8. 酸化ストレス（活性酸素産生能　抗酸化能）

（flow mediated dilatation）やRH-PAT（reactive hyperemia peripheral arterial tonometry）は最近、血管拡張機能検査として用いられるようになり、血管内皮機能検査として保険適用もあるが、まだ広く普及している段階ではない．頸動脈超音波検査は、内膜中膜複合体厚（intima-media thickness：IMT）やプラークなど形態的なアテローム硬化（粥状硬化）を視覚的に知ることができ、予後を予測できるとする結果も数多い．

最近、高性能マルチスライスCT検査で冠動脈を直接撮影できるようになった．しかしながら、完全に非侵襲的とはいえず、絞り込まれたハイリスク者に対して実施すべき検査であると思われる．よって、頸動脈超音波検査、血圧脈波検査、血管拡張機能検査の3つの検査を血管機能および形態的変化を調べる検査として取り上げる．

a）頸動脈超音波検査

頸動脈IMTは加齢により肥厚していく．正常上限値は1.0mmで、1.1mm以上は肥厚ありと判断される．プラークは、限局的に突出した隆起性病変で粥腫ともいわれる．プラークの評価は、大きさや数のほか、エコー輝度、均一性、表面性状、可動性の有無により行われている．頸動脈超音波検査結果で予後を予測できるとする有用性を示す結果も数多いが、最近スクリーニング検査として否定的な報告も出てきている．

b）血圧脈波検査

ABI（足関節上腕血圧比）およびPWV（上腕足首間PWV（brachial-ankle pulse wave velocity：baPWV），あるいは心臓足首血管指数（cardio-ankle vascular index：CAVI））を測定する．ABIの正常範囲は0.9～1.4とされている（表2）．PWV測定は、頸動脈大腿動脈間PWV（carotid-femoral pulse wave velocity：cfPWV）として従来から行われていたが、cfPWVとの相関が保たれ、簡便で再現性が良いため、わが国ではbaPWVが普及してきた．baPWVは、血圧や脈拍をはじめとする種々の要因により影響を受けるので、測定条件に十分留意する必要がある．現状約1,400cm/sec以上が動脈硬化ありと判定する基準で、約1,800cm/sec以上が心血管疾患発症のカットオフ値と考えられてい

表2　ABIとbaPWVの基準値

- ABI（Ankle-Brachial Index）（足関節上腕血圧比）
　　正常範囲：0.9〜1.4
　　0.9未満でASO（閉塞性動脈硬化症）の疑い
- baPWV（brachial-ankle Pulse Wave Velocity）（上腕足首間脈波伝播速度）
　　正常範囲：1,400 cm/sec以下
　　心血管疾患発症のカットオフ値：約1,800 cm/sec

る（表2）．筆者らは，baPWVの有用性について報告を続けており，動脈硬化の危険因子の重積との良好な相関は，実施すべき大きな根拠と考えている[3]．CAVI値はStiffness parameter β を加味した数値であるが，baPWV値とCAVI値を実際に直接比較した筆者らの結果では，動脈硬化の危険因子の重積との相関やメタボリックシンドロームの有無での差はbaPWVのほうが明らかであった．CAVI値は，8.0以下が正常範囲と考えられているが，最近新たな結果が増えていない．一方，baPWV高値が動脈硬化性疾患のイベント発症や生命予後に関与するという結果は蓄積してきている．筆者らも最近10年間の経年変化の解析を報告した[4]．

c）血管内皮機能検査（FMD，RH-PAT）

FMDは血管径増加率を超音波で計測する．FMDは加齢に伴い減少し，男女差が存在する．6％以上が正常範囲と考えられている．50歳以上では平均が6％を下回ってくること，喫煙の影響を感知できるなどの結果が報告されているが，FMD値がベースラインの上腕動脈径に影響を受けることなども最近報告され，今後結果の解釈に注意が必要となる．

RH-PATは，駆血後再灌流刺激による容積脈波の経時的増加から，血管拡張機能を測定するが，まだ結果の蓄積が必要な段階であると考える．

また，血管機能検査については，日本循環器学会が中心となって「血管機能の非侵襲的評価法に関するガイドライン」[5]を作成している．

2．動脈硬化リスクを評価するバイオマーカー検査

個々の検査説明については紙面の都合で割愛する．日本人間ドック学会誌の総説を参照されたい[2]．

C 異常発見率

現状では検査基準値もまだ明確になっていないので，異常発見率も不明である．

D 事後指導計画と発見された異常への対応・専門医への紹介

異常が発見された場合には，従来の血圧や生活習慣病の採血検査の異常に基づき治療を導入するか，あるいはすでに治療導入している場合には治療効果不十分なところを強化する．血管の狭窄が高度な場合には，外科的手術適応も含め，専門医に紹介する必要もある．また，血管障害や狭窄の程度によっては，抗血小板薬などの予防的投与を考慮

する場合もある．

E 最新検査法のドックへの応用

　現状では，1つだけで万能な検査は存在せず，受診者の病態に応じてこれらの検査を組み合わせて実施し，総合的に結果を解釈することが不可欠である．

文献

1) 福井敏樹：動脈硬化ドック．健診判定基準ガイドライン，改訂新版，文光堂，p.195-203, 2008
2) 福井敏樹：人間ドック健診における動脈硬化対策に実施するべき検査．人間ドック 30：809-821, 2016
3) Fukui, T., et al：Attention for the interpretation of measurements of brachial-ankle pulse wave velocity. Ningen Dock 19：29-32, 2005
4) Fukui, T., et al：Ten-year longitudinal study on brachial-ankle pulse wave velocity（baPWV）in middle-aged Japanese males-analysis of relationship with clustering of atherosclerosis risk factors-Ningen Dock International 2：70-75, 2015
5) 循環器病の診断と治療に関するガイドライン（2011-2012年度合同研究班報告）：血管機能の非侵襲的評価法に関するガイドライン
　 http://www.j-circ.or.jp/guideline/pdf/JCS2013_yamashina_h.pdf

〈福井敏樹〉

3. 眼科ドック

ポイント

- 眼科ドックは，失明予防から目を守る重要な意義がある．
- 対象となる主な眼科疾患は緑内障，糖尿病網膜症，網膜色素変性，加齢黄斑変性などである．
- 必須検査は視力，眼圧，眼底であるが，それぞれ検診ツールとしての課題があり，注意する必要がある．
- オプション検査としては，簡易視野計の普及，将来的には眼底3次元画像解析検査の健診への導入が期待される．

A 眼科ドックの意義

　超高齢化社会が続くなかで，QOLに直結する質の高いQOV（quality of vision）を維持することは大変重要で，失明予防を目的とする「眼科疾患の予防，早期発見」は今後さらに重要になるものと思われる．しかし，これまでの健康診断における眼科検査の位置づけは，眼底検査から高血圧，糖尿病などの生活習慣病を評価することが主な目的で，どちらかといえば内科検診の補助診断として実施されてきた印象を受ける．また，国策として先制医療が推奨されるなかで，平成20年度から実施されている特定健康診査では，それまでの「老人保健法による地域住民対象の基本健康診査」で必須であった視力検査は廃止され，眼科項目として唯一残った眼底検査に関しても，かなり制約の多い条件付きの実施となってしまっている．この制度改正を境として，時代に逆行するかのように公的検診から失明につながる眼疾患を早期に捉える機会が大幅に縮小したことは，眼科医会のデータからも確認されている（図1）[1]．このような周辺環境のなかで，任意検診である人間ドックで眼科疾患をいかに検出するかが，これまで以上に重要となってきている．本稿では，人間ドックにおける眼科ドックの意義について，現在の検査項目による眼科疾患の検出力や課題，今後の将来展望について解説する．

B 検査対象と標準検査項目

　失明につながる代表的な眼科疾患として，緑内障，糖尿病網膜症，網膜色素変性，加齢黄斑変性などが列挙されるが（図2）[2]，眼科ドックにおいても，これらの疾患の早期検出が主なターゲットとなる．各疾患の有病率などから考えると，検査が望ましい対象者は40歳以上の中高齢者が中心になると思われる．日本人間ドック学会が定める基本眼科検査項目は視力，眼圧，眼底であるが，視力は進行例でなければ多くの疾患を検出することは難しく，また眼圧は数値が高い緑内障の検出に有効であるが，大多数を占める正常眼圧緑内障を検出できないことから，オプション項目として簡易視野検査が普及しつつある．さらに最近では，眼底写真で見逃される異常を検出可能な眼底3次元画像解析検査を導入する施設も散見される．

206　オプションドック健診

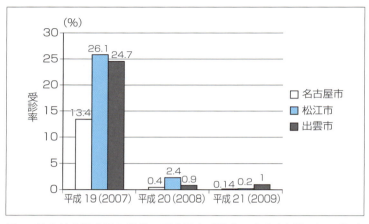

図1　特定健康診査導入前後の眼底検査受診率の変化（文献1より引用）
眼底検査受診率は特定健康診査導入後，多くの自治体で軒並み前年度の100分の1程度にまで低下した．

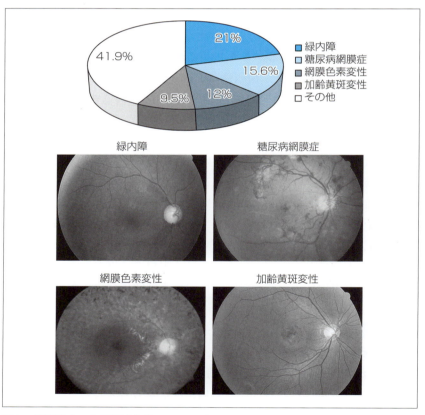

図2　視覚障害の主原因（文献2より引用）
大多数が慢性疾患であり，いずれも早期診断，早期治療が有効である．

C 異常発見率

1．視力検査

最も代表的な眼科検査項目である視力検査には，裸眼もしくは矯正下での遠方，近方視力

表1 判定医の違いによる眼底読影における緑内障検出力の影響（文献5より引用）

	緑内障専門医 (n=3)	眼科専門医 (n=8)	眼科研修医 (n=13)	内科医 (n=6)
平均正答数	17.3	15.9	15.7	13.7
感度（%）	77.8	69.4	76.0	83.3
特異度（%）	93.9*	87.5*	80.4*	56.0
陽性尤度比	12.8	5.5	3.9	1.9

*内科医に対して有意に高い（$P<0.05$, Fisher's exact test）.

などがあるが，眼科ドックでは通常裸眼での遠方視力検査に限られる．そのため，中高年以降の生理学的変化である老眼の評価には適していない．一般に視機能が正常域であれば矯正視力は1.0以上見えるはずで，0.9以下であれば視力低下を生じる何らかの原因が考えられる．一般に高齢者に多い視力低下を生じる疾患は加齢変化に伴う白内障であるが，眼科受診が推奨される加齢黄斑変性をはじめとした黄斑部疾患なども視力低下を生じる．しかし，それ以外の多くの眼科疾患は進行するまで視力低下を生じないため，注意する必要がある．

2．眼圧検査

眼圧の正常値は10～21mmHgとされる．通常眼科ドックでは感染リスクの少ない非接触型眼圧計で測定されるが，時に眼瞼や瞬きなどが眼圧値に影響するため，結果が正常値を逸脱した場合は再検査にて再現性を確認すべきである．また，本来は緑内障の検出を主目的とする検査であり，事実，視野障害の進行速度が速い高眼圧群の緑内障の検出に有効である．しかし，全緑内障の7割を超える正常眼圧緑内障（40歳以上の有病率は3.6%）は眼圧が正常値なため検出することはできず[3]，緑内障のスクリーニング検査としての有効性は限定され，課題となっている[4]．

3．眼底検査

現状の検査項目の中では，眼科疾患の検出が最も有効な検査と思われる．ただし，定量的な評価となるため，判定医の読影能力，経験が判定結果に大きく影響し（表1）[5]，とくに強度近視眼や加齢に伴う豹紋状眼底は，眼科疾患をマスクするので評価の際に注意が必要である．

D 事後指導計画と発見された異常への対応・専門医への紹介

眼科ドックが対象とするほとんどの眼科慢性疾患は，進行期まで自覚症状に乏しく，加齢変化である白内障以外の多くの疾患が不可逆性の障害を生じるため，早期診断・管理が必要である．しかし，生活習慣病と同様に，日常生活で不自由のない状況では，運よく異常を検出されても，判定後に眼科受診するまでのハードルは高いことが多い．そのため，放置されたまま，将来失明につながる重篤な視機能障害が潜在化で進行する可能性もある．診断後にいかに眼科受診の必要性を理解させるかが，生涯にわたる患者のQOL，QOVにとっては大変重要となる．

1．緑内障

自覚症状がないことから，約9割の患者が病気の進行に気づかずに生活している疾患

である[3]．眼科ドックで異常判定された場合は，必ず眼科で精査することを勧める．緑内障と診断されても，早期に治療を開始すれば不自由なく天寿を全うする可能性が高いことを併せて説明し，速やかに眼科受診するように強く促す．

2．糖尿病網膜症

糖尿病の三大合併症の一つで，そのまま放置すると，網膜光凝固（レーザー治療）の適応や硝子体手術が必要な症例もあり，重篤な視機能障害を生じる危険性があることを説明する．そのため，異常判定された場合は速やかに眼科を受診し，その後も継続的な経過観察が必要であること，さらに眼科施設を選択する際は，内科主治医との連携が強く，密な情報共有が可能な施設が望ましいことをアドバイスする．

3．網膜色素変性

進行性の求心性視野障害を示す疾患で，最近では遺伝子治療なども臨床レベルの検討が始まった．経過観察は視野検査が中心となるが，確定診断には蛍光眼底検査や網膜電図などが必要となるため，紹介先は地域の中核病院や専門病院を推奨する．

4．加齢黄斑変性

初期症状は物が歪んで見え，進行に伴い中心部視野障害が悪化する．治療に関しては，近年血管内皮細胞増殖因子（VEGF）阻害薬の硝子体内注射が急速に普及し，有効な効果が得られるようになった．さらに世界に先駆けてIPS細胞の移植が始まり，注目されている．紹介先は地域の中核病院や専門病院を推奨する．

E 最新検査法のドックへの応用

健診施設によっては，オプション検査に簡易視野検査であるFDTスクリーナーを追加することで，これまで上記基本検査項目で検出できなかった多くの緑内障を発見できたことが報告されている[6]．さらに最近では，眼科外来で急速に普及した三次元立体眼底解析装置である光干渉断層法（optical coherence tomography：OCT）も，既存の眼底写真に代わる新たな眼底検査法として注目されている．

文献

1) 平塚義宗，他：「成人を対象とした眼検診」研究班中間報告書．日本の眼科 86：984-1001, 2015
2) 若生里奈，他：日本における視覚障害の原因と現状．日本眼科学会雑誌 118：495-501, 2014
3) Iwase, A., et al：Tajimi Study Group, Japan Glaucoma Society：The prevalence of primary open-angle glaucoma in Japanese：the Tajimi Study. Ophthalmology 111：1641-1648, 2004
4) Wada, T., et al：Verification of the effectiveness of visual field testing in general medical checkups, particularly in comparison to non-contact intraocular pressure testing. HEP 41：513-517, 2014
5) 兼田英子，他：無散瞳眼底写真による緑内障スクリーニング精度と教育効果．あたらしい眼科 21：261-264, 2004
6) Tatemichi, M., et al：Glaucoma Screening Project (GSP) Study Group. Performance of glaucoma mass screening with only a visual field test using frequency-doubling technology perimetry. Am J Ophthalmol 134：529-37, 2002

（中野 匡）

4. 乳房ドック

ポイント

- 乳がんの早期発見，乳がん死亡率の軽減のために行うのが乳房ドックである．
- 乳がん死亡率軽減の科学的根拠があるのはマンモグラフィだけで，ほかの検査をドックで行う際には，その利益と不利益の情報を受検者に提供するのが望ましい．
- 視触診，マンモグラフィは必須で，乳腺超音波を加えるのが望ましい．さらに，トモシンセシスやPEMなどの検査を必要に応じて追加していく．
- 要精検者は直ちに専門医へ紹介する．要精検者の約4％が乳がんである．

A 乳腺ドックの意義

　女性のがん罹患率では大腸がんとともにトップに位置する乳がんは，現在年間約9万人が罹患し，約1万4千人が死亡する．全年齢層での臓器別比較では第5位であるが，30歳から65歳までのいわゆる現役世代での死亡者数はトップであることから，早期発見，乳がん死亡率の軽減を目的とする乳腺ドックの意義は大きい．乳腺ドックを施行する際，集団全体の死亡率の軽減を目的に公共的予防対策として行われる対策型検診と，あくまで個人の死亡リスクの低減を目的とする医療サービスとしての任意型検診との違いを常に念頭に置く必要がある．公共事業としての対策型では，乳がん死亡率の軽減という科学的根拠が必要となってくる．現在，乳がん検診において科学的根拠があるのはマンモグラフィである．一方，ドックにおいて，種々の検査を施行する場合には，検診によるBenefit（利益）からRisk（不利益）を引いたNet Benefitの情報を受診者に提供する必要がある．たとえば，マンモグラフィ検診における利益は乳がん死亡率の減少とそれに基づく安心感であり，不利益は偽陽性，過剰診断，被曝，費用とそれに関わる不安感などである．ほかの検査も同様のことが考えられ，受診者の価値観なども踏まえて両者のバランスをとらなければならない．

B 検査対象と標準検査項目

　日本人の年齢別にみた乳がん罹患率は，30歳代から増加し始め，40歳代半ばから後半にピークに到達する．その後は横ばいで推移後，60歳半ばから漸減していく．対策型検診では40歳から2年ごととしていることが多いが，ドックでは30歳以降を対象としてよいと考える．ただし，若年者に対しては，その乳腺密度の高さや，被曝の問題などから，年令に応じて検査の種類や受診間隔に工夫が必要である．
　乳腺ドックの検査項目は，①視触診，②マンモグラフィ，③超音波を中心に，ほかの最新検査法を組み込んでいく．

1．視触診

　わが国の乳がん検診は，1987年に視触診のみで開始したが，視触診のみでは死亡率

軽減効果が認められず，現在ではマンモグラフィと併用されている．ドックにおいては，画像検査と併用のうえ，自己検診の指導，継続受診の勧めなど，受診者への啓蒙やコミュニケーションを図る手段として施行する意義もある．

2. マンモグラフィ（MMG）

現在，対策型検診は「40歳以上に対しマンモグラフィと視触診の併用を隔年施行」（2004年厚生労働省の通達）が標準である．年齢により内外斜位（mediolateral：MLO）＋頭尾（craniocaudal：CC）の2方向（40歳代）またはMLOの1方向撮影（50歳以上）を行うが，ドックでは年齢に関わらず，死角が少ない2方向撮影が望ましいと考える．
①腫瘤：大きさ，境界部の性状などの所見
②石灰化：形状と分布
③その他の病変：構築の乱れ，局所的非対称陰影

などを相互的に診断してカテゴリー分類（1～5）を行う．カテゴリー3，4，5が要精査となる．石灰化病変や構築の乱れに対しては力を発揮するが，若年者などの高濃度乳腺では，腫瘤影が分かりづらいことがある．読影者は，日本乳がん検診精度管理中央機構が行う読影試験により認定を受けなければならない．

3. 超音波

超音波は，若年者などの高濃度乳腺に対しても腫瘤描出に優れているのが長所である．放射線被曝がなく，施行時の痛みもないことから，マンモグラフィより超音波検査を希望する受診者も多い．その一方，マンモグラフィと比較して特異度が劣ること，微小石灰化病変の検出が困難であることが弱点である．また，死亡率軽減の科学的根拠は，現在調査中（J-START）で，まだ結論は出ていない．以上のような限界を考慮に入れても，乳腺ドックにおいて超音波はマンモグラフィとの併用で有効な検診手段と考えられる．
①腫瘤：大きさ，縦横比，乳腺境界線の断裂，エラストグラフィ，フローイメージなど
②非腫瘤病変：局所性または区域性の内部エコー有する乳管拡張，局所性または区域性乳腺低エコー域，構築の乱れなど

の所見をマンモグラフィ同様にカテゴリー分類する．

4. MRI

造影MRIは腫瘍性病変の感度が高く，マンモグラフィや超音波では描出されない病変や多発病変の描出が可能である．ただし，造影が不可欠で，造影パターンを調べたり，3D-MIP（maximum intensity projection）撮像のため検査時間が長時間にわたることから，乳腺ドックのルーチン検査には不適切と考える．実臨床においては，家族性乳がんの遺伝子異常保有者などの高リスク者の乳がん早期発見のルーチン検査に用いられている．

C 異常発見率

施設間の差や，検査内容による差はあるが，国立がん研究センターの「都道府県別がん検診プロセス指標データ2008～2011」の全国データでは，要精検率は8.4％（触診MMG併用），5.3％（MMG単独）で，がん発見率は0.32％（MMG併用），0.23％（単独）であった．

D 事後指導計画と発見された異常への対応・専門医への紹介

要精検例は，乳腺外科の専門施設に紹介する．精密検査は必要に応じて，マンモグラフィ，超音波の再検査を行い，乳がんを疑う病変があれば穿刺吸引細胞診 (fine needle absorption cytology：FNA) を行う．さらにMRIや針生検 (core needle biopsy：CNB)，吸引式乳房組織生検 (vacuum assisted breast biopsy：VAB) へと検査を進めていく．腫瘤病変を認めない微小石灰化症例では，ステレオガイド下VABが必要となるので，それが可能な施設へ紹介する配慮が必要となる．

要精検者には，真の乳がん患者は，検診要精検者の約4％であることを説明し，過度の不安を感じさせないようにし，必ず精検を受けることを勧める．

E 最新検査法のドックへの応用

1. トモシンセシス (digital breast tomosynthesis：DBT)

DBTは，角度を変えて複数の方向から撮影し，収集した画像データを3次元的に再構成することで乳房を断層撮影できるマンモグラフィである．トモシンセシス画像では，通常のマンモグラフィでは乳腺内に隠れて見えなかった腫瘤が描出され，腫瘤の辺縁などの性状の確認も容易となり，高濃度乳腺や乳がん発症高リスク症例に対して，その大きな診断能力が期待される．従来のマンモグラフィと比較して，費用，被曝増加などのデメリットもあり，また，検査機器メーカーにより撮影プロトコールや画像構成方法が異なるので，今後，どのような対象者に，どのようにDBTを施行していくかの基準の確立とともに，効果の実証が必要である．

2. PEM (positron emission mammography)

Whole BodyのPETは，その検出できる腫瘤径の限界から乳腺ドックには向いていないが，PEMはマンモグラフィのように乳房を圧迫し，検出器を乳房に近づけることで，より小さな病変を明瞭に検出できるようにした乳房専用PET検査といえる．ほかの検査では描出困難な腫瘤や，多発病変の検出が可能である．ただし，乳管内病変のみの腫瘤非形成非浸潤がんへの感度など，まだまだデータが不足している．また，検査時間，被曝線量，費用面などのデメリットもあるので，どのように施行するか，今後の検討が待たれる．

文献

1) 日本乳癌学会：科学的根拠に基づく乳癌診療ガイドライン② 疫学・診断編2015年版，金原出版，2015
2) 国立がん研究センターがん情報サービス「がん登録・統計」：都道府県別がん検診プロセス指標データ (2008-2011)
3) 日本医学放射線学会，日本放射線技術学会，編：マンモグラフィガイドライン，第3版増補版，医学書院，2014
4) 日本乳腺甲状腺超音波医学会，編：乳房超音波診断ガイドライン，改訂第3版，南江堂，2014
5) 日本核医学会：乳房専用PET診療ガイドライン，2013

(丹治芳郎，大道道大)

5. 肺ドック（CT検診）

> **ポイント**
> - 肺がんによる死亡はまだまだ増加しており，たばこ対策などの予防が重要であることに変わりはないが，低線量CTによるスクリーニングにより，肺がんによる死亡を減少させる可能性が示された．
> - CT検診では，胸部単純X線検診と比較して肺がん発見率は10倍ほど高く，早期肺がんの発見率も高く，その治療成績も良好であることが報告されてきた．海外でも複数のランダム化比較試験が行われ，米国のNational Lung Screening Trial（NLST）[1-4]で重喫煙者での肺がん死亡率減少効果が示された．

A 肺ドックの意義

　日本では肺がんによる死亡数は，男性のがんによる死亡の第1位で，2013年には男女合わせると72,734人が肺がんで亡くなっている．肺がんによる死亡を減少させることが急務で，がん対策推進基本計画，がん対策加速化プランを推進していくうえでも，低線量CTによる肺ドック（CT検診）の推進は，たばこ対策とともに是が非でも必要な施策の一つである．

　日本では肺がんに対して，対策型検診として40歳以上の男女に対して胸部単純X線検診と高危険群に対する喀痰細胞診検査が推奨されてきた．大規模症例対照研究により肺がん死亡率を減少させる効果が示されたものの，二重読影を行ったとしてもその効果は限定的である．また，喫煙者と非喫煙者を対象にした海外での大規模ランダム化比較試験（the Prostate, Lung, Colorectal, and Ovarian（PLCO）cancer screening trial）[5]では，胸部単純X線写真でのスクリーニングでは，肺がんによる死亡を減少させることはできなかった．

　低線量CTではマルチスライスCTを用いて被曝線量を通常CTの1/3以下に抑えることができ，日本では被曝線量を1mSv以下に抑える工夫も考えられている．

　NLSTでは，55歳から74歳の重喫煙者53,454名を対象として，低線量CT検診を毎年受ける群（26,722人）と胸部単純X線検診群（26,732人）を3年間比較した．6.5年間のフォローアップの時点でCT検診群では10万対645人（1060がん），胸部単純X線検診群では10万対572人（941がん）が発見され，肺がんによる死亡が20.0%（95%信頼区間：6.8〜26.7%，p＝0.004），総死亡が6.7%（95%信頼区間：1.2〜13.6%，p＝0.02），それぞれ減少した．

　この結果を受けて，肺がんのスクリーニングに関する海外のガイドラインが，重喫煙者に対して毎年の低線量CTによるCT検診を推奨するように変更となった（**表1**）．また，日本CT検診学会から「日本における低線量CTによる肺がん検診の考え方」が公表された．

表1 各組織のCT検診の推奨度（推奨レベル）

Organization	Recommendation	Year
American Association of Thoracic Surgery	ハイリスク群（55歳から79歳までの30パック／年以上の喫煙歴のある喫煙者あるいは過去15年以内に禁煙した過去喫煙者）と今後5年以上の累積危険率が5％以上の50歳のスクリーニング検査として毎年の低線量CT検診を推奨する．	2012
American Cancer Society	ハイリスク群（55歳から74歳までの30パック／年以上の喫煙歴のある喫煙者あるいは過去15年以内に禁煙した過去喫煙者）のスクリーニング検査として毎年の低線量CT検診を推奨する．ただし，CT検診の前にはインフォームド・コンセントを得ること．	2013
American College of Chest Physicians/American Society of Clinical Oncology	ハイリスク群（55歳から74歳までの30パック／年以上の喫煙歴のある喫煙者あるいは過去15年以内に禁煙した過去喫煙者）のスクリーニング検査として毎年の低線量CT検診を推奨する．	2012
Canadian Task Force on the Periodic Health Examination	無症状のハイリスク群（55歳から74歳までの少なくとも30パック／年以上の喫煙歴のある喫煙者あるいは過去3年間連続して毎年低線量CT検診を受けている過去15年以内に禁煙した過去喫煙者）のスクリーニング検査として毎年の低線量CT検診を推奨する．	2016
National Comprehensive Cancer Network	ハイリスク群（55歳から74歳までの30パック／年以上の喫煙歴のある喫煙者と15年以内にすでに禁煙している過去喫煙者あるいは50歳以上で一つ以上のリスクファクターのある20パック／年以上の喫煙者）のスクリーニング検査として毎年の低線量CT検診を推奨する．	2015
US Preventive Services Task Force	ハイリスク群（55歳から80歳までの30パック／年以上の喫煙歴のある喫煙者あるいは過去15年以内に禁煙した過去喫煙者）のスクリーニング検査として毎年の低線量CT検診を推奨する．15年以上禁煙が続いているあるいは生命予後が限られている場合は中止とする．	2013

CT：computed tomography

　しかし，NLSTでは要精検率がCT検診群で24.2％と偽陽性が高いことが問題で，4mm以上の陰影を異常とするという診断基準をこのまま一般臨床へ応用することは難しい．今後，オランダとベルギーで行われている中喫煙者を対象とした大規模ランダム化比較試験，The Dutch-Belgian randomized lung cancer screening trial (Nederlands-Leuvens Longkanker Screenings Onderzoek [NELSON])[6,7]や，日本の厚労省佐川班で行われている非～軽喫煙者に対する低線量CTによる肺がん検診のRCTなどの結果を待って，新しい日本のガイドラインが作成されることになる．

B 検査対象と標準検査項目

　NLSTの対象者は，55～74歳の重喫煙者（30パック／年以上で，過去喫煙者の場合は禁煙から15年以内）かつ過去に肺がんと診断されていないことなどの条件を満たすものであり，この条件を満たさない受診者におけるCT検診の肺がん死亡の減少効果については不明である．また，「日本における低線量CTによる肺がん検診の考え方」の中では，高齢者に対する検診は，仮にその対象者が肺がんに罹患していると判明したときに，十分な治療手段があるかどうか（切除などに耐えられる全身状態，臓器機能を有す

るかどうか）の検討が必要であり，検査結果が陽性であった場合に，どのような選択肢があるかを考慮することなく検診することがないように指導している．

被曝線量のことを考えると，一般診療で用いられるCT撮影よりも格段に低い線量でのCT撮影が求められ，マルチスライスCTを用いて，25秒以内で被曝線量が1/3以下を目指す必要がある．詳細は日本CT検診学会のホームページ（http://www.jscts.org/index.php）に掲載されている「肺がん検診用MDCT撮影マニュアル（日本文）」を遵守することが求められる．

C 異常発見率

NLSTでは，観察期間中央値6.5年における中間解析により有用性が示されたため，試験は途中中止となり，本試験の概略が論文発表された．CT検診を受けたグループでは単純X線検診を受けたグループに比べて，肺がんによる死亡が20.0%（95%信頼区間：6.8〜26.7%，$p=0.004$），総死亡が6.7%（95%信頼区間：1.2〜13.6%，$p=0.02$），それぞれ減少したことが示された．一方，要精検率はCT検診で24.2%，単純X線検診で6.9%であり，CT検診による偽陽性が高く，4mm以上の陰影を抽出するという診断基準では一般臨床に受け入れられるかどうか疑問が残る．ちなみに，現在日本で行われているマルチスライスCTでの検診においては，要精検率は5%程度以下の報告が多い．観察期間終了時までに診断された肺がんは，単純X線検診群で人口10万対572例であったのに対し，CT検診群では同645例であり，余分に多く診断された73例は（10万対）は過剰診断（overdiagnosis）を反映する可能性がある．また，精査の過程における侵襲的検査を要した症例数，侵襲的検査による重篤な合併症は，CT検診群においてより多く認められた．

D 事後指導計画と発見された異常への対応・専門医への紹介

発見された肺結節の判定基準，およびその経過観察については，日本CT検診学会ホームページに掲載されている「低線量CTによる肺がん検診の肺結節の判定基準と経過観察の考え方第3版（日本文）」およびその追加改訂版を参照する必要がある．なお，日本CT検診学会では検診で検出された肺結節は通常医療として，通常線量によるCT（thin section CT）による経過観察が推奨されているが，NLSTの結果を受けたNCCNのガイドラインでは経過観察も低線量CTで行うよう推奨されている．いずれが妥当であるかコンセンサスはないが，検診で発見された病変を精査する過程は通常診療であり，主治医による個別の判断が優先されることになる．

E 最新検査法のドックへの応用

現時点では対策型検診には胸部単純X線検診が引き続き推奨され，CT検診は恩恵を受けることが証明された55歳以上の重喫煙者に対して任意型検診として行われることになる．また，良質なCT検診を提供するためには，提供する医師，放射線技師，施設に一定以上の経験・実績・能力が必要である．特定非営利活動法人肺がんCT検診認定

機構は，日本医学放射線学会，日本呼吸器学会，日本呼吸器外科学会，日本肺がん学会，日本CT検診学会，日本放射線技術学会の6学会からの協力により，CTによる肺がん検診を提供する医師および放射線技師の認定制度を確立し，認定を行っている．今回のNLSTによる低線量CT検診による肺がん死亡率減少効果の証明は，日本における肺がん対策を検討するうえで重要な意義を有するものである．さらに，低線量CTによる肺がん検診の研究は，日本独自の研究を含め現在も続けられており，今後もその動向に注目していく必要がある．

文献

1) National Lung Screening Trial Research Team, Aberle, D.R., et al：Reduced lung-cancer mortality with low-dose computed tomographic screening. N Engl J Med **365**：395, 2011
2) Gohagan, J., et al：Baseline findings of a randomized feasibility trial of lung cancer screening with spiral CT scan vs chest radiograph：the Lung Screening Study of the National Cancer Institute. Chest **126**：114, 2004
3) National Lung Screening Trial Research Team, Aberle, D.R, et al：The National Lung Screening Trial：overview and study design. Radiology **258**：243, 2011
4) National Lung Screening Trial Research Team, Church, T.R., et al：Results of initial low-dose computed tomographic screening for lung cancer. N Engl J Med **368**：1980, 2013
5) Manser, R., et al：Screening for lung cancer. Cochrane Database Syst Rev **6**：CD001991, 2013
6) van Iersel, C.A., et al：Risk-based selection from the general population in a screening trial：selection criteria, recruitment and power for the Dutch-Belgian randomised lung cancer multi-slice CT screening trial（NELSON）. Int J Cancer **120**：868, 2007
7) Horeweg, N., et al：Detection of lung cancer through low-dose CT screening（NELSON）：a pre-specified analysis of screening test performance and interval cancers. Lancet Oncol **15**：1342, 2014

〔野村史郎〕

6. 心臓ドック

> **ポイント**
> - 運動負荷や長時間の心電図観察により日常活動や運動中の評価を行い，虚血性心疾患や不整脈をより早期に発見する．
> - 心臓超音波検査は，心臓の形態や動態を低侵襲で観察することができる．
> - ただし，無症候の心疾患低リスク群の検査では，直ちに精査や治療の必要のない異常所見も多く，総合的判断が必要である．
> - 不整脈や虚血所見の有無を踏まえたうえで日常活動や運動中の情報を得ることができ，安全で効果的なオーダーメイドの運動指導が可能となる．

A 心臓ドックの意義

　心臓ドックは，一般の健診では発見が困難な虚血性心疾患のほか，弁膜症・心筋症・不整脈などをより正確に診断することにより，治療や生活習慣改善のためのより具体的な指標を提供するものである．

　健康診断は血圧・心拍数・心電図をはじめ，安静状態の評価が基本となっている．我々は睡眠時を除き常に活動しており，血圧や心拍数・心電図はダイナミックに変化している．保健指導の中で積極的な身体活動の取り組みを促すことも多く，新たに運動に取り組もうとする受診者や，すでに自発的に運動習慣をもっている受診者のためには，安全かつ効果的な運動の目安が必要である．運動が勧められる対象者は，基本的には生活習慣病が中等度以下の重症度で心血管病のない受診者であるが，実際には散歩やウォーキングなどの軽い運動からマラソンや球技などのより強度の強い運動までが受診者の自己責任，自己管理下で行われているのが実情である．無症状ながら不整脈や虚血性心疾患を合併する可能性があり，中高年者の運動中の突然死の原因は虚血性心疾患の割合が大である．確かに運動負荷心電図検査を，冠動脈疾患の既往歴がない無症候の成人の冠動脈疾患スクリーニングだけを目的に行うとすれば，その診断能は感度68％，特異度77％で有用性は低いとされるが，次回の健診に向けて生活習慣の修正を図るために日常活動や運動中の状態を観察し評価することには，通常の健診では得られない意義がある．以下，運動負荷心電図検査を主体に解説する．

B 検査対象と標準検査項目

対象：①中・高年者（とくに45歳以上の男性，55歳以上の女性），②心疾患の危険因子（高血圧，脂質異常症，糖尿病，喫煙，肥満，心疾患の家族歴，身体活動の少ない生活）の保持者，③積極的に運動を実施しようとする者

項目：①医療面接，②全身の入念な診察（とくに聴診），③血液・尿検査，④血圧測定，⑤安静時心電図検査，⑥胸部X線検査，⑦呼吸機能検査，⑧BNP，⑨運動負荷心電図

表1 運動負荷試験の禁忌条件

1. 急性心筋梗塞，治療で安定化しない不安定狭心症
2. 急性心不全，重症心不全（とくに拡張型心筋症）
3. 重篤な不整脈（心室頻拍，心室細動）の発生が予測される場合（ジギタリスなどの薬物中毒，QT延長，左主幹部狭窄）
4. 重症の動脈弁狭窄症，肥大型閉塞型心筋症，僧帽弁狭窄症
5. コントロールされていない高血圧症
6. 急性疾患（急性肺塞栓，急性心筋炎，大動脈解離など）がある場合
7. 運動器系障害がある場合

検査，⑩心臓超音波検査，⑪ホルター心電図検査

上記項目の①～⑦は通常の人間ドック健診項目，⑧BNPは他項参照．

⑨標準的な運動負荷心電図検査

1. 負荷検査を担当する医師は，検査の直前に再度運動負荷の禁忌がないかをチェックする（**表1**）．
2. 運動負荷試験の危険性は，日本循環器学会やACC/AHAのガイドライン[1,2]に沿って負荷禁忌事項と負荷中止徴候を正しく判断する限り，事故の危険性は低いといえるが，受診者への説明とともに同意書をとることが望ましい．
3. トレッドミルあるいは自転車エルゴメーターを用い，多段階漸増負荷を症候限界性で行う．多くの症例が心電図異常なしに終了するため，自覚的運動強度（Borg指数）が17を超えるようにする．目標心拍数を設定する場合は，予測最大心拍数の85～90％とする．トレッドミルではBruce法，エルゴメーターでは25Wごと増量法あるいは10～20Wランプ負荷が一般的で，10～12分で終了するように設定する．マスター2階段試験は簡便で安価な方法であるが，負荷量が約6METsと一定で負荷中の心電図記録がされないため，上記2法が優れる．

⑩心臓超音波検査

心臓超音波検査は簡便かつ非侵襲的画像診断法であり，弁と心筋の形態と動態を観察できる．人間ドック健診での超音波検査では主に弁膜症が見つかるが，多くは軽症である．費用対効果の点から組み入れる必要性は低い．

⑪ホルター心電図検査

日常生活中に心電図を長時間（24時間）記録し，心筋虚血や不整脈のスクリーニングを行う．自覚症状がある場合は心電図所見との対応が可能である．近年，機器の改良により被験者の負担が少なく，活動の自由度が大きくなっているが，宿泊ドック以外ではタイムスケジュールに難点がある．

このほか，心臓血管ドックとして各種動脈硬化検査を行う施設もある．

冠動脈CT検査を主に心臓ドックを行っている施設も増加しているが，日本循環器学会による冠動脈病変の非侵襲的診断法に関するガイドライン[3]では，「健診で冠動脈CTを行うことの有効性は示されていない．」とされており，今回は項目に含めていない．

表2 負荷心電図の偽陽性，偽陰性の要因

偽陽性の要因
・心電図基線の動揺，電極接着不良 ・薬剤の服用（ジギタリス，キニジン，抗うつ薬） ・電解質異常（低カリウム血症） ・安静時心電図のST異常 ・動揺性非特異的ST・T変化 ・運動中の心房性T波の増大 ・女性 ・神経循環無力症 ・左室肥大，肥大型心筋症，僧帽弁逸脱症 ・脚ブロック，WPW症候群
偽陰性の要因
・運動負荷量の不足，到達心拍数が低い ・誘導数が少ない ・抗狭心症薬の服用 ・1枝冠動脈疾患 ・冠攣縮性狭心症

C 異常発見率

運動負荷心電図検査の異常，ST変化・不整脈・血圧反応・自覚症状について報告書に記載する．

ST変化：虚血性心疾患の診断基準として，感度と特異度のROC曲線より1mm以上のST下降がカットオフ値とされている．しかし，有病率の低い（検査前確率の低い）集団のスクリーニング検査として行う場合には，負荷心電図が陽性であっても偽陽性が多く含まれる．川久保の報告[4]によれば，ST偏位の出現率は年代が上がるほど高く，50歳未満で0.3％，50歳以上で3％程度であり，精密検査を要した例は大部分が50歳以上であった．また，女性では男性より偽陽性が多い．最大時のST下降だけでなく，運動耐用能や回復時の心拍減少率の低さなど偽陽性が出現する因子について，総合的に判断される必要がある．一般のスクリーニング検査で偽陰性は少ないが，運動耐用能が低いことや予測最大心拍数の85％まで到達しない場合は注意が必要である（**表2**）．

血圧：日常活動強度や至適運動強度で収縮期圧200mmHgを超えることがあり，運動負荷試験時の血圧上昇反応は安静時と異なる情報が得られ，運動指導や高血圧の評価の際に参考となる．

不整脈：運動負荷試験では上室期外収縮が5〜16％に誘発され，2〜3連発もよくみられ，高齢者ほど頻度が高い．心室期外収縮も20％程度に誘発され，多形性や2連発も稀ではなく，加齢とともに増加する．心室頻拍0.5％（67％は3〜4連発），上室頻拍1.1％（50％は3〜4連発），心房細動0.9％など報告されている．

D 事後指導計画と発見された異常への対応・専門医への紹介

運動負荷心電図の虚血性変化は，冠動脈に機能的狭窄があり，心筋が虚血に陥っていることを示すものであり，冠動脈狭窄の形態的評価である冠動脈造影や冠動脈CT検査

とは相補的な意義をもつ．偽陽性ST下降を慎重に評価し，再度入念に自覚症状の有無を確認し，専門医を紹介する．運動負荷で誘発された期外収縮は，①頻度が高い（心拍数の10％以上），②連発が多数誘発される，③不整脈が負荷強度とともに増悪し負荷を中止した，などの場合は専門医を紹介する．虚血性心疾患や心筋疾患などが背景にあることが考えられる．

事後指導では食事と同様に，より個々に具体的な指導が行われるべきである．

症候限界性運動負荷検査では最高到達心拍数をもとにカルボーネンの式を用いて，「（最高心拍数－安静時心拍数）×（0.5～0.6）＋安静時心拍数」を運動の至適心拍数とし，目標心拍数で終了した場合は20段階のBorg指数11～13に相当する心拍数を至適心拍数とし，血圧上昇度や不整脈誘発，希望する運動などにより調整することで，安全性とより効果のある個別の運動指導が可能となる．

E 最新検査法のドックへの応用

運動負荷心電図検査の虚血性心疾患の診断的価値は，画像診断の進歩により低下し，専門機関での実施件数は減少傾向にある．しかし，各種リハビリや運動療法での運動可否条件設定や運動効果判定での重要性は高まっている．心臓MRIや負荷心筋シンチグラムなど大がかりな検査法もあるが，スクリーニングとしての有用性は低い．

心臓超音波検査では，リアルタイム3D心エコーの導入が始まっており，検査中の空間認識を容易にして，検者によらず形態的な評価や計測がより客観的にできるようになった．

ホルター心電図検査は，記憶媒体の開発が進み，30～40gに軽量化された縮小型デジタルホルター心電図が主流となってきている．また，睡眠時無呼吸症モニター用ホルター，ABPM（自由行動下血圧記録）ホルター，携帯型身体活動量記録計など，生活習慣病に関わる様々な検査が同時に実施できるものがある．

文献
1) 日本循環器学会：慢性虚血性心疾患の診断と病態把握のための検査法の選択基準に関するガイドライン（2010年改訂版）
   http//www.j-circ.or.jp/guideline/pdf/JCS2010_yamagishi_h.pdf
2) American College of Sports Medicine：ACSM's Guidelines For Exercise Testing And Prescription, 8th ed., Lippincott Williams & Wilkins, 2010
3) 日本循環器学会：冠動脈病変の非侵襲的診断法に関するガイドライン
   http://www.j-circ.or.jp/guideline/pdf/JCS2010_yamashina_h.pdf
4) 川久保　清：運動負荷心電図　その方法と読み方，第2版，医学書院，2010

（稲次潤子）

7. 大腸・小腸ドック

> **ポイント**
> - 大腸・小腸ドックは，大腸ファイバースコープが主であり，小腸検査はほとんど行われない．
> - 大腸・小腸ドックは，大腸がん死亡数の増加に伴って需要が高まっている．
> - 注腸造影，CT Colonograph，カプセル内視鏡（小腸，大腸）を行う健診機関もある．
> - 病変の取り扱いなどは，日本消化器病学会刊「大腸ポリープガイドライン2014」に従う．

A 大腸・小腸ドックの意義

　人間ドック健診は，順位の高いがんを発見することが大きな使命である．元来，小腸にがんは発生しにくく，小腸ファイバースコープはスクリーニングに用いないため，少数の健診機関で小腸カプセル内視鏡が導入されているにすぎない．しかし，停留など合併症もあり，スクリーニングで行う意義は薄いといえる．

　一方，2014年にがんにより死亡した日本人は368,103人（男性218,397人，女性149,706人）であったが，大腸がんは死亡者数48,700人余と全体の約13％を占め，年齢調整死亡率は低下しているものの，実数としては増加中である[1]．さらに，部位別死亡順位において，2014年に初めて男女合計で胃がんを抜いて第2位となった．また，女性ではがんに限らない全死亡原因のトップである[1]．このため，大腸の検査は大変重要であり，人間ドック健診では，オプション検査として大腸内視鏡検査を導入する医療機関が増加傾向にある．東海大学医学部付属東京病院では，2006年から人間ドックのオプション検査として大腸ファイバースコープを導入しており，オプション料金は2万5000円に設定している．2015年度実績では，2,300人中300人（14％）が受診したが，予約はこの枠から埋まる傾向にある．各種大腸検査の感度と特異度を表1にまとめた．

B 検査対象と標準検査項目

　大腸ファイバースコープを積極的に勧めたい対象者とは，①大腸ポリープや大腸がんの既往をもつ者，②大腸ファイバースコープを一度も受けたことのない50歳以上，③前回便潜血陽性で精密検査を受けなかった者，④大腸がんの家族歴をもつ者，⑤生活習慣上の高リスク者（肥満体型で運動不足かつ動物性蛋白や脂肪を好む者），⑥便通異常者，などである．

　大腸がんの年代別の傾向としては，男性では50代後半から60代前半にピークがあり以後漸減するが，女性は年齢とともに上昇し続ける傾向にある．好発年齢や家族歴，症状などを踏まえた勧奨が必要である．

　内視鏡検査には，ほかに2013年に薬事承認された大腸カプセル内視鏡とCT Colonography（仮想大腸内視鏡）があり，注腸造影検査含め，便潜血以外に3種類のモダリ

表1　各種大腸検査の感度と特異度（文献5を参考に作成）

	対象	感度	特異度	備考
便潜血検査	免疫1日法：大腸がんに対して	30〜56%	96〜97%	
	免疫1日法：腺腫に対して	11〜58%		
	免疫2-3日法：大腸がんに対して	83〜92%	90〜96%	
大腸ファイバースコープ	大腸がんおよび径1cm以上の腺腫	79〜100%	不明	特異度は内視鏡検査自体がgold standardであるため言及されない
	径1cm未満の腺腫	75〜85%	不明	特異度は内視鏡検査自体がgold standardであるため言及されない
注腸造影	がんに対して	50〜77%	不明	
	腺腫に対して	48〜74%	97〜99%	
CT colonography	径1cm以上の病変	94〜100%	99%	
大腸カプセル内視鏡		81〜92%	82〜97%	文献7
PET, PET-CT		不明	9〜37%	内視鏡検査をgold standardとした特異度

ティが存在するといえる．

　検査間隔について，わが国ではとくに異常がみられなくても3年間隔程度のファイバースコープを推奨する報告が多いが，欧米では，初回大腸ファイバースコープで腺腫がみられなかった人は，次の検査を10年間待つことができるとされている[2]．

C 異常発見率

　日本対がん協会の2012年度がん検診学会の追跡調査によると，大腸がん検診を1万人が受診すると，大腸がんでは約590人が一次検診（便潜血）で「異常あり」と判定され，そのうち精密検査（大腸ファイバースコープ）を受ける人が約402人で，結果的に16人に大腸がんが発見されている[3]．日本消化器病学会も，大腸がん検診における便潜血反応陽性（要精検率）はおよそ5〜10%で，実際のがん発見率は0.10〜0.15%としており，同等の数値を示している[4]．

D 事後指導計画と発見された異常への対応・専門医への紹介

　大腸の検査でがんが疑われた場合は，生検検査を実施して病理を確認する．また，腹部超音波検査，腹部CT検査，胸部CT検査などを行ってステージを検討する．腫瘍による狭窄でファイバーが通過しない場合は，注腸造影が不可欠である．進行がんではCEAなど腫瘍マーカーが上昇している場合が多く，病勢の推察に役立つ．

　一方，ポリープの場合は，径6mm以上の病変は内視鏡的摘除の適応となり，径5mm以下でも平坦陥凹型腫瘍およびがんとの鑑別が困難な病変は摘除を提案することが，それぞれエビデンスレベルCとD，合意度100%で推奨されている[5]．

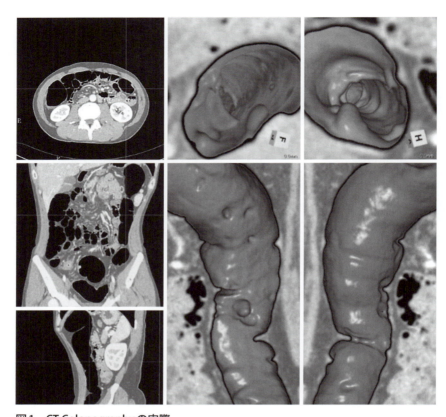

図1　CT Colonographyの実際
（東海大学医学部画像診断学・今井裕教授より提供）

E 最新検査法のドックへの応用

1. CT Colonography（Virtual Colonoscopy，仮想大腸内視鏡）

　欧米で2000年代前半から，大腸がん検診目的で精度検証が開始された．米国では2,500人以上を対象としたNational CT Colonography Trial（ACRIN6664）が実施され，2011年米国放射線医学会雑誌に内視鏡検査に対する大腸CTの非劣性が報告され[6]，大腸がん検診ガイドラインに掲載されるに至った．内視鏡類似像はバーチャル（仮想）内視鏡検査と呼ばれる（図1）．そのほか，管腔を切り開いて平面表示した大腸展開像（Virtual Gross pathology）も使用される．前日または当日に腸管洗浄剤と下剤，そして水溶性造影剤を服用する．造影剤は便に浸透して残渣を消し去り，腸管壁を主体的に描出する．この技術により，大腸内視鏡検査のように下剤を多量に服用する必要が必ずしもなくなった．CTの寝台に左側臥位になり，送気装置で経肛門的に炭酸ガスを注腸し，大腸全体の拡張を確認してから撮影を開始する．撮影は10秒程度を2体くらいで行うが，鎮静薬や鎮痛薬を使用しないため，検査後は速やかに帰宅することが可能となる．

2. 大腸カプセル内視鏡

　薬のカプセルのような形をした，長さ31.5mm×直径11.6mmの内視鏡（図2）を口から飲み込む検査である．大腸ファイバースコープと同様に，下剤で大腸をきれいにする

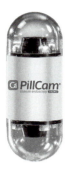

図2　大腸カプセル内視鏡

必要があり，カプセルを飲んだ後も，小腸内を速やかに通過させるために追加の下剤が必要となる．カプセルの前後に2台の小型カメラとLEDライトが装着されており，1秒間に通常4フレーム，移動速度を感知するため，速い場合は最大35フレームの撮影を行うことができる．画像データは無線で体外に装着した装置に送信・記録され，後日コンピューターで解析する．カプセルは使い捨てで，検査時間は3時間から10時間（平均5～6時間）と個人差がある．利点として，肛門から挿入しないため，ファイバースコープのような「恥ずかしさ」「怖さ」「痛みや張り」などの苦痛がない．また，鎮静薬が不要で，放射線被曝がないことも利点である．一方，欠点としては，腹部手術歴などで狭窄や癒着が疑われる場合は受けることができず，合併症としてカプセルの停留が発生した場合，回収に小腸ファイバースコープや手術が必要となる．また，生検や切除ができないため，所見が発見されればファイバースコープが必要となる．

文献

1) 国立がん研究センターがん情報サービス：最新がん統計
 http://ganjoho.jp/reg_stat/statistics/stat/summary.html（2016年5月27日）
2) Ponugoti, P.L., et al：Yield of a second screening colonoscopy 10 years after an initial negative examination in average-risk subjects. Gastrointest Endosc **S0016-5107**（16），30170-30175，2016
3) 公益財団法人日本対がん協会：がん・健診について．検診の目的と効果．がん検診でがんが見つかる割合
 http://www.jcancer.jp/about_cancer_and_checkup/
4) 前田　剛：こわくないぞ!? 大腸がん．日本消化器病学会四国支部第23回市民公開講座記録，日本消化器病学会ホームページ
 http://www.jsge.or.jp/citizen/2004/23shikoku.html
5) 日本消化器病学会，編：大腸ポリープ診療ガイドライン2014，南江堂，2014
6) Hara, A.K., et al：National CT colonography trial（ACRIN 6664）：comparison of three full-laxative bowel preparations in more than 2500 average-risk patients. Am J Roentgenol **196**：1076-1082，2011
7) Douglas, K.R., et al：Accuracy of capsule colonoscopy in detecting colorectal polyps in screening population. Gastroenterology **148**：948-957，2015

（西﨑泰弘）

8. 泌尿器ドック（前立腺ドックを中心に）

ポイント

- わが国の泌尿器ドックで最も多く行われているのは前立腺ドックである．
- 前立腺ドックとは，①前立腺がんになっている可能性を確かめる前立腺がん検診，②排尿障害があるかどうかを確かめる排尿困難度検診，からなっている．わが国の多くの施設においては，前立腺がん検診のみが行われている．
- 前立腺がん検診における必須検査は，1次検診におけるPSA検査である．PSA検査異常者に対しては，2次検診として前立腺触診，前立腺画像診断検査（エコー検査，前立腺MRI検査）を施行後に前立腺針生検を行い，前立腺がんを確定する．
- 膀胱がんや腎臓がんの検診は，人間ドックの中で腹部エコー検査として行われている．わが国においては，検診システムとしては確立されていない．

A 前立腺ドックの意義

「予測がん罹患数（2015年）」（国立がん研究センターがん情報サービス『がん登録・統計』）では，前立腺がんは胃がん，肺がんを抜いて，男性がんの中で第1位となった（98,400名）．また，毎年1万人を超える人が前立腺がんで命を落としている（11,507人，平成26年人口動態統計）[1]．前立腺がんは早期のうちは無症状のサイレント・キラーがんであるので，このような前立腺がんで命を落とさないためには，前立腺がん検診を行い，前立腺がんを早期に発見し，適切に治療すること（早期発見，適切治療）が最善の方法である．

また，男子高齢者の排尿障害は生活の質を大きく障害する要因の1つであるので，排尿障害度を判定し，高度の排尿障害のある人に専門医受診を勧めることは，本人の生活の質改善に大いに役立つであろう．ここに，前立腺ドックの意義がある．

B 検査対象と標準検査項目

前立腺がん検診では，前立腺がん罹患の高危険度群の同定のためにPSA基礎値を40歳で測定し，その後も適切な受診間隔でPSA検査を受けることが望ましい[2]．

前立腺がんの一次検診は，血液検査であるPSA検査で行う．PSA検査で基準値を超えた場合には二次検診として，前立腺触診，前立腺画像診断（エコー検査，前立腺MRI検査）を行い，そこで前立腺がんが疑われた場合には前立腺針生検を行う．前立腺針生検には経会陰式，経直腸式の到達法がある．経直腸的超音波ガイド下の6分割6ヵ所生検法が標準的な生検法である．合併症として，血尿，血精液症，尿路感染症，尿閉，直腸出血を認めるが，重篤なものは極めて少ない．PSA基準値として，一般的に全年齢で0.0〜4.0ng/mLが使用されている．また，一部では年齢階層別基準値として，50〜64歳は0.0〜3.0ng/mL，65〜69歳は0.0〜3.5ng/mL，70歳以上では0.0〜4.0ng/mL

表1　排尿困難度検診判定基準

```
残尿量が50mL以上
    QOLが5以上
        I-PSSが20点以上・前立腺容積50mL以上          要精査（D7）
        I-PSSが20点以上・前立腺容積50mL未満          要精査（D2）
        I-PSSが8-19点・前立腺容積50mL以上            要精査（D7）
        I-PSSが8-19点・前立腺容積50mL未満            要精査（D2）
        I-PSSが7点以下・前立腺容積50mL以上           要精査（D7）
        I-PSSが7点以下・前立腺容積50mL未満           要精査（D2）
    QOLが4以下
        I-PSSが20点以上・前立腺容積50mL以上          要精査（D7）
        I-PSSが20点以上・前立腺容積50mL未満          要精査（D2）
        I-PSSが8-19点・前立腺容積50mL以上            要精査（D8）
        I-PSSが8-19点・前立腺容積50mL未満            要精査（D3）
        I-PSSが7点以下・前立腺容積50mL以上           要精査（D9）
        I-PSSが7点以下・前立腺容積50mL未満           要精査（D4）

残尿量が50mL未満
    QOLが5以上
        I-PSSが20点以上・前立腺容積50mL以上          要精査（D5）
        I-PSSが20点以上・前立腺容積50mL未満          要精査（D1）
        I-PSSが8-19点・前立腺容積50mL以上            要精査（D5）
        I-PSSが8-19点・前立腺容積50mL未満            要精査（D1）
        I-PSSが7点以下・前立腺容積50mL以上           要精査（D5）
        I-PSSが7点以下・前立腺容積50mL未満           要精査（D1）
    QOLが4以下
        I-PSSが20点以上・前立腺容積50mL以上          要精査（D5）
        I-PSSが20点以上・前立腺容積50mL未満          要精査（D1）
        I-PSSが8-19点・前立腺容積50mL以上            要精査（D6）
        I-PSSが8-19点・前立腺容積50mL未満            経過観察（C1）
        I-PSSが7点以下・前立腺容積50mL以上           経過観察（C2）
        I-PSSが7点以下・前立腺容積50mL未満           異常なし（A）
```

が採用されている．

　排尿困難度検診においては，問診（国際前立腺症状スコアInternational Prostate Symptom Score（I-PSS）とQOLスコア）およびMRIによる前立腺容積測定と残尿量測定とで排尿困難度を判定する．

　国際前立腺症状スコア（0〜35点）による排尿障害の重症度判定基準は，0〜7点は軽症，8〜19点は中等症，20〜35点は重症とした．また，QOLスコア（0〜6）による排尿障害の重症度判定基準は，0，1は軽症，2，3，4は中等症，5，6は重症とした．

　また，MRIによって前立腺容積および残尿量を測定する．いずれにおいてもMRIにて描出された上下径（A），前後径（B），左右径（C）を計測し，以下の楕円体体積計算の近似式により測定する．すなわち，「$V = 4/3 \pi (A/2)(B/2)(C/2) = (\pi/6) ABC$」である．筆者らが考案し提案する排尿困難度検診判定基準および排尿障害の総合判定コメント[3]は表1，表2の通りである．なお，総合判定コメントはQOLを重視して作成した．

表2 排尿障害の総合判定コメント

> A判定：排尿障害は認めませんでした．
> C1判定：排尿障害が少しあるようです．症状が悪化するようであれば泌尿器科を受診してください．
> C2判定：前立腺が大きいようです．症状が悪化するようであれば泌尿器科を受診してください．
> D1判定：排尿障害があるようです．泌尿器科を受診してください．
> D2判定：残尿があり，排尿障害があるようです．泌尿器科を受診してください．
> D3判定：残尿があり，排尿障害が少しあるようです．泌尿器科を受診してください．
> D4判定：残尿があるようです．泌尿器科を受診してください．
> D5判定：前立腺が大きく，排尿障害があるようです．泌尿器科を受診してください．
> D6判定：前立腺が大きく，排尿障害が少しあるようです．泌尿器科を受診してください．
> D7判定：前立腺が大きく，残尿があり，排尿障害があるようです．泌尿器科を受診してください．
> D8判定：前立腺が大きく，残尿があり，排尿障害が少しあるようです．泌尿器科を受診してください．
> D9判定：前立腺が大きく，残尿があるようです．泌尿器科を受診してください．

表3 年齢階層別要精査率，がん発見率（87施設，平成25年）

	～49歳	50～69歳	70歳～
受検者数（A）	49,641	156,573	32,929
要精査者数（B）	737	6,518	2,547
前立腺がん数（C）	3	363	238
要精査率（一次検診受診率）（B/A）	1.5%	4.2%	7.7%
前立腺がん発見率（C/A）	0.01%	0.23%	0.72%

C 前立腺がん検診における要精査率と前立腺がん発見率

公益財団法人前立腺研究財団は，わが国の人間ドック施設における前立腺がん検診の実態把握のために，平成17年から毎年，わが国の人間ドック施設に対してアンケート調査を行っている．

平成25年度調査（第9回調査）[4]によると，年齢記載のあった87施設，受検者数239,143人を対象にした分析の結果，PSA検診での要精査率と前立腺がん発見率は**表3**の通りであり，年齢により異なっている．すなわち，要精査率，前立腺がん発見率は，49歳未満，50～69歳，70歳以上と年齢が高くなるにつれて高くなる．このことは，前立腺がんが高齢者がんであることを如実に示している．

D 前立腺ドックで発見された異常への対応・専門医への紹介

前立腺ドックとして行われているのは，前立腺がん検診と排尿困難度の検討である．前立腺がん検診はPSA検査で行う．PSA値異常者に対しては，泌尿器科専門医への受診を勧める．泌尿器科専門医は前立腺針生検を用いて確定診断を行うか否かを決定する．

排尿困難度の検討は，国際前立腺症状スコアとQOLスコアに残尿量と前立腺容積を加味して，排尿障害の総合判定を行う．排尿障害度が強い場合には，泌尿器科専門医への受診を勧める．

E 最新検査法の前立腺ドックへの応用

　PSA検査単独で行われている前立腺がん検診にMRI検査を導入することによって，PSA単独検診の短所を減少させ，長所を増大させることの可能性が報告され始めている．

　すなわち，一次検診にPSA検査，二次検診にMRI検査を導入することで，前立腺針生検数を減少させ，無駄な針生検を減少させることが可能である（Spare the needle, Save the prostate）．また，前立腺エコー–MRI fusion Biopsyを行うことで，がん存在部位を的確に生検することができるという報告もある．

F 膀胱ドックと腎臓ドックについて

　膀胱ドック：膀胱ドックにおける膀胱がんスクリーニングは，下腹部超音波エコー検査と尿検査で行う．膀胱がんが疑われる場合には泌尿器科に紹介し，膀胱内視鏡による膀胱がんの直視と生検検査によって，膀胱がんの確定診断を行う．

　腎臓ドック：腎臓ドックにおける腎臓がんスクリーニングは，腹部超音波検査と尿検査で行う．腎臓がんが疑われる場合には，泌尿器科に紹介する．局所針生検が必要になる場合がある．

文献

1) 厚生労働省大臣官房統計情報部，編：人口動態統計．平成26年（2014）人口動態統計（確定数）の概況
2) 日本泌尿器科学会，編：前立腺がん検診ガイドライン，2010年増補版，金原出版，2009
3) 熊坂文成，他：メンズドック（前立腺ドック）の判定基準および総合判定について—Helth of Prostateということ—．群馬医学 93：9-14，2011
4) 熊坂文成，他：人間ドック施設における前立腺がん検診アンケート集計報告（第9回調査）—平成25年度—．泌尿器外科 28：1451-1455，2015

（山中英壽，加瀬嘉明）

9. 骨ドック

> **ポイント**
>
> ● 健康増進法に基づく骨粗鬆症検診は，骨格の健康を保って生活機能とQOLを維持するための健診として十分ではなく，目的達成のために行う健診が骨ドックには求められる．

A 骨ドックの意義

　骨量の減少や骨質の劣化により骨強度が低下して生じる骨粗鬆症性骨折（脆弱性骨折）は，大腿骨近位部骨折のみならず，椎体骨折においても著明なADL・QOLの低下をきたし，死亡リスクを有意に上昇させる．骨折予防に務め，骨格の健康とQOLの維持改善を図ることが重要である．

B 骨粗鬆症検診

1. 骨粗鬆症検診の意義と目的

　骨粗鬆症およびその予備群を発見するために検診を行い，予備群には食事指導，運動指導などを行う．骨粗鬆症があれば早期介入を検討する（二次予防）．閉経後の女性や高齢の男性で骨粗鬆症と診断された場合には，骨折を防ぐための介入を行う（三次予防）．

2. 骨粗鬆症検診における骨量測定の有用性

　わが国で行われている骨粗鬆症検診では，医療面接とスクリーニングを目的とする骨量測定から判定する．

3. 骨粗鬆症検診の判定基準と診断基準

　健康増進法に基づく骨粗鬆症検診では，骨量測定値がYAM（若年成人平均値）の80％未満を「要精検」，YAMの80％以上90％未満もしくは90％以上で骨粗鬆症の危険因子がある場合を「要指導」，YAMの90％以上で危険因子がない場合を「異常なし」としている．

4. 骨粗鬆症検診に適した骨量測定法

　骨粗鬆症検診では一般住民を対象に骨量測定を行うため，骨量測定器は安価であること，測定を行うのに特殊な施設を必要としないこと，被験者は放射線を被曝しないことなどが望まれ，QUS（定量的超音波測定法）が汎用されている．

C 検査対象と標準検査項目

1. dual-energy X-ray absorptiometry（DXA）

a) 誰に，どのように行うか

　対象は，①65歳以上の女性と70歳以上の男性，②脆弱性骨折を有する者，③危険因

子を有する65歳未満の閉経後から周閉経期の女性と70歳未満の男性である．危険因子とは，過度のアルコール摂取（1日3単位以上），現在の喫煙，大腿骨近位部骨折の家族歴である．腰椎および大腿骨近位部の2部位のDXA測定が推奨される．

b）測定値の適用基準

腰椎DXA：通常L1〜L4またはL2〜L4の平均値を用いる．

大腿骨近位部DXA：全大腿骨近位部と頸部の骨密度のうち，YAMに対するパーセンテージが低値のほうを採用する．ウォード三角部骨密度は診断に使用しない．左右いずれの測定でもよい．

年齢と適用基準：

①閉経後女性と50歳以上の男性は，YAMとの比較で評価する．
②閉経前女性と50歳未満の男性は，YAMとの比較ではなく，Zスコア（同年齢比較SD）で評価する．

骨折リスクの評価に有用か：骨密度測定は骨折リスク評価に有用であり，ことに65歳以上において有用である．躯幹骨DXAが高リスク症例の検出に最も役立つ．

2．QUS法（定量的超音波測定法）

a）QUS法の概要

　人間ドックや検診現場では骨粗鬆症のスクリーニングとして汎用されているが，誤差が大きい（3〜4％）ことや，温度の影響を受ける欠点がある．

b）QUSで骨粗鬆症の診断ができるか

　2012年度改訂版の骨粗鬆症診断基準においても診断に用いる検査としては採用されなかったが，骨粗鬆症検診のスクリーニングなどに用いることはできる．

3．胸腰椎のX線撮影による椎体骨折の評価

a）胸腰椎X線撮影

　胸椎と腰椎について，それぞれ前後像と側面像の撮影を行う．焦点・フィルム間距離は100 cm，X線の中心線は胸椎と腰椎でそれぞれTh8とL3が標準である．前後像の撮影体位は背臥位（または立位）で，背面を撮影台に密着させる．側面像の撮影体位は側臥位とし，正確な側面撮影になるように細心の注意を払う．

b）椎体変形の半定量的評価法（SQ法）

　側面X線写真の目視により，椎体変形の程度を，正常の形態（グレード0）を基準にして，軽度変形（グレード1），中等度変形（グレード2），高度変形（グレード3）に分類する．正常像と考えられる椎体の形態に基づき，椎体高の低下や椎体面積の減少を推定する．グレード1以上を椎体骨折とする．

D 骨粗鬆症による骨折の危険因子とその評価

1．骨粗鬆症による骨折の主要な危険因子

　骨粗鬆症性骨折の主要な危険因子は，女性，高齢，低骨密度，既存骨折であるが，そのほかにも多くの危険因子が知られている．

2. WHO骨折リスク評価ツール（FRAX）

WHOのFRAX (http://www.shef.ac.uk/FRAX/) は，骨密度あるいは危険因子によって個人の骨折リスクを評価するツールである．危険因子のみを用いたFRAXは，骨粗鬆症検診におけるスクリーニングや無症状の高齢者における潜在的な骨折高リスク者を判別するスクリーニング手段としても使える．

E 有病率と発生率

1. 骨粗鬆症の有病率と発生率

有病率：腰椎か大腿骨頸部のいずれかで骨粗鬆症と判断された者を骨粗鬆症ありとすると，その患者数は1280万人（男性300万人，女性980万人）と推計される．

発生率：女性において腰椎で診断した骨粗鬆症の発生者数は年間50万人，大腿骨近位部では年間105万人と推計される．

2. 骨粗鬆症による骨折の発生率

大腿骨近位部骨折：わが国における2007年の調査結果では，大腿骨近位部骨折発生数は148,100人（男31,300人，女116,800人）であった．

椎体骨折：近年の報告をみると，10年間の椎体骨折の累積発生率は，60歳男性で5.1％，女性で14％，70歳代男性で10.8％，女性で22.2％であった．

F 事後指導計画と専門医への紹介

体重管理：低BMI者の骨折リスクは男女ともに高く，体重が減少するとリスクは高くなる．中高年男女には，適正体重の維持とやせの防止を推奨する（グレードB）．

栄養指導：指導で知識は増加し，行動は予防指向となるので栄養指導は推奨されるが（グレードB），骨密度を上昇させるには濃厚で継続的な介入が必要である（グレードC）．

運動：専門家が管理する複数の種類を組み合わせた運動は骨密度を上昇させ，自己管理による歩行運動も有効である．一般中高年者には，歩行を中心とした運動の日常実施を推奨する（グレードB）．

喫煙と飲酒：喫煙者と常習的飲酒者の骨折リスクは男女とも高い．喫煙を始めないこと，禁煙，飲酒はエタノール量で1日24g未満とすることを推奨する（グレードB）．

転倒予防：転倒予防がその最大目的である骨折予防，とくに大腿骨近位部骨折の予防については，明確な科学的根拠に乏しい．

薬物療法開始基準，専門医紹介基準：

- 脆弱性骨折がない場合は，骨密度が若年成人平均値（YAM）の70％以下または−2.5SD以下．
- 椎体骨折がある場合，大腿骨近位部骨折がある場合．
- 椎体骨骨折・大体近位部骨折以外の脆弱性骨折でYAMの80％未満．
- 75歳未満で骨密度がYAMの70％より大きく80％未満の場合で，「FRAXの10年間の主要骨粗鬆症性骨折確率15％以上」または大腿骨近位部骨折の家族歴がある場合．

G まとめ

　骨ドックの目的を達するためには，骨粗鬆症のリスク評価だけではなく，既存骨折，喫煙，ステロイド薬使用，骨折家族歴，運動不足，生活習慣等の骨折リスクの評価も行い，総合的に評価して対応すべきである．

文献

1) 骨粗鬆症の予防と治療ガイドライン作成委員会，編：骨粗鬆症の予防と治療ガイドライン2015年版，ライフサイエンス出版，2015

（相澤孝夫）

10. 婦人科ドック

> **ポイント**
> - 近年は，子宮頸がんと体がんの罹患率はほぼ同数である．体がんの見落としがないように，経腟式プローブを用いた超音波検査が必要である（図1）．
> - 子宮頸がんのスクリーニングでは，子宮腟部・頸部の同時採取ができる採取器具を用いるべきである．採取法によっては，頸部病変の発見率が低下し，偽陰性の原因となる．
> - 子宮頸がんのスクリーニング検査法としては，液状検体細胞診（LBCスメア）とハイリスクヒトパピローマウイルスDNA（HPVハイリスク）検査の併用検診が最も精度が高い．

A 婦人科ドックの意義

　子宮頸がんの検診では，LBCスメア（図2〜4）とHPVハイリスク検査の併用で，無症状の前がんや初期頸がん病変でも極めて精度よく発見でき，死亡率低下に寄与している．また，近年は子宮体がん・卵巣がんの罹患率，死亡率の上昇がみられる．経腟式超音波を用いることで，特異度が低いとはいえ，病変の発見率は高く，婦人科検診に必須である．とくに卵巣病変の診断率は，内診に比較し約3倍の精度である．また，閉経後の子宮体がんの発見にも寄与し，診断的意義は大きい．

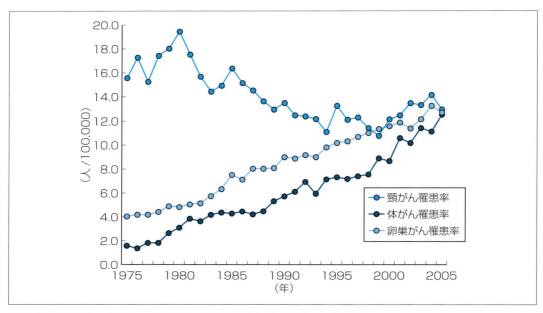

図1　子宮頸がん・体がん・卵巣がんの罹患率年次推移（1975〜2008年）
（出典：国立がん研究センターがん対策情報センター）

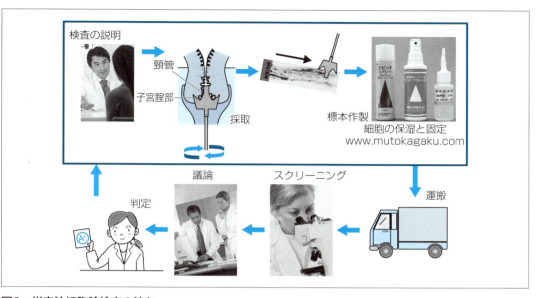

図2　従来法細胞診検査の流れ

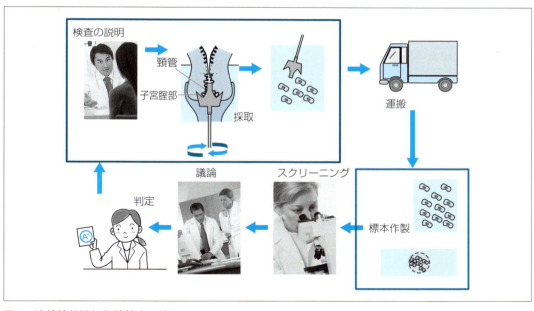

図3　液状検体法細胞診検査の流れ

B 検査対象と標準検査項目

　婦人科ドックは性的経験のある20歳以上の女性が対象である．標準検査項目は，①医療面接（とくにがんの家族歴の有無），②内診，③子宮腟部・頸部細胞診（LBCスメアがよい）とHPVハイリスク検査，④経腟式プローブを用いた超音波検査，である．②の内診では，外陰部病変や子宮脱の有無に注意を払う必要がある．④の超音波検査で，

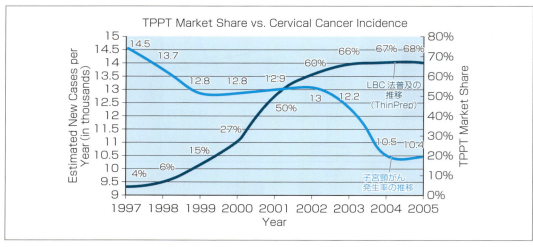

図4 LBC法普及率と子宮頸がん発生数（2006年米国癌協会より引用）
LBC法（ThinPrep®）の普及により子宮頸がん発生率が減少（2006年米国癌協会より公表）．子宮頸がん対策として，LBC法は臨床的エビデンスをもつ．

子宮内膜の肥厚が閉経後3mm以上を超え，内膜の不整がある場合（たとえば，内膜ポリープ），あるいは5mm厚を超える場合には，子宮体がんの細胞診・組織診を行うべきである．卵巣病変が発見されたときには，MRIもしくはCT，腫瘍マーカーの追加検査を行う必要がある．

C 異常発見率

子宮頸がんおよび関連病変を含めて，発見率は1％弱である．人間ドックのリピーターでは，発見率は低下する．子宮体がんは40歳未満の女性では家族性大腸がん（HNPCC，別名Lynch症候群）が主で，子宮体がん全体の5％であり少なく，家族歴のみで診断できる（アムステルダム基準）が，ドックでのスクリーニングでは0.05％程度である．閉経後では，経腟式超音波で内膜がんと内膜病変（内膜ポリープや内膜増殖症）を含めて0.4％弱である[1]（**図5〜6**）．良性疾患では，子宮筋腫0.3％，卵巣腫瘍1.2％である[1]．

D 事後指導計画と発見された異常への対応・専門医への紹介

婦人科ドックで発見された疾患は，腫瘍の場合は婦人科腫瘍専門医（産婦人科専門医より上の専門医）のいる施設をできるだけ紹介するのがベストであるが，産婦人科専門医でも対応は十分できる．その場合，結果の報告のある施設にすべきである．そのほかの疾患は，産婦人科専門医に紹介するのがよい．

E 最新検査法のドックへの応用

ハイリスクHPVDNA検査に代わって，HPVRNA検査が主になりつつある．HPVRNA併用LBCスメアの応用が今後進むものと考えられる．

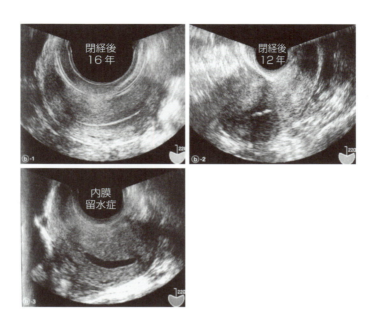

図5　閉経以降の加齢による子宮内膜の変化（超音波画像）

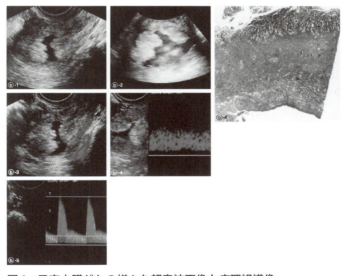

図6　子宮内膜がんの様々な超音波画像と病理組織像

文献

1) Sasaki, H., et al : Follow up of women with simple ovarian cysts detected by transvaginal sonography in the Tokyo metropolitan area. Br J Obstet Gynecol **106** : 415-420, 1999

（佐々木　寛，光永裕子）

11. ストレスドック

> **ポイント**
> - ストレスドックは，心の状態を評価・分析することによる心身の健康増進と疾病予防を目的とした心の人間ドックである．
> - 検査方法としては，医療面接と質問紙法による心の状態の把握のほか，生物学的方法や生理学的方法が行われる．
> - 結果に基づき，専門家によるフィードバックとアドバイスが行われる．

A ストレスドックの意義

　平成25年度の厚生労働省の国民生活基礎調査では，12歳以上の者の48.1％（男性：43.5％，女性：52.2％）が悩みやストレスがあると回答している（図1）．また，労働安全衛生調査では，仕事や職業生活に関することで強いストレスになっていると感じることのある労働者は52.3％であった[1]．ある程度のストレスは必要かつ避けられないものであるが，許容量を超えるほどのストレスは健康や生活にマイナスに作用する．許容量には個人差があり，同じ質や量のストレスであっても，個々人の感受性や性格特性，また環境や時間軸などによってストレス反応は異なり，流動的でもある．

　近年，ストレスが背景にあるうつや不安が増加している．WHOの調査によるDALY（障害調整生命年）では，2004年には第3位の精神疾患は2030年には第1位になると予測されている[2]．日本のみの調査では2004年にすでに第1位であり，健康な生活を阻害

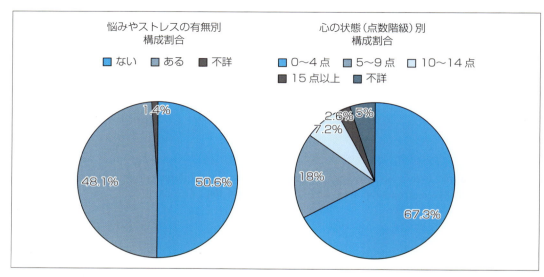

図1　国民生活基礎調査（平成25年：18歳以上）

する要因としてストレスの重要性はいっそう増してくる．ストレッサーとしてライフイベントが大きな要因である一方，日常苛立ち事が積み重なることによるメンタル不調は気づきにくいことも多い．ストレスドックはストレスの気づきを促し，適切に対処できるストレス耐性やレジリエンスを高めることを支援する．充実した納得できる人生を送るために，ストレスドックはストレス関連疾患を未然に防いで質の高い生活を維持するうえで有用であり，また，疾患の早期発見・早期治療にも貢献する．

B 検査対象と標準検査項目

すべての人が検査対象となるが，とくに一般的な人間ドックで異常所見はみられないが，疲労感や不定愁訴が続いており休養によっても改善されない場合には，心の健康状態をチェックすることが勧められる．

医療面接と問診票によって自覚症状や生活習慣を把握したうえで，質問紙法による心理テストが行われる．ストレス反応を評価するものに，一般健康調査票（General Health Questionnaire：GHQ），自己評価式抑うつ性尺度（Zung Self-Rating Depression Scale：SDS），POMS（Profile of Mood States），CMI健康調査票（Cornell Medical Index），MAS（Manifest Anxiety Scale）などがある．ライフイベント表や日常苛立ち事尺度などは，ストレッサーから評価する質問紙である．自我状態を評価推測するエゴグラム，性格特性をみるA型行動パターン調査票やストレスからの回復力を測るレジリエンス尺度などは，事後指導やカウンセリングに有用である．そのほかにも，信頼性が確立された質問紙や，より利用しやすく原本を改変したものが多数あり，組み合わされて使用される．

生物学的検査として，全血球検査や糖・脂質代謝などの一般的な検査，唾液中のストレス応答物質（アドレナリン，クロモグラニンA，α-アミラーゼなど）の測定，視床下部―脳下垂体―副腎軸の変化を推測するアドレナリン，コルチゾールの測定，NK活性による免疫能の評価，血液粘度測定などがある．また，生理学的検査として，血圧，呼吸数のほか，脳波によるα波測定，自律神経機能を評価する心電図のRR間隔変動係数（CVRR），脈波計，発汗機能測定などがある．

C 異常発見率

約半数の人がストレスを自覚しているが，適度のストレスである場合も多い．平成25年度国民生活基礎調査によると，心の状態を点数化した調査でほぼ健康と思われる0～4点（30点満点）が67.3％であった（図1）．残りの約3割の中に，心の健康を保つために支援が必要な者が含まれると考えられる．筆者の施設で行った平成27年度の人間ドック受診者（4,105名）でストレス感があると回答したのはやはり約3割（29.4％）であったが，うつ得点（10点満点）からとくに問題となると思われる5点以上の割合は2.6％であった（図2）．

ストレスドックを通して発見されたストレス関連疾患は32％であったとの報告がある．身体表現性障害，適応障害，不安障害や気分障害が早期発見され，全体の7％の受診者に精神科や心療内科受診が勧められた．高ストレス者に多く発見されたが，ストレ

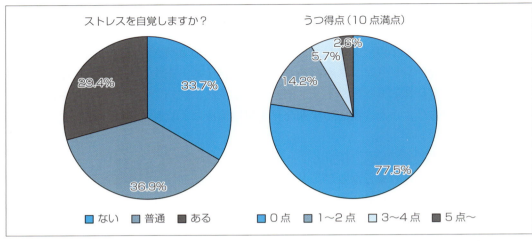

図2 人間ドック受診者(4,105人)におけるストレス感とうつ得点(2015年4月〜2016年3月)

ス感と一致しないことも多く，医療面接による評価が重要であるとしている[3]．

D 事後指導計画と発見された異常への対応・専門医への紹介

ストレスドックの結果に基づいて，臨床心理士やカウンセラーによる面接が行われる．ネガティヴ思考や完璧主義などの心の傾向を修正し，ストレスとの付き合い方をアドバイスする．ストレスマネジメントの支援として，自律訓練法，呼吸法，筋弛緩法，アロマテラピー，ヨガ，瞑想や音楽療法などを行う施設もある．精神神経疾患や心身症が疑われ，治療の適応と判断された場合には，精神科や心療内科に紹介される．また，過剰なストレスから生活習慣が乱れて，高血圧症や糖尿病などの生活習慣病をはじめ，様々な身体疾患を発症する場合も多く，内科をはじめ臨床各科への紹介が必要となる場合がある．

E 最新検査法のドックへの応用

ストレス脆弱性とエピジェネティクスの研究，f-MRIや光トポグラフィー検査などによる客観的指標の研究が進められ実践されているが，ストレスドックでの利用はまだ一般的ではない．

文献

1) 厚生労働省ホームページ
　http://www.mhlw.go.jp/toukei/saikin/hw/k-tyosa/k-tyosa13/dl/04.pdf
2) Burden of disease：DALYs-World Health Organization
　http://www.who.int/healthinfo/global_burden_disease/GBD_report_2004update_part4.pdf#search=%27DALY+2030%27
3) 夏目 誠：ストレスドックの現状と発展．日健診誌 28：194-204，2001

（折津政江）

12. 歯科ドック

> **ポイント**
> - う蝕や歯周病のみでなく，舌や粘膜を含め口腔内全体を検査する．とくに軟組織の疾患は重篤化する恐れがあるため，注意が必要である．
> - 「歯科人間ドック基本マニュアル」に則り，健康調査票の記入や全身所見，口腔外検査についても行う（歯科人間ドック学会ホームページから検査用紙などダウンロード可）．
> - 歯周病などの慢性疾患は糖尿病や動脈硬化症をはじめとする様々な全身疾患とも関連しているため，互いの関係をよく理解して行う．

A 歯科ドックの意義

　一般的な歯科疾患であるう蝕や歯周病は，罹患率が高く軽視されがちであるが，う蝕などの硬組織疾患は自然治癒することはほとんど考えられず，ほかの疾患同様に初期での発見・治療により良好な予後が得られる．また，歯周病は慢性的な経過を長期間持続する傾向にあるため，自覚症状として現れていないこともあり，定期的な検査は重要となる．

　口腔疾患の特徴として，病変部が直接観察できることが挙げられる．とくにがんなどの重大な疾患であっても直視，直達が可能であるため，口腔粘膜の検査は必須である．

　唾液や口腔内細菌などのリスク因子を検査することにより，毎日行っているセルフケア（ブラッシングなど）へのモチベーション向上となり，疾患の抑制にもつなげることができる．

B 検査対象と標準検査項目

　歯科ドックによる健診は，成人以降のすべてが対象となる．一般的な口腔疾患であるう蝕や歯周病の罹患率が高まってくるのは20歳以降であり，がんを含む口腔粘膜疾患も20歳以降から増加してくる．さらに，歯科での法律で定められた健診は，学校保険法と母子保険法，歯周病の節目健診のみであり，口腔疾患の罹患率が高くなる労働者に対しては行われていない．

　歯科ドックの検査項目を図1に示す．①健康調査票では，食事や間食の回数，歯磨きの回数や口腔補助清掃器具の使用の有無などの一般的な質問から，口腔疾患に関係する全身的な既往の有無や自覚症状などに関する質問など50項目以上に対して記入する．②全身所見により，体格や体型などから生活習慣の類推や栄養状態の評価，姿勢や歩行状態から頭位や顎位，顎運動や嚥下などの生理的機能についての予測ができる．③口腔外検査として，唾液の流出量や細菌検査，唾液腺やリンパ節の触診，顎関節症に関する検査を行う．④口腔内検査は，一般的なう蝕や歯周病，噛み合わせの検査に加えて，X線を用いた顎骨の検査，口腔粘膜検査について行う．

① 健康調査票
　生活習慣，全身既往歴，自覚症状などから，関係する口腔疾患のリスクが把握でき，さらに歯科治療時の注意点なども同時に分かる．

② 全身所見
　体型や姿勢，歩行や肌の色からも全身状態やそれに付随する口腔疾患が予測できる．

③ 口腔外検査
　1) 唾液検査，2) 顔貌の視診，3) 唾液腺・リンパ節の触診，4) 顎関節症関連の検査の4項目からなり，口腔の健康度やスクリーニングに役立つ．

④ 口腔内検査
　1) 口腔粘膜検査，2) パノラマＸ線検査，3) う蝕検査，4) 歯周病検査，5) 咬合検査の5項目からなる．

図1　歯科ドックの基本メニュー

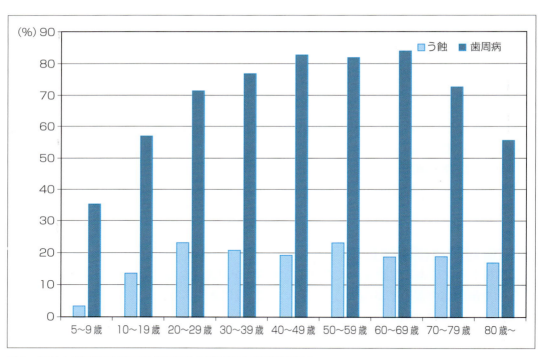

図2　う蝕と歯周病の有病率（平成23年度歯科疾患実態調査）

C 異常発見率

　口腔内の代表疾患であるう蝕と歯周病について，年代ごとの有病者率を図2，表1に示す（平成23年度歯科疾患実態調査）．顎関節症の有病者率は約20％，口腔がんに関しては，がん全体の約2％の割合である（表2）．

表1 う蝕と歯周病の有病率（平成23年度歯科疾患実態調査）

	う蝕（%）	歯周病（%）
5～9歳	3.3	35.5
10～19歳	13.6	57.2
20～29歳	23.3	71.6
30～39歳	21	77.1
40～49歳	19.4	83
50～59歳	23.4	82.2
60～69歳	18.8	84.2
70～79歳	19	72.9
80歳～	17.1	55.9

表2 全がんに対する口腔がんの予測罹患率

	全がん	口腔がん
予測罹患者数（人）	982,100	19,500
予測罹患率（%）	―	1.97
予測死亡者数（人）	370,900	7,400
予測死亡者率（%）	―	1.99

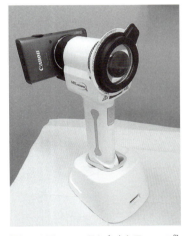

図3　VELscope®Vx（ベルスコープ）

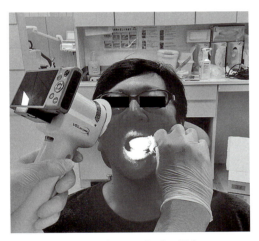

図4　ベルスコープを用いた舌の観察

D 事後指導計画と発見された異常への対応

　歯科ドックでは，多項目の検査を行うために異常発見率は高くなる．しかし，そのほとんどはう蝕や歯周病などの一般歯科治療で対応が可能であるために，かかりつけの歯科医院での対応となる．しかしながら，口腔粘膜疾患や顎関節症，パノラマX線による顎骨の異常などは，専門医への受診が必要になることが多い．

E 最新検査法のドックへの応用

　口腔粘膜の異常を蛍光観察する「VELscope®Vx（ベルスコープ）」は，口腔内を観察する蛍光観察装置である（図3）．装置から発する400nm～460nmの青色光を口腔粘膜に照射することによって（図4），健常組織は青緑色に発色するのに対して，口腔がんなどの粘膜病変があると暗色になって確認できる．

　口腔がんの検査には組織診や細胞診，ヨード染色など様々な方法があるが，ベルス

表3　ベルスコープで観察可能な口腔粘膜疾患

・ウイルス，真菌および細菌感染
・様々な原因により引き起こされる炎症
　（扁平苔癬，アマルガムアレルギーなど）
・扁平上皮乳頭腫
・唾液腺腫瘍
・がん，前がん病変

コープによる検査は簡易に短時間での観察が可能となり，さらに患者に対して非侵襲性であるという特徴が挙げられる（表3）．

文献

1) 小川智久，日本歯科人間ドック学会：新・歯科人間ドック基本マニュアル，クインテッセンス出版，2013
2) 日本顎関節学会，編：顎関節症診療に関するガイドライン，口腔保健協会，2001
3) 坂井建雄，他，監訳：両手を用いた唾液腺の診察．プロメテウス解剖学アトラス　頭部/腹部・骨盤部，第2版，医学書院，2011

（小川智久）

13. PETドック（悪性腫瘍）

ポイント
- 多くのがんが症状発現まで数年間，原発臓器内に潜んでいる．この間，がんとしての生化学的変化（活発なブドウ糖摂取）は進んでおり，FDG-PETにより糖代謝亢進部位として原発巣をとらえれば，早期発見が可能となる．
- FDG-PETは，臓器，部位を問わず，全身のがんを原発巣も転移巣も含めて一度に検査できるので，がん検診として理想的である．
- がんに対してもFDG-PET陰性例が約半数占めることが分かり，PETがん検診としては同時に行うCT，MRI，US，それに血液検査なども重要である（「山中湖方式」）．20年間で約2万件の「山中湖方式」検診を実施した．

A PETドック（悪性腫瘍）の意義

　疾病は，ある臓器における生化学的変化から始まる．初期の形態変化はわずかで，自覚症状はないが，これからの検診ではこの段階で疾病をとらえる方向に向かわなければならない．生化学的変化の代表は糖代謝であるが，これは^{18}Fを標識したFDG（ブドウ糖類似物，フルオロ-デオキシ-グルコース，fluoro-2-deoxy-D-glucose）を静注し，40分後にPETスキャナーにより3.5mm間隔で全身断層写真をとることにより画像化できる．一般の検診では，ほぼ臓器別に肺がん検診，乳がん検診，胃がん検診などとなっているが，この点，PETがん検診では臓器や部位を特定しないで，ほぼ全身の検査が一度に可能である．

　「PETがん検診ガイドライン2014（日本核医学会）」に従えば，PETを用いたがん検診は1994年にわが国，とくに山中湖クリニックを中心に始まったもので，世界的にもユニークな試みと思われる．近年，健康，とりわけがんに関する国民の関心が高く，自分の健康は自分で護るという意識が高まりつつある．このような背景のもとに，PETを用いたがん検診が注目を集めており，全国でPETを中心にした検診センターが普及してきている．PETを用いたがん検診は，無症候の人を対象にFDG-PETによる画像検査を主検査とする一連の検査により，無症候のがんを発見し，それらを早期のうちにできるだけ非侵襲的に治療することにより，患者のQOLの確保と死亡率の減少を目的とする．

B 検査対象と標準検査項目

　山中湖クリニックでの初期の数年間の検診で発見したがんを，臓器別にFDG-PET陽性，陰性別にまとめて検討した結果，FDG-PET陰性例も半数占めることが分かり，CT，MRI，US，それに血液検査などの同時検査も重要であることを示していた．そこで，PETがん検診にはCT，MRI，US，それに血液検査などの併用が不可欠と考え，「山中湖方式」として以後の検診の基本方式とした．

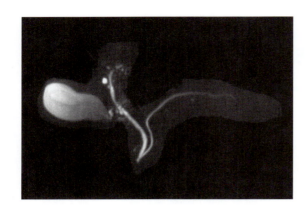

図1　MR胆管膵管撮影（MRCP）
59歳，男性．小さな肝囊胞を認めるほかは，肝内胆管，総胆管，胆囊管，膵管は正常であった．

　FDG-PETがん検診の積極的な対象は中・高年者（とくに50歳以上）が望ましいが，会員制の当院では30歳以上とし，妊娠中の女性は除き，遺伝的に高い発がんリスクを有する者はこの限りではない．前日の夕食後から絶食を守り，翌朝8時から順次検診を開始する．受付，オリエンテーション，身体計測，採血，採尿のあと，担当医師が診察を行う．甲状腺の触診，前立腺の指診（男性，現在は希望者のみ）および乳房の触診（女性）を行うが，自覚症状や訴えに応じて適宜追加する．引き続き，上腹部超音波検査，表在（甲状腺，乳腺）超音波，胸部X線検査，胸部および上腹部CT，下腹部MRIを順次行ったのちに，FDG-PET（上顎から下腹部まで）を行う．近年，上腹部MRIによる胆管膵管撮影（MRCP）も実施している（図1）．

C 悪性腫瘍発見率

　「山中湖方式」検診による悪性疾患発見率を前期の10年と後期の10年に別けて検討した．なお，手術や病理組織検査で悪性腫瘍の診断が確定した例のみを対象とした．PET陽性による悪性腫瘍の発見総数は前期253例，後期260例と拮抗しており，PET陽性/陰性の比率も前期で126/127，後期で128/132とほぼ同数であった（表1，2）．

　また，初期の7年間で無症状の会員5,562人（平均52歳）に対し11,430回と平均して約2回のがんコース検診を行った結果の分析では，悪性腫瘍発見率はFDG-PETにより1.18％，PET以外により0.94％，両者合計して2.12％であった．当時の従来からの検診によるがん発見率（厚生省，1998年）は，胃がん検診0.14％，乳がん検診0.09％，肺がん検診0.05％，大腸がん検診0.15％，子宮がん検診0.06％であり，最も発見率の高かった「東京から肺がんをなくす会（ヘリカルCT＋喀痰細胞診）」0.39％などと比較しても，「山中湖方式」検診による発見率の向上は明らかであった．

　ちなみに，FDG陰性になりやすいがんとしては，1cm未満のがん，悪性度の低いがん（細気管支肺胞上皮がん・カルチノイド），胃・食道の小さな粘膜がん・粘液産生がん（細胞成分の少ないもの），肝細胞がん・腎細胞がん（がん細胞内にグルコース分解酵素が多いため），膀胱（尿路）に接する臓器のがんなどが挙げられる．また，PET陽性の想定外の良性病変としては，しばしば認められる慢性甲状腺炎（橋本病）や五十肩によ

表1 前期10年間の発見がん成績

病名	症例数	PET（＋）/（－）	他の検査
大腸がん（腺腫内がん含む）	41	29/12	FOB
肺がん	40	26/14	CT
前立腺がん	40	2/38	DRE, PSA
甲状腺がん	37	24/13	US
乳がん	22	15/7	US
胃がん	15	8/7	US
腎がん	9	1/8	US, CT
膀胱がん	9	0/9	US, MRI
子宮頸がん	9	1/8	MRI
肝細胞がん	7	2/5	US, MRI
悪性リンパ腫	5	5/0	
膵がん	5	4/1	US, CT
転移性肝がん	3	2/1	US
卵巣がん	2	1/1	MRI
食道がん	2	1/1	HP, PN
子宮体がん	3	2/1	MRI
傍咽頭がん	1	1/0	
前白血病状態	1	1/0	
胆管がん	1	0/1	US
舌下腺がん	1	1/0	
計	253	126/127	

DRE：digital rectal examin, FOB：fecal occult blood, HP：Helicobacter pylori, PN：pepsinogen

表2 後期10年間の発見がん成績

病名	症例数	PET検査（＋）/（－）
大腸がん	42	24/18
肺がん	42	23/19
乳がん	34	16/18
甲状腺がん	32	26/6
前立腺がん	27	4/23
胃がん	25	6/19
子宮がん	11	6/5
膀胱がん	9	1/8
悪性リンパ腫	8	7/1
食道がん	6	4/2
膵臓がん	6	2/4
肝細胞がん	5	2/3
腎臓がん	5	1/4
卵巣がん	2	2/0
その他[注]	6	4/2
合計	260	128/132

[注] その他：頭頸がん，十二指腸がん，上顎洞がん，尿管がん，小腸がん，腹膜偽粘液腫

る集積は当然として，IgG関連疾患・炎症性腹部大動脈瘤，甲状腺機能亢進症の振戦（tremor）時の全身骨格筋，巨大な子宮（平滑）筋腫の中心変性部，慢性心房細動の右房壁，背側弾性線維腫，水素水／便秘薬／糖尿病薬などによる大腸の全周あるいは部分的集積が認められた（図2）．

D 事後指導計画と発見された異状への対応

PET検査は臓器，部位を問わず，全身のがんを原発巣も転移巣も含めて一度に検査できるので，がん検診として理想的である．参考例（図3）は64歳女性で，初回検診時のPET検査ですでに左肺（S1＋2）の56mm大の腫瘍とともに脊椎C2，Th2，9，10，11，L12胸骨，仙骨，右上腕骨への転移，さらには右上腕筋肉への遠隔転移が認められ，病型：T2bN0M1，病期Stage：Ⅳ s/oと診断され，治療選択につき専門医に紹介となった．肺の小円形腫瘍（GGO：ground glass opacity，スリガラス影）を含め，悪性像

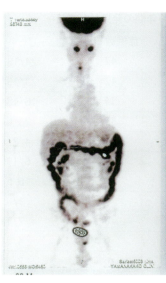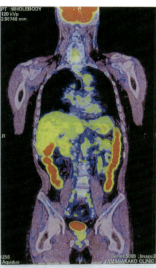

図2 水素水の連日飲水（2L／日）によるFDG-PETの全結腸への生理的集積．60歳，男性．

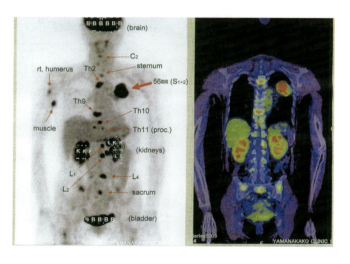

図3 初回検診時のFDG-PETで左肺の腫瘍とともに全身への転移が明らかとなった．64歳，女性．

を否定できないすべての例は専門医紹介となった．

文献

1) Tsukada, H., et al：18F-FDG uptake in uterine leiomyomas in healthy women. Clin Imaging 33：462-467, 2009
2) Fuji, H., et al：Increase FDG uptake in the wall of the right atrium in people who participated in a cancer screening program with whole-body PET. Ann Nucl Med 13：59-99, 1999
3) Fukuchi, K., et al：Benign variations and incidental abnormalities of myocardial FDG uptake in the fasting state as encountered during routine oncology PET studies. Br J Radiol 80：3-7, 2007
4) Nagamine, N., et al：Elastofibroma in Okinawa. A clinico-pathologic study of 170 cases. Cancer 50：1794-1805, 1982

（川田志明，新妻義文）

14. PETドック（心臓）

> **ポイント**
> - ^{13}N-アンモニアを用いた心臓PETは，左室心筋への血流量を画像化するものである．
> - 負荷時の血流量が低下し，安静時に回復しているかどうかで，狭心症あるいは心筋梗塞（壊死）を疑う．
> - 薬剤負荷に用いるATPは血管拡張薬であり，副作用として頭痛を訴えることがあり，また気管支の痙攣を誘発することがあるので，気管支喘息治療中の方には薬剤負荷を行えない場合がある．
> - ^{13}N-アンモニアの半減期は約10分と極端に短く，薬剤のデリバリー搬送は不可能である．

A PETドック（心臓）の意義

　安静時と負荷時の画像を比較して，負荷時に血流量が低下し，安静時に回復している部位は，心筋虚血を示す部位と考えられる．すなわち，冠動脈に狭窄があり，負荷時に血流量が制限されていることで狭心症の発症を疑う．また，負荷時，安静時ともに血流量の低下あるいは欠損を示す部位は，心筋梗塞（壊死）部位を示す．

　右冠動脈は下壁と中隔の下部を灌流し，左冠動脈前下行枝は前壁と中隔上部を，回旋枝は側壁を灌流する．したがって，心臓PET画像の所見から，冠動脈の病変部位をある程度予測することが可能である．

B 検査対象と検査項目

　受付，オリエンテーション，身体計測，採血（近時，心室利尿ペプチド・BNPの測定も）・採尿の後，担当医師が診察を行う．引き続き胸部CR，胸部CT，安静時心電図，心臓超音波，トレッドミル運動負荷心電図（現在では実施せず，ATP（adenosine triphosphate，アデノシン三燐酸）不可例のみにエルゴメーターを代用する）の順に行った後，^{13}N-アンモニアを用いて心臓のPET検査を行う．心臓のPETはトランスミッションスキャンの後，ATPによる薬剤負荷前後でデータ集積を行う．長時間心電図はオプションで行う．

　^{13}N-アンモニアを用いる心臓PET：運動負荷に代えて薬剤のATP負荷では1分間に体重1Kgあたり0.16mgのATPを5分間静注するが，^{13}N-アンモニアはATP静注開始3分後に投与する．ATPは血管拡張薬であり，副作用として頭痛を訴えることがある．また，気管支の痙攣を誘発することがあるので，気管支喘息治療中の方には薬剤負荷を行えない場合がある．

C 異常発見率

　弁膜症，不整脈，動脈瘤などについては通常の検診と変わる点はないので省略し，虚

表1 ^{13}N-アンモニアPETにより発見した無症候性心筋虚血（1996年4月～2001年9月）

		NH₃-PET		合計
		(−)	(+)	
負荷心電図	(−)	4,697	139 (2.8%)	4,836
	(+)	90 (1.8%)	43* (0.9%)	133 (2.7%)
合計		4,787	182 (3.7%)	4,969

*冠動脈造影を勧める.

血性心疾患についてのみ述べる.

1. 負荷心電図との対比

開院初期の5年間に心臓コースの検診が4,969件行われ，運動負荷心電図で心筋虚血が疑われた133名（2.7％）のうち，43名が心臓PETでも心筋虚血を示し，冠動脈造影検査を受けるため専門医に紹介した．残りの90名では心臓PETに異常がなく，運動負荷心電図の疑陽性として処理された．すなわち，運動負荷心電図のみでは虚血性心疾患であると診断されてしまうことになる．また，運動負荷心電図に異常はないが，心臓PETで陽性所見を認めたのは139名で，運動負荷心電図の疑陰性と考えられた．すなわち，心臓PETがなければ，全く正常者として扱われたことになる．結果として，全く自覚症状のない無症候性心筋虚血が4,969例中182例（3.7％）に認められたことは，心臓PETが有用な検査法であることを示している（表1）．

2. 冠動脈石灰化との対比

ヘリカルCTにおける冠動脈の石灰化所見の発現率を検討した．開院中期の2年間に心臓コースあるいは総合コースを受診した連続4,499名を対象に男女別に検討した．男性では，石灰化所見を有するもの508名で，所見のないもの2,396名で，有所見率は年齢とともに増加した．同様に，女性においても石灰化所見を有するもの113名，ないもの1,482名で，有所見率は年齢とともに増加した．冠動脈の石灰化所見と運動負荷心電図や心臓PETの結果とに相関関係はみられなかった．近時，冠動脈石灰化スコア法を導入して，検討中である（表2）．

参考例1：左冠動脈前下行枝病変による心筋虚血（図1）

65歳，男性例で，負荷時に前壁，心尖部，中隔上部にかけて血流低下がみられ，安静時にほぼ回復している．運動時胸痛など狭心症としての自覚症状はなかったが，左冠動脈前下行枝病変による心筋虚血を疑い，MDCT（multi-detector row computed tomography, マルチスライスCT）による精査を依頼したところ，左冠動脈前下行枝に75％の有意狭窄を認めた．

参考例2：左冠動脈前下行枝病変による心筋梗塞（図2）

70歳，男性例で，安静時に前壁，中隔上部，心尖部にかけて血流低下がみられ，負

表2　ヘリカルCTにおける冠動脈石灰化の有無（2001年1月1日～9月13日）

男性例の年齢分布

	石灰化		
	（+）	（-）	（%）
20未満		2	0.0
20-29		33	0.0
30-39	1	178	0.6
40-49	39	621	5.9
50-59	155	993	13.5
60-69	210	457	31.5
70-79	95	109	46.6
80-89	8	3	72.7
	508	2,396	

石灰化ありn＝508
平均年齢　61.8±8.65（38～85歳）
石灰化なしn＝2,396
平均年齢　52.7±9.75（15～85歳）

女性例の年齢分布

	石灰化		
	（+）	（-）	（%）
20未満			
20-29		36	0.0
30-39		94	0.0
40-49	1	370	0.3
50-59	23	602	3.7
60-69	53	302	14.9
70-79	33	73	31.1
80-89	3	5	37.5
	113	1,482	

石灰化ありn＝113
平均年齢　65.7±7.87（47～84歳）
石灰化なしn＝1,482
平均年齢　53.2±10.23（21～83歳）

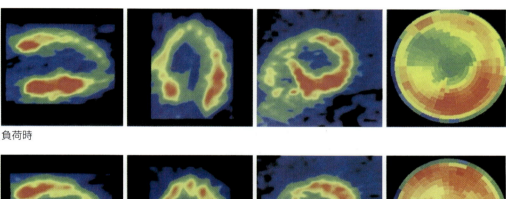

負荷時

安静時

図1　左冠動脈前下行枝病変による心筋虚血（前壁）

荷時にもほぼ同様の所見であり，残余虚血はないものと考えた．糖尿病治療中であり，無症候性の心筋梗塞例と診断した．

参考例3：慢性心房細動例の右房壁C形集積（図3）

　がんコースと心臓コースを同時に行うなど[18]F-FDGによる心臓PET画像の得られる例で，慢性心房細動例の多くに，右房壁へのC形集積が認められる．初期の12例を含め多くは当施設から報告したものであるが，原因については心房壁の肥厚説や炎症説のほか，ANPの分泌増加説などが議論されている．

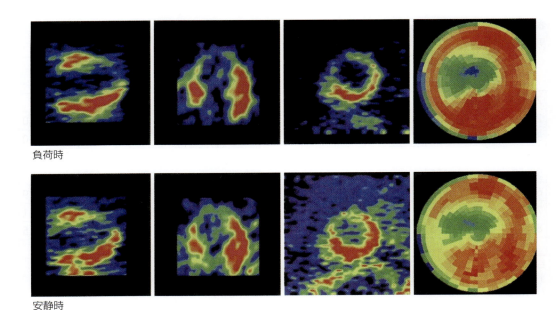

負荷時

安静時

図2　左冠動脈前下行枝病変による心筋梗塞（前壁中隔）

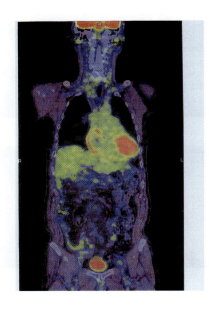

図3　慢性心房細動例の右房壁Ｃ形集積

D 事後指導計画と対応

　心筋虚血を疑った例の多くには，外来受診で実施が可能であり，侵襲が少ないと思われるMDCTによる精査を依頼している．MDCTによって75％以上の有意狭窄例には薬剤治療のほか，PTCA (percutaneous transluminal coronary angioplasty, 経皮的経管冠動脈形成術) あるいは冠動脈バイパス手術などを勧め，有意狭窄に及んでいない例では，虚血性心疾患の予備軍として経年的変化をチェックしながら管理している．

〔川田志明，小出司郎策〕

15. PETドック（脳）

ポイント

- PETドック（脳）は，アルツハイマー病（AD）をはじめとする認知症疾患の早期診断に有効であり，^{18}F-フルオロデオキシグルコース（^{18}F-FDG）を用いたPET（FDG-PET）は標準的検査方法である．
- PETによる異常所見は，神経診察，長谷川式簡易知能評価スケールやMini-Mental State Examination（MMSE）などの認知機能テスト，MRIと組み合わせて総合的に診断する必要がある．
- PETで異常所見を認めた場合は，「脳ドックのガイドライン2014」に従って各疾患別に対応し，認知症と診断される場合は早めに専門医に紹介することが勧められる．
- PETで明らかな異常を示すにも関わらず，認知症と診断がつかないケースについては慎重に経過をみるようにし，必要に応じてアミロイドもしくはタウPETが可能な医療機関に相談する．

A PETドック（脳）の意義

　Positron emission tomography（PET）は，ポジトロン放出核種で標識された薬剤（リガンド）を投与し，その体内動態をPETスキャナーによって捉えることで得られる機能的情報に関する画像である[1]．使用するリガンドにより，脳血流・酸素代謝，ブドウ糖代謝，神経伝達機能など，様々な用途に用いられる．とくに^{18}F-フルオロデオキシグルコース（^{18}F-FDG）によるPET（FDG-PET）は，アルツハイマー病（AD）をはじめとする認知症疾患の早期から起こる脳内ブドウ糖代謝の低下を捉えるのに有効である．しかし，その高い診断能力にも関わらず，PETは難治性てんかんを除き，脳神経領域に関しては健康保険の適応となっておらず，PETを用いた脳ドックの役割は小さくない．

B 検査対象と標準検査項目

　PETを用いた脳ドックにおける主な検査対象は，認知症の発症率が高くなる65歳以上および遺伝性認知症疾患の家族歴を有する場合などである．^{15}Oや^{11}Cなど半減期が短い核種で標識した薬剤は，PETスキャナーに加えてサイクロトロンや専用の薬剤合成装置を設置したうえ，施設内で薬剤を合成しなければならない．一方，半減期が比較的長い^{18}F-FDGは，医薬品メーカーによる供給体制も確立しており，利便性が高い．PET画像は単独では診断できないケースもあるため，神経診察（長谷川式簡易知能評価スケールやMini-Mental State Examination（MMSE）などの認知機能テストを含む）およびMRIから得られる形態学的情報と組み合わせて総合的に診断する必要がある．

C 異常発見率

　FDG-PETを用いた検診を行っている山中湖クリニックのデータを示す（**表1**）．各疾

表1 脳のFDG-PETで異常が認められた疾患（3,757例）

疾患	症例数	頻度
脳血管障害（脳梗塞，脳出血，他）	30	0.8%
うつ病	12	0.2%
アルツハイマー型認知症	19	0.5%
くも膜嚢胞	5	0.1%
脳腫瘍	4	0.1%
脊髄小脳変形症	2	0.1%
頭部外傷	2	0.1%
水頭症	2	0.1%
前頭側側頭型認知症	1	0.03%
その他	3	0.1%
Total	80	2.1%

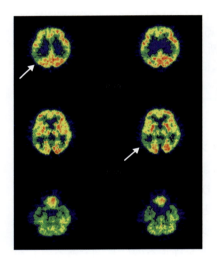

図1 MCIのFDG-PET画像
60歳代，女性．軽度の物忘れがみられたが，普段の生活上支障はなかった．長谷川式知能スケールは25点とやや低下しており，FDG-PETでは右側優位に両側の頭頂葉および側頭葉の代謝の低下が認められた（矢印）．その後，徐々に記憶障害が目立つようになり，2年後にアルツハイマー病（AD）と診断された．

患の診断は，視覚的判定に基づいたPET画像の異常所見について，神経診察およびMRI所見を加味して判断された．その結果，明らかな神経疾患の既往のない3,757名（平均年齢55±10歳）中，80例（2.1%）に特定の領域のブドウ糖代謝の低下ないしは亢進が検出され，原因として無症候性脳血管障害，AD（図1），うつ病（状態）の順に多く認められた．とくにADと診断された19例のうち，10例は主な症状が記憶障害のみの軽度認知障害であり，FDG-PETがADの早期診断に有効であることが裏付けられた．また下垂体腺腫では，下垂体に一致してFDGの集積が認められ，補助診断として有効であった（図2）．なお，最近ではPET画像の判読は統計学的画像処理を加えたうえで行われるのが主流となっている．現在，当クリニックにおいても3D-SSPによる統計学的画像処理を行ったうえで読影されており，従来の判読方法に比較して異常所見の発見率はさらに高くなることが予想される．

D 事後指導計画と発見された異常への対応・専門医への紹介

脳血管障害や脳腫瘍と診断された場合，脳ドックのガイドライン[2]に従い，必要に応

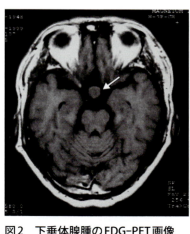
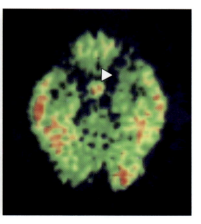

図2 下垂体腺腫のFDG-PET画像
50歳代，男性．神経学的検査では明らかな異常を認めない．T₁強調画像で軽度の下垂体の腫大が認められ（矢印），FDG-PETでは同部位に集積が認められた（矢頭）．

じて神経内科もしくは脳神経外科などの専門医に相談するようにする．また，認知症と診断された場合は早めに専門医に紹介することが勧められるが，なかでも注意を要するのは，PETで認知症疾患を示唆する所見が認められるにも関わらず，臨床症状が全くみられないケースである．FDG-PETは認知症の症状が出現する以前に異常を検出する可能性があり，このような事例では告知の問題を含めて慎重に対応することが望まれる．とくに認知症の前段階が疑わしい場合は，アミロイドもしくはタウPET，あるいは髄液Aβなどのバイオマーカーの測定が可能な医療機関に相談することも一案であろう．

E 最新検査法のドックへの応用

アルツハイマー型認知症は，以前よりアミロイドβ（Aβ）の脳内沈着が発症に深く関わっている可能性が指摘されている．そのため，Aβの脳内沈着を可視化するPET用薬剤の開発が行われ，^{11}C-Pittsburgh Compound-B（^{11}C-PiB）をはじめとして，様々な薬剤が実用化されてきた．なかでも^{18}F-florbetapirによるPETは，ADの検出感度92％，特異度100％と良好な成績が報告[3]されている（図3）．最近，わが国でも^{18}F-florbetapirの製造装置が認可されており，ADの早期診断に特化した検査方法として，今後の脳ドックへの応用が期待される．

文献

1) 高橋若生：PET/SPECT．基礎と臨床応用．画像診断 **22**：491-499，2002
2) 日本脳ドック学会"脳ドックの新ガイドライン作成委員会"，編：脳ドックのガイドライン2014，改訂・第4版，響文社，2014
3) Clark, C.M., et al：use of florbetapir-PET for imaging β-amyloid pathology. J Am Med Assoc **305**：275-283, 2011

（高橋若生）

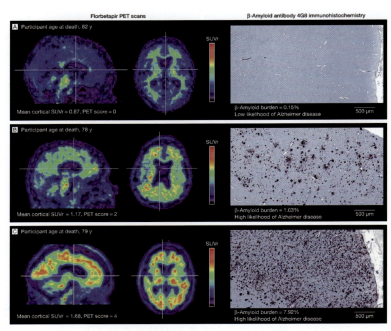

図3 アミロイドPET画像と脳組織所見の対比（文献3より引用）
向かって左側はFlorbetapir-PET画像，右側は脳灰白質のAβの凝集（免疫組織化学染色）を示す．PET画像で認められるflorbetapirの集積は，灰白質のAβの沈着の程度と比例することが示された．

運動器ドック
～慶應義塾大学病院予防医療センターにおける試み～

1. 運動器ドック導入の背景

わが国の健康診断や人間ドックの仕組みづくりは，古くは感染症，その後は，がん，代謝性疾患，動脈硬化性疾患などの予防や早期発見を背景に発展してきた．世界に類をみないこのインフラ整備が，国民の寿命延伸に果たしてきた役割は計りしれないものがある．今日，日本は長寿のleading countryとなったが，同時に，どの先進国も経験していない新たな課題に直面している．その代表例が高齢社会における介護，フレイル，認知症などの増加である．とくに高齢者の健康状態を議論するにあたっては，当然，これらの病態に関する評価も必要とされるところだが，残念ながら健診やドックにおける伝統的検査項目だけでは十分な把握ができないのが現状である．実際の在宅医療の現場では，"寝たきりではあるが，一般健診項目は正常範囲"という症例をしばしば経験する．介護，フレイル，認知症などが問題とならない年齢層では，健診やドックで異常がないことをもって"健康"であると判断することも多いが，これらの疾患リスクが上昇する年齢以降では，どのような評価項目をもってその人を"健康"と判断したらよいのか？ これはわが国の健診事業が抱える喫緊の課題である．そこで，われわれは介護やフレイルの予防に注目し，これらと密接に関連する運動器の評価を行うことを目的として，ドックオプション検査の一つに運動器ドックを導入した．

2. 運動器ドックの内容

現在，慶應義塾大学病院予防医療センターで実施している運動器ドックの検査項目を**表1**と**表2**に示す．骨，関節，筋肉量を含めた体組成の評価だけでなく，予防介入につなげることを意識し，問診による食事，身体活動や運動習慣の調査を詳細に行っているのが特徴である．運動および身体活動の種類，強度，頻度，（表1には載せていないが）一日のうちでじっとしている時間の合計など，先行研究で重要視された指標のほか，関節痛や腰痛の有無，"ロコチェック"として普及している項目も問診に含めている．また，腹部CTによる内臓脂肪面積測定や各種代謝マーカーを測定することで，筋・骨格系だけなく，代謝疾患の側面からも運動介入の適応について検討するための評価を行っている．

3. 運動器ドック～これまでの解析結果からみえること～

運動器ドックは2012年より運用を開始し，2015年末時点でのべ201名が受診した．受診者の平均年齢は男性65.3＋/－12.7歳，女性66.4＋/－11.1歳であり，比較的高齢な受診者が多い．都心に位置する大学病院の人間ドック受診者という限定された集団ではあるが，以下に，運動器ドックデータの解析結果の一部を紹介する．

表1 当施設で用いている運動習慣に関する問診票(抜粋)

Ⅱ． 現在行っている運動・スポーツについて，頻度と運動時間をお答えください．
※あてはまるものを全て回答してください．

(1) 屋外スポーツ

		週の頻度	1回の運動時間
ウォーキング・散歩	ゆっくり(人に抜かされる程度)	回	分
	普通(人並の速さ)	回	分
	速い(人を抜かす程度)	回	分
ジョギング(話しができる速さ)		回	分
ランニング(両足が地面を離れる瞬間がある)		回	分

	週の頻度	1回の運動時間
サイクリング	回	分
ゴルフ	回	分
ゲートボール	回	分
グランドゴルフ	回	分
テニス	回	分
登山	回	分

(2) 屋内スポーツ

	週の頻度	1回の運動時間
ダンス	回	分
エアロビクス	回	分
筋力(レジスタンス)トレーニング	回	分
武道・球技( )	回	分

	週の頻度	1回の運動時間
ヨガ・ピラティス 太極拳	回	分
ストレッチ	回	分
ラジオ体操	回	分
その他体操(ダンベル体操など)	回	分

(3) プール

	週の頻度	1回の運動時間
水泳	回	分

	週の頻度	1回の運動時間
水中ウォーキング 水中エクササイズ	回	分

(4) その他

	週の頻度	1回の運動時間
( )	回	分

	週の頻度	1回の運動時間
( )	回	分

1)受診者属性と主要項目の横断的解析結果

受診者属性と運動器関連の主要項目について，男女別に解析した結果を**表3**に示す．サルコペニアの診断にはアジアワーキンググループ(AWGS)のアルゴリズム[1]を用いたが，歩行速度の測定は行っていないため，握力の結果で判別を行った(**図1**)．当然の結果であるが，骨密度，握力，Skeletal Muscle Index(SMI)は女性で有意に低いものの，AWGSのアルゴリズムで評価したサルコペニア症例の頻度に性差はなく，男女とも18％前後であった．

2)生活習慣病の有無と運動器疾患の関係

生活習慣病(高血圧，高血糖，脂質異常)の有無で層別し，サルコペニア，骨粗鬆症など運動器疾患の頻度を調べた結果を**表4**に示す．男女とも，生活習慣病がない，すなわち一見健常な集団でも，サルコペニアに該当するケースが20％前後，SMIが基準値以下のケースが30％前後は存在するという結果であった．また，統計学的有意差はないものの，男性でも女性でも生活習慣

表2　運動器ドックの検査項目

	検査内容	評価項目
膝関節	膝XP（両側2方向）　KL分類	変形性変化
脊椎	胸椎，腰椎XP（2方向） 腰椎MRI	変形性変化 椎間板ヘルニア，脊柱管狭窄症
骨	骨密度測定（DEXA）　大腿骨頸部，腰椎 カルシウム・リン NTX OC（オステオカルシン） UCOC（低カルボキシル化オステオカルシン） 骨型ALP PTH intact	骨粗鬆症，骨折リスク 骨代謝マーカー，骨の健康度
体組成・筋肉	全身・部位別筋肉量，脂肪量（DEXA） 握力（左右） 体脂肪率 内臓脂肪面積（腹部CT） SMI（Skeletal Muscle Index）四肢筋肉量（kg）/身長（m）^{2}	サルコペニア 内臓脂肪蓄積
代謝・動脈硬化	血圧 BNP 高分子アディポネクチン 尿中微量アルブミン	動脈硬化リスク

表3　受診者属性と主要項目の男女別の結果

	男性	女性
受診者数	146	136
年齢	62.2+/−15.0	65.7+/−11.3*
身長（cm）	168.4+/−6.8	154+/−6.8**
体重（kg）	68.0+/−11.2	53.4+/−10.2**
BMI（kg/cm^2）	23.9+/−3.4	22.3+/−4.0**
骨密度（%YAM）	100.5+/−15.3	83.2+/−2.4**
骨粗鬆症症例	7.8%	27.7%**
握力（左右平均）（kg）	32.6+/−9.9	18.7+/−5.7**
SMI（kg/m^2）	7.39+/−0.81	5.81+/−0.62**
サルコペニア症例	17.8%	18.5%
内臓脂肪面積（cm^2）	111.0+/−55.5	79.4+/−42.5**
メタボリック症候群症例	26.2%	8.1%**

*$p<0.05$, **$p<0.01$

病ありの群のほうが，SMIが基準値以下の例数が少ない傾向にあった．これは同群のBMIが生活習慣病なしの群に比べ有意に高いことに起因すると考える．生活習慣病に対してはBMIの上昇は負の要因として働くが，運動器疾患についてはある程度のBMI維持が必要であることを示唆する知見である．近年，サルコペニア肥満なる概念も提唱されているが，本施設における検討ではメタボリック症候群例ではサルコペニアの頻度は低いという結果が出ており（紙面の関係でデータ

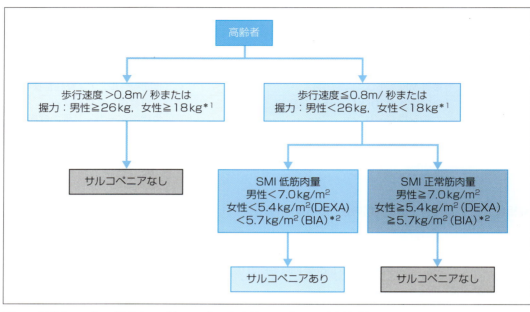

図1 アジアワーキンググループ（AWGS）によるサルコペニアの診断手順

*1：当施設では歩行速度は測定していないので，握力により判別を行っている．
*2：当施設ではSMI（Skeletal Muscle Index）はDEXAにて評価している．

表4 生活習慣病の有無と運動器疾患（男女別）

高血圧or高血糖or脂質異常	男性 なし	男性 あり	女性 なし	女性 あり
症例数	55	91	75	61
年齢	60.3+/−1.7	63.4+/−13.8	63.0+/−12.2	69.0+/−9.3**
BMI (kg/cm^2)	22.5+/−2.9	24.0+/−3.7**	21.2+/−3.1	23.7+/−4.5**
内臓脂肪面積 (cm^2)	79.5+/−37.3	130.6+/−56.1**	61.0+/−28.1	95.6+/−49.3
サルコペニア症例	21.8%	15.4%	18.9%	18.0%
骨粗鬆症症例	12.0%	4.9%*	28.3%	27.1%
SMI基準値以下	32.7%	22.0%	32.4%	26.2%

それぞれの性別で なしvsあり 間での比較において
*$p<0.05$，**$p<0.01$

未掲載），必ずしもメタボリック症候群に運動器疾患の合併が多いわけではなかった．

3）運動器疾患からみた適正BMIはどのくらいなのか？

　BMI＝22となるような体重が理想体重として用いられることが多いが，これは心臓血管系や代謝疾患の合併リスクを最小化する視点で定められたものである．しかし，運動器疾患の視点でみたとき，適正なBMIがどのくらいなのかはあまり検討されていない．そこで，65歳以上の高

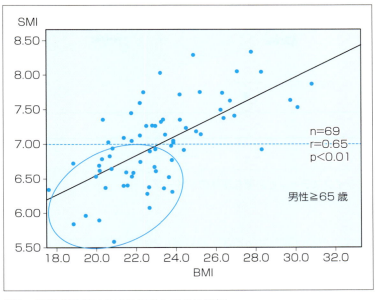

図2　男性高齢者におけるBMIとSMIの関係

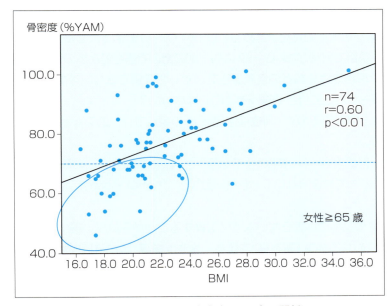

図3　女性高齢者におけるBMIと骨密度(％YAM)の関係

齢者に限定し，BMIとSMIおよび骨密度(％YAM)の関係について調べた(図2，3)．図2は男性高齢者におけるBMIとSMIの関係である．AWGSのSMIのcut-off値7.0を基準に考えると，BMI＝22～24ではSMIが7.0を下回る例が散見されるが，BMI＞24ではほとんどが7.0を上回っている．一方，図3は女性高齢者におけるBMIと％YAMの関係である．％YAM＝70を骨粗鬆症のcut-off値とした場合，BMI＞24で骨粗鬆症に該当する症例はほとんどみられなくなる．限られ

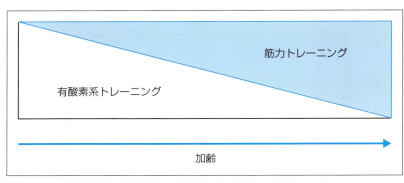

図4　ライフステージと必要な運動のイメージ

た症例数の横断的検討という限界はあるが，高齢者における運動器疾患の視点からみると，適正BMIは生活習慣病の視点からみたBMI＝22よりも，もう少し高いところ（BMI＝24前後？）に設定されてよい可能性がある．

4. 運動器ドック〜これまでの経験からみえること〜

　紙面の関係で限定的な情報しか紹介できなかったが，これらの結果を含め，当施設における運動器ドックの経験から得た知見をまとめると以下の1）〜4）のようになる．
1）従来のドック項目で異常がないケースにも一定の割合で運動器疾患の合併を認める．
2）従来のドック項目では高齢者の健康状態を必ずしも評価できない可能性がある（運動器疾患のリスク評価も併わせて行う必要があるのではないか？）．
3）BMIは筋肉量と関連するので，運動器疾患予防の視点では，ある年齢以降はある程度のBMI維持が好ましい．
4）一般に，生活習慣病（とくに糖尿病）ではBMIが"lower is better"の傾向があるが，運動器疾患では必ずしもあてはまらない（一定の限度内で，"higher is better"か？）

　生活習慣病予防の立場では太らないように指導することが多いが，運動器疾患が問題となるある年齢以降では，むしろ体重（筋肉量）を維持〜増やす指導（蛋白質摂取や筋力トレーニング）が必要となる．一個人の生涯において体重変化は連続的に起きる現象なので，患者からすると年齢によって矛盾する指導を受けることになるが，これは若年〜高齢に至る加齢現象の過程で，問題視する疾患が変化することに起因する．筆者は運動療法を専門としているが，運動療法も同じであり，ライフステージによって推奨すべき運動内容を変化させることが必要と考えている（**図4**）．

文献

1) Chen, L.K, et al：Sarcopenia in Asia：consensus report of the Asian working group for sarcopenia. J Ame Med Dir Assoc **15**：95-101, 2104

（石田浩之，東　宏一郎）

VI

生活習慣改善指導
（事後指導）

1. 生活習慣病とその対策（健康日本21，データヘルス計画，日本再興戦略）

ポイント
- 健康日本21は，健康寿命の延伸と健康格差の縮小をめざし，生活習慣改善の働きかけと取り組みやすい環境づくりを目指している．
- 特定健康診査・特定保健指導が開始され，肥満・糖尿病の増加に歯止めがかかりつつある．
- データヘルス計画では，健診・レセプトデータ活用により，戦略的な保健事業を行う．
- 日本再興戦略では，健康経営・健康投資，ヘルスケア産業育成，ICTの活用，インセンティブの導入などの対策が省庁横断的に進められている．
- 日本健康会議では，官民・医療関係者が連携した取り組みにより，健康寿命延伸と医療費適正化を図る．

A これまでの生活習慣病対策

「がん」，「心臓病」，「脳卒中」は，かつて「成人病」と称され，国民の生命を奪う疾患として「早期発見・早期治療」のための健診・検診制度が拡充してきた．これらの疾患は喫煙，飲酒，ストレス，肥満，高血圧，高血糖，脂質異常などがリスク要因となることから，厚生省（当時）は平成8年に「生活習慣病」へと変更し，「生活習慣に起因し，その改善により予防しうる病気」のメッセージを明確にした．

平成12年からの「健康日本21」国民健康づくり運動では，壮年期死亡の減少，健康寿命の延伸，生活の質の向上をめざし，国および都道府県，市町村における具体的な目標設定と，その評価の仕組みを導入した．中間評価において，肥満者が増加し続け，糖尿病などの生活習慣病の有病者数・合併症患者数に歯止めがかからないことから，特定保健指導制度の導入につながった．

B 健康日本21（第二次）（健康増進法）

健康日本21（第二次）は，「全ての国民が共に支え合い，健やかで心豊かに生活できる活力ある社会の実現」に向けた，平成34年度までの基本的な方針である（図1）．「日常生活に制限のある期間」は男性で約9年，女性で約12年間（図2），健康寿命の都道府県格差は約3年近くに及ぶ．「平均寿命の増加分を上回る健康寿命の増加」ならびに「健康寿命の都道府県格差の縮小」を対策の最終目標として，個人に対する生活習慣改善の働きかけだけでなく，個人が健康づくりに取り組みやすい環境づくりに重点を置く．生活習慣病対策関連の目標は図3の通りであり，循環器疾患の年齢調整死亡率の低下が確認されている（図4）．

C 特定健康診査・特定保健指導・データヘルス計画

平成20年度からの特定健康診査・特定保健指導制度では，健診の役割として「保健指導を通じて生活習慣を改善し，病気の発症を予防する」という目的を明確にした．健診

1. 生活習慣病とその対策（健康日本21，データヘルス計画，日本再興戦略）

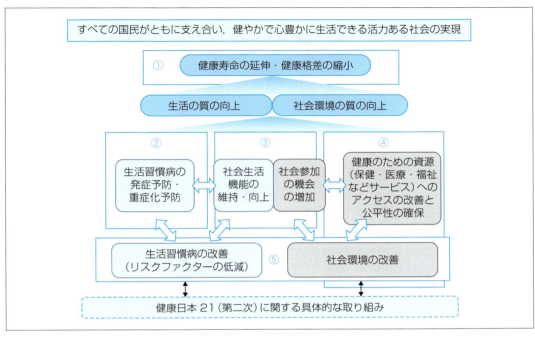

図1　健康日本21（第二次）の概念図

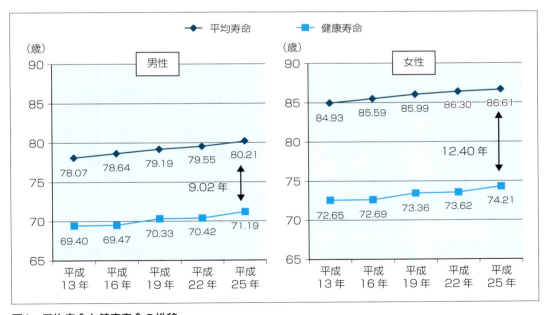

図2　平均寿命と健康寿命の推移
（平均寿命の平成13・16・19・25年は厚生労働省「簡易生命表」，平成22年は「完全生命表」より引用）

目標項目	
がん	① 75歳未満のがんの年齢調整死亡率の減少（10万人あたり） ② がん検診の受診率の向上
循環器疾患	① 脳血管疾患・虚血性心疾患の年齢調整死亡率の減少（10万人あたり） ② 高血圧の改善（収縮期血圧の平均値の低下） ③ 脂質異常症の減少 ④ メタボリックシンドロームの該当者および予備群の減少 ⑤ 特定健康診査・特定保健指導の実施率の向上
糖尿病	① 合併症（糖尿病腎症による年間新規透析導入患者数）の減少 ② 治療継続者の割合の増加 ③ 血糖コントロール指標におけるコントロール不良者の割合の減少（HbA1cがJDS値8.0%（NGSP値8.4%）以上の者の割合の減少） ④ 糖尿病有病者の増加の抑制 ⑤ メタボリックシンドロームの該当者および予備群の減少（再掲） ⑥ 特定健康診査・特定保健指導の実施率の向上（再掲）
COPD （慢性閉塞性肺疾患）	① COPDの認知度の向上

図3　健康日本21（第二次）における「主要な生活習慣病の発症予防と重症化予防に関する目標」

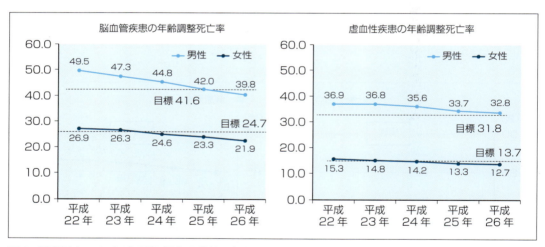

図4　健康日本21における「目標と現状値の年次推移」
脳血管疾患・虚血性心疾患の年齢調整死亡率の減少（10万人あたり）が認められる．

　データの標準化と国への集約により，健診・保健指導実施率，保健指導の効果検証など，保健事業を評価し，改善につなげる仕組みが稼働した制度でもある．ナショナル・データ・ベース分析により，保健指導参加群では翌年以降の健診データが非参加群と比較して良好であり，生活習慣関連医療費も低いことが示された．国民健康栄養調査により，肥満の割合の増加抑制や糖尿病予備群の減少が確認されている．
　特定健康診査データ，レセプトデータの電子化により，医療保険者は加入者の健康課題の分析や保健事業の評価を行うことができるようになった．「データヘルス計画」については，ほぼすべての保険者で策定済みであり，30年度の本格実施に向けて医療保

宣言1	予防・健康づくりについて，一般住民を対象としたインセンティブを推進する自治体を800市町村以上とする．
宣言2	かかりつけ医等と連携して生活習慣病の重症化予防に取り組む自治体を800市町村，広域連合を24団体以上とする．その際，糖尿病対策推進協議会等の活用を図る．
宣言3	予防・健康づくりに向けて47都道府県の保険者協議会すべてが，地域と職域が連携した予防に関する活動を実施する．
宣言4	健保組合等保険者と連携して健康経営に取り組む企業を500社以上とする．
宣言5	協会けんぽ等保険者のサポートを得て健康宣言等に取り組む企業を1万社以上とする．
宣言6	加入者自身の健康・医療情報を本人に分かりやすく提供する保険者を原則100％とする．その際，情報通信技術（ICT）等の活用を図る．
宣言7	予防・健康づくりの企画・実施を提供する事業者の質・量の向上のため，認証・評価の仕組みの構築も視野に，保険者からの推薦等一定の基準を満たすヘルスケア事業者を100社以上とする．
宣言8	品質確保・安定供給を国に求めつつ，すべての保険者が後発医薬品の利用勧奨など，使用割合を高める取り組みを行う．

図5　日本健康会議による「健康なまち・職場づくり宣言2020」

険者の対策強化が進んでいる．特定健康診査・保健指導，重症化予防事業，非肥満の生活習慣病に対する保健指導，対象者の健康状態などにあわせた適切な情報提供，被扶養者に対する保健事業などについて，先駆的な取り組み事例が報告されている．

D 健康・医療戦略，日本健康会議（省庁横断的な取り組み）

　政府は「健康・医療戦略推進本部」を設置し，①国民の健康増進，②社会保障費の増加抑制，③新産業の創出（公的保険外の健康・予防サービスの充実）を目標に，省庁横断的に予防・健康管理へのシフトを目指した政策を打ち出した．経済産業省では，企業における健康経営・健康投資の推進，公的保険外のヘルスケア産業創出，総務省ではICTを活用した健康管理などの技術革新が進められている．とくに，近年のクラウドICT技術の急速な進歩を背景に，Personal Health Record，歩数や体重などの情報を活用した健康づくり支援などが進められている．

　上記の動きに呼応して，経済界，医療関係団体・自治体リーダーなどが手を携え，「日本健康会議」が平成27年7月に発足した．2020年までの数値目標（KPI）を入れた「健康なまち・職場づくり宣言2020」を採択し（図5），①健康づくりのインセンティブを推進するヘルスケアポイント，②糖尿病性腎症重症化予防プログラムの策定（国保，後期広域連合），③健康経営に取り組む企業の増加，④中小1万社健康宣言，などの具体的な対策を進めている．

（津下一代）

2. 生活習慣指導の基本

> **ポイント**
> - 人間ドック健診では，生活習慣改善指導を効果的に実施することが求められている．
> - 受診者の視点に立った分かりやすい結果説明，科学的根拠に基づき，かつ実現可能で具体的な行動の提案が重要である．
> - 受診者の属性，生活スタイル，行動変容ステージに応じた指導を行う．疑問に的確に応えることが重要である．
> - 人間ドック健診機関においては，専門職種の養成と指導プログラムの標準化，指導効果の検証が必要である．

A 健診における事後指導の重要性

健診に必要な要件として，
- 対象となる疾病や健康リスクが，現在および将来の重要な健康課題であること
- 科学的知見に基づいた効果的な治療・介入手段があること
- 事後措置を実施可能な保健医療体制が整備されていること

が求められている．つまり，発見されたリスク保有状態を受診者自身が正しく理解し，生活習慣を改善できるための働きかけを行うことが不可欠である．それが不十分な場合には，健診で問題が発見されたとしても，生活習慣の見直しや必要な精密検査，治療などが行われず，健診そのものの意義を減弱させることになり得る．

検査値や画像所見などの医療情報は一般の人にとって難解であり，結果表の通知だけでは行動につながらない可能性が高い．年に1回のドック健診の機会に，対象者の立場に立って健康上の不安について相談するとともに，健診で発見されたリスクを低減させるための行動を引き出す指導が必要である．

その際，医学用語を並べただけの結果説明や，医療者による断定的な解釈，「野菜を食べましょう」「運動しましょう」のような一般論的な指導，本人の日常生活で実施できない方法の押しつけなどが行われてはいないだろうか．また，医療専門職の力量や個人的な方法に任せているために，組織として指導方法が標準化されておらず，指導の効果評価がなされていないなどの課題もある．ドック実施機関としては，組織的に事後指導の体制をつくることが求められる．

B 生活習慣指導のコツ

健診後の生活習慣指導においては，検査結果を用いて病態を分かりやすく説明するとともに，データを悪化させた要因やそれに対する改善法について情報を提示し，本人の生活の中で実施可能な方法を選択，自己決定できるよう支援することが重要である（図1）．
信頼関係づくり：対象者の健康上の不安や現在取り組んでいる健康行動などを把握す

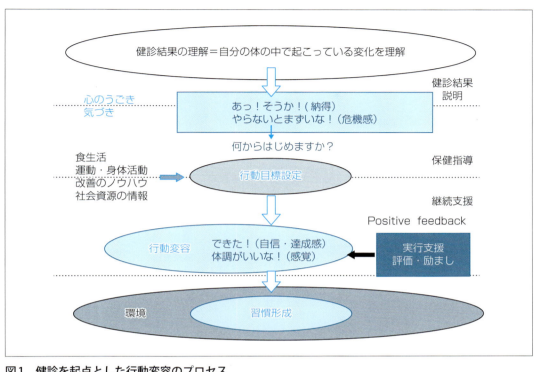

図1　健診を起点とした行動変容のプロセス

る．これは後ほどの行動目標設定に役立つとともに，医療者側が「本人を知ろうとする姿勢」をもっていることを示す意味もある．

健診結果の説明：過去のデータと比較したり，イラストなどを用いて病態を理解できるような説明を行う．その際，病態の深刻さに合わせて危機感をもてるように表現すること，今適切な対応を行えば，検査値などの改善，疾病の予防などにつながることを，エビデンスをもって説明するとよい．

生活習慣の見直し：今回の結果につながった原因として，本人自身がどのような課題を感じているのかを語ってもらう（仕事，家庭などの問題，ライフスタイル上の課題認識）．本人の生活スタイル，関心事・考え方（行動変容ステージ）に応じて，資料などを活用し，具体的な生活改善の提案を試みる．この際，行動変容ステージを意識したアプローチを行うことが重要である（**図2**）．

行動目標設定：本人が日常生活の中で実行可能なことを選択し，まずは1ヵ月程度の短期的な目標を立てて実行することを勧める．本人の疑問に応え，効果が期待できる目標設定をすることが重要である．たとえば肥満症の場合には，エネルギー収支の改善につながる目標となっているかをチェックする．

フォロー：生活習慣改善の効果を確認するための検査予定を組むなど，状況に応じた評価とサポートを行う．フォローアップ時には検査値の推移を確認し，本人の努力をねぎらうとともに，継続可能な方法へ行動目標を修正し，次年度の健診に向けた方針を立て

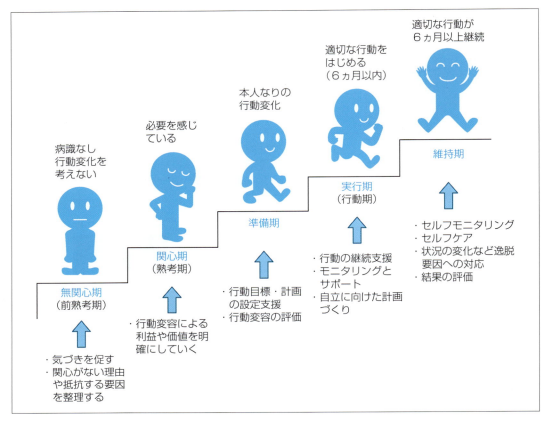

図2　行動変容ステージモデル

ていく．実行できていないときには，準備度が低いか，行動目標が不適切な場合が考えられるため，修正を試みる．

C 人材養成と指導体制づくり

　特定保健指導においては，その効果に個人差・実施機関格差があることが報告されている．生活習慣改善指導の効果を高めるためには，個人の指導能力だけでなく，ドック健診機関の組織的な対応，すなわち人材養成，指導教材やプログラムの有無，運営体制なども必要となる．

　生活習慣改善指導の実施者としては，医師，保健師／看護師，管理栄養士，健康運動指導士など，多彩なバックグラウンドをもち，経験年数も様々である．筆者の研究班では生活習慣改善指導に必要なスキルを一表にして整理した（**表1**）．職種，年数により得手・不得手があることから，指導チームで学習を進めるとともに，事例検討を通して課題分析能力や面接技法を学ぶことが重要と考える．

　また，実際の指導の場面では，検査からのスムーズな流れや待ち時間への配慮，結果表のデザイン，指導記録の電子化など，運用面での工夫も功を奏する．保健指導効果を検証するために，アウトプット評価，アウトカム評価を行い，改善につなげることも大

2. 生活習慣指導の基本

表1　生活習慣改善指導スキル評価表

下記項目に対し，保健指導技術の習得度を4段階で評価し，該当数字1つに○をつけて下さい．

no.	項目	習得度 低　　　　高
1	対象者との対話から生活背景及び性格特性等をアセスメントし，行動変容ステージや生活上の課題が整理できる	1　2　3　4
2	対象者の生活状況を踏まえて何から改善することが可能か対象者とともに考えることができる	1　2　3　4
3	食行動と食事内容をアセスメントし，食習慣改善の必要性を判断できる	1　2　3　4
4	対象者の健康課題と生活習慣，行動変容ステージに合わせて，食生活の多様な取り組みの具体策を提案することができる	1　2　3　4
5	設定した食行動の目標を実行すれば，どの程度の減量効果を期待できるか，エネルギー量に換算して示すことができる	1　2　3　4
6	身体活動量・運動量をアセスメントし，運動習慣改善の必要性を判断できる	1　2　3　4
7	対象者の健康課題と生活習慣，行動変容ステージに合わせて，身体活動の多様な取り組みの具体策を提案することができる	1　2　3　4
8	設定した身体活動・運動の目標を実行すれば，どの程度の減量効果を期待できるか，エネルギー量に換算して示すことができる	1　2　3　4
9	健診結果や病歴から運動実施上の注意事項を説明できる	1　2　3　4
10	喫煙者に対して，禁煙の重要性を高めるアドバイスができる	1　2　3　4
11	喫煙者に対して，禁煙のための解決策の提案を行うことができる	1　2　3　4
12	質問票における飲酒量の回答等から，問題飲酒のアセスメント対象者か判断できる	1　2　3　4
13	問題飲酒のある対象者に対して，減酒を提案し，具体的な減酒目標を立てることができる	1　2　3　4
14	グループ支援ができる	1　2　3　4
15	面談や電話，メール等を活用して継続的な支援ができる	1　2　3　4
16	対象者が生活習慣改善を実践するための社会資源（イベント・教室・自主グループ，運動施設・環境，禁煙外来等）を紹介できる	1　2　3　4
17	対象者を取り巻く環境（家庭・職場など）が原因で生活習慣改善の実践が困難である人に対して，困難さを軽減させて自己決定を促す支援ができる	1　2　3　4
18	行動変容ステージが無関心期の人に対して，適切な対応ができる（＊本人の思いを整理したり，本人のできることに目を向けることができる）	1　2　3　4
19	高齢の対象者に対し，年齢に配慮した保健指導ができる（ロコモティブシンドローム・フレイル等）	1　2　3　4
20	2年連続して特定保健指導の対象となった者に対して，指導方法や内容を見直して支援できる	1　2　3　4
21	自らの保健指導を評価し，保健指導方法を改善できる	1　2　3　4

AMED研究班（代表：津下一代，標準的な健診・保健指導プログラム（改訂版）及び健康づくりのための身体活動基準2013に基づく保健事業の研修手法と評価に関する研究（平成25年度〜27年度））

表2 生活習慣指導の評価ポイント

評価の構造	評価の視点・内容
ストラクチャー	実施体制を構築できたか ・組織内で生活習慣改善指導についての理解があるか ・指導者の確保,人材養成研修,OJTの体制は整っているか ・指導教材,記録表などが準備できたか
プロセス	うまく運営できているか ・事業実施手順書を作成し,関係者間で共有できているか ・対象者に合わせた内容が準備できているか ・検査から指導までの流れがスムーズか ・指導上の課題について共有し,解決につなげているか
アウトプット	予定通り実施できたか ・ドック受診者のうち,何％に指導できたか ・ハイリスク患者のうち,何％に指導できたか
アウトカム	目的とした成果が上がっているか ・関心度,行動(受療を含む)・生活習慣,フォローアップ検査,翌年の健診結果

切である(表2).

　日本人間ドック学会では,「人間ドック健診情報管理指導士」(通称:人間ドックアドバイザー)を養成し,指導現場の即戦力となる能力養成に努めている.研修参加本人だけでなく,本研修を持ち帰ってOJTとして職場での研さんに努めている機関も増えてきている.

〈津下一代〉

3. 運動・身体活動指導

ポイント

- 運動・身体活動量を増加させることは，メタボリックシンドロームなどの改善に有効なだけでなく，ロコモティブシンドロームや認知症の予防につながる．
- 「健康づくりのための身体活動基準2013」では，運動だけでなく身体活動の重要性が強調され，「＋10（プラス・テン）」として今よりも毎日10分多くからだを動かすことが推奨されている．
- 運動・身体活動の指導では，「身体活動のリスクに関するスクリーニングシート」などを用い，健診データと合わせてリスク管理を行っていく．

A 運動・身体活動指導の位置づけ

　平成26年国民健康・栄養調査によると，運動習慣がない人は，20〜64歳では81.1％，65歳以上では61.1％である．一日の平均歩数も20〜65歳の男性7,860歩，女性6,794歩であり，健康日本21（第二次）の目標である男性9,000歩，女性8,500歩を下回っている．そこで，人間ドック健診の事後指導として，食事指導にとどまらず運動・身体活動について個々人の状況に応じて指導することはとても重要である．

　「健康づくりのための身体活動基準2013」と「健康づくりのための身体活動指針（アクティブガイド）」に基づき，生活習慣病予防だけではなく，ロコモティブシンドロームや認知症の予防も視野に入れた指導が求められている．

B メタボリックシンドローム改善に向けた運動・身体活動指導

　メタボリックシンドロームの本質は内臓脂肪量過多にあり，保健指導の目的はその改善により生活習慣病などを予防することである．

　メタボリックシンドロームを呈している人は，食事や間食などによるエネルギー摂取が多いばかりでなく，運動や身体活動によるエネルギー消費が少ないことがその一因であり，運動や身体活動を増やすことに関して抵抗感を抱いていることも多い．

　メタボリックシンドロームの人に保健指導を行うにあたっては，一人ひとりのライフスタイルや運動歴の聞き取りをすることから始め，その中で指導対象者の運動ステージを把握し，どのような指導案を提示するかを決めていく．

　運動・身体活動を取り入れずに食事のみの減量では，必要な栄養素を取り損ね，筋肉量まで低下しかねない．また，エネルギーバランスが一緒であれば，食事制限よりも運動実践で内臓脂肪がより多く減少することが明らかになっている．基礎代謝量を上げていくことも兼ねて，食事と運動を組み合わせた減量計画を立てることが特定保健指導では重要視されている．

　内臓脂肪減少のためのエネルギー調整シート（図1）を使って，何ヵ月で何kgという

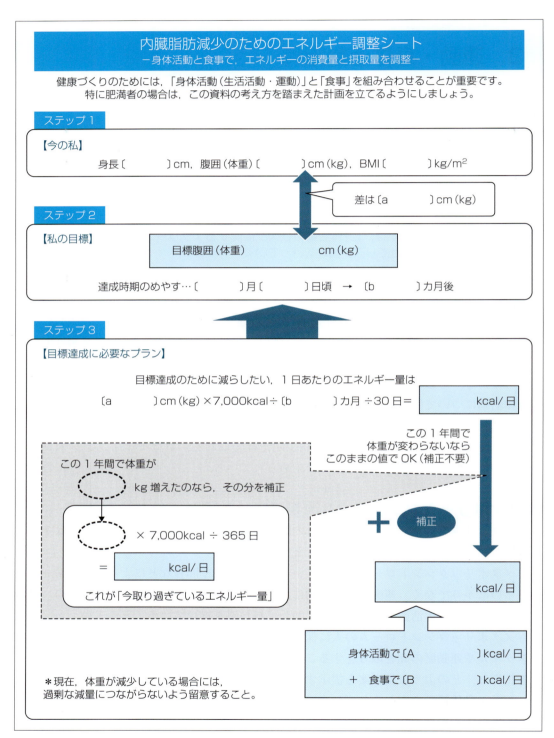

図1　内臓脂肪減少のためのエネルギー調整シート（健康づくりのための身体活動基準2013より引用）

表1 血糖・血圧・脂質に関する健診結果と運動・身体活動の基準（健康づくりのための身体活動基準2013より引用）

血糖・血圧・脂質に関する状況		身体活動（生活活動・運動）※1		運動		体力（うち全身持久力）
健診結果が基準範囲内	65歳以上	強度を問わず，身体活動を毎日40分（＝10メッツ・時/週）	今より少しでも増やす（たとえば10分多く歩く）※4	―	運動習慣をもつようにする（30分以上・週2日以上）※4	―
	18～64歳	3メッツ以上の強度の身体活動※2を毎日60分（＝23メッツ・時/週）		3メッツ以上の強度の運動※3を毎日60分（＝4メッツ・時/週）		性・年代別に示した強度での運動を約3分間継続可能
	18歳未満	―		―		―
血糖・血圧・脂質のいずれかが保健指導レベルの者		医療機関にかかっておらず，「身体活動のリスクに関するスクリーニングシート」でリスクがないことを確認できれば，対象者が運動開始前・実施中に自ら体調確認ができるよう支援したうえで，保健指導の一環としての運動指導を積極的に行う．				
リスク重複者又はすぐ受診を要する者		生活習慣病患者が積極的に運動をする際には，安全面での配慮がよりとくに重要になるので，まずかかりつけの医師に相談する．				

※1「身体活動」は，「生活活動」と「運動」に分けられる．このうち，生活活動とは，日常生活における労働，家事，通勤・通学などの身体活動を指す．また，運動とは，スポーツなどの，とくに体力の維持・向上を目的として計画的・意図的に実施し，継続性のある身体活動を指す．
※2「3メッツ以上の強度の身体活動」とは，歩行またはそれと同等以上の身体活動．
※3「3メッツ以上の強度の運動」とは，息が弾み汗をかく程度の運動．
※4 年齢別の基準とは別に，世代共通の方向性として示したもの．

　減量目標を立て，1日あたりに減らすエネルギー量を食事と運動で分担する．月に1kgの減量目標を立てた場合，1日あたり約230kcalのマイナスバランスとすることになり，そのうち半分を運動で担うことにすると，体重60kgの人で約1時間の歩行をすることになる．

C 「健康づくりのための身体活動基準2013」と「アクティブガイド」

　「健康づくりのための身体活動基準2013」では，身体活動の増加の重要性が強調された．表1は，血糖・血圧・脂質に関する健診結果と運動・身体活動の基準を示している．身体活動は生活活動と運動に分けられ，このうち生活活動とは日常生活における労働，家事，通勤・通学などの身体活動を指し，単に運動を勧めるということではなく，この生活活動を増やしていくことが運動習慣のない人にとって受け入れやすいと思われる．

　運動・身体活動の強度はメッツという単位で表されてきたが，この単位は十分に活用されてきたとは言い難く，もう少し平易な表現が求められていた．そこで「3メッツ以上の強度の身体活動」を「歩行またはそれと同等以上の身体活動」，「3メッツ以上の強調の運動」を「息が弾み，汗をかく程度の運動」とされている．

　メタボリックシンドロームの人では，30～60分の運動を週3日以上（強度が3～6メッツの運動を10メッツ・時/週）行うことが推奨されている．

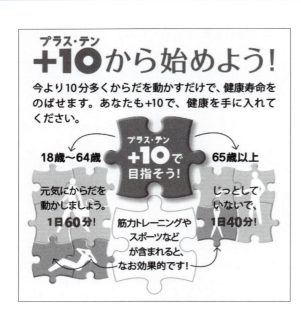

図2　運動・身体活動推進のためのスローガン
（アクティブガイドより引用）

　また，「健康づくりのための身体活動指針（アクティブガイド）」では，「＋10（プラス・テン）：今より10分多く身体を動かそう」ということが強調されている（図2）．これは国民全体の歩数がほぼすべての世代で減少しており，健康日本21（第二次）において歩数の増加（1日あたり1,000～1,500歩）が目標になっていることにも関連がある．今より毎日10分長く歩くなど「＋10」の長期的効果はエビデンスに基づいて示されており，死亡，生活習慣病などの発症，がん発症，ロコモティブシンドロームや認知症の発症リスクをそれぞれ2.8％，3.6％，3.2％，8.8％減らすことが分かっている．

D 65歳以上の高齢者への運動・身体活動指導

　高齢者の健康づくりに大切なのは，運動器の機能を維持し，ロコモティブシンドロームなどの予防を行うことである．それには，横になったままや座ったままでなければどんな動きでもよいので，強度を問わず身体活動を毎日40分行うことが基準として示されている．

　メタボリックシンドロームは認知症と関連していることが明らかとなっており，さらに身体活動量や運動習慣は，身の回りの環境や人とのつながりに影響していることもあり，認知症の予防につながっていると考えられている．

　高齢者のみならず安全に身体活動・運動を実践するためには，健診データを参考にし，血糖，血圧，脂質などの動脈硬化危険因子の有無を考慮したうえで運動指導実施を検討する．対象者には「身体活動のリスクに関するスクリーニングシート」や「運動開始前のセルフチェックリスト」などを用い，事前に評価をしていく．足腰の痛みがある場合などの配慮や運動時の服装などについても言及し，無理をしないことをしっかりと伝えていくことも保健指導の一環である．

（新　智文）

4. 食事・栄養指導の実際

ポイント

- 食事指導の基本は腹八分目とする．食品の種類はできるだけ多くする．塩分・脂肪は控えめにし，食物繊維を多く含む食品をとる．朝食，昼食，夕食を規則正しくとる．ゆっくりよく噛んで食べる．
- エネルギー摂取量を適正化して標準体重を維持する．
- 人間ドックで見つかる生活習慣病関連の異常では，脂質異常症，肝機能異常，肥満，耐糖能異常・糖尿病，高血圧，高尿酸血症・痛風，慢性腎臓病などが多い．各疾患別に栄養指導が行われる．

　食事指導の基本は腹八分目とする．食品の種類はできるだけ多くする．塩分・脂肪は控えめにし，食物繊維を多く含む食品をとる．朝食，昼食，夕食を規則正しくとる．ゆっくりよく噛んで食べる．エネルギー摂取量を適正化して標準体重を維持する．

　人間ドックで見つかる生活習慣病関連の異常では，脂質異常症，肝機能異常，肥満，耐糖能異常・糖尿病，高血圧などが多い[1]．そのほかに，高尿酸血症・痛風，慢性腎臓病（CKD）もよくみられる．したがって，人間ドックの後には，これらの疾患に対する栄養指導が行われることが多い．以下，各疾患別の栄養指導について説明する[2]．

A 高血圧

　高血圧の栄養指導としては，食塩制限6g/日未満である．平成26年「国民健康・栄養調査」の結果では，日本人の成人における平均食塩摂取量は10.0g/日であり，男性10.9g/日，女性9.2g/日である．

　日本人の食塩摂取量に最も寄与しているのは醤油であり，ついで漬物，味噌汁，干物などの食塩を多く含む魚，ラーメンなどの汁に多い．

1. 減塩指導の実際[2]

- 塩味の薄い食事に慣れる．
- 材料のうま味を生かした料理にする．
- 漬け物，佃煮，梅干をできるだけ食べない．
- 味噌汁など汁物は味を薄くし，量を減らす．
- 麺類を食べるときは，汁は残す．
- 醤油やソースは，かけて食べるより，小皿に少しとって，つけて食べる．
- 醤油をだし汁で薄めて使う．
- 減塩醤油，減塩ソース，減塩味噌など減塩食品を利用する．
- 味の付いているものに食卓塩や醤油をかけない．
- とうがらしやコショウ，カレー粉などの香辛料を利用する．

表1　脂質異常症の栄養指導（文献3より引用）

1. 伝統的な日本食は動脈硬化性疾患の予防に有効である．
2. 過食を抑え，標準体重を維持する．
3. 肉の脂身，乳製品，卵黄の摂取を抑え，魚類，大豆製品の摂取を増やす．
4. 野菜，果物，未精製穀類，海藻の摂取を増やす．
5. 食塩を多く含む食品の摂取を控える．
6. アルコールの過剰摂取を控える．
7. 食習慣・食行動を修正する．
8. 食品と薬物の相互作用に注意する．

- レモン，ゆず，だいだいなどのかんきつ類や酢の酸味を利用する．
- しそ，みょうが，ハーブなど香りのある野菜，海苔，かつお節などの風味を利用する．
- 揚げ物，油炒めなど，油の味を利用して食べる．ただし，糖尿病の場合は油脂の使用量に注意する．
- 加工食品（ハム，ソーセージ，ベーコンなど）や練り製品（かまぼこ，はんぺんなど）を少量にする．
- 酒の肴は少量にする．
- 外食では一品料理や麺類より定食を選び，漬物，汁などを残す．
- すき焼きをみず炊き，しゃぶしゃぶなどにかえる．
- すし飯，味つけご飯，丼物を控える．
- インスタント食品を控える．

B 脂質異常症

脂質異常症の食事療法を表1[3)]に示す．

1. 栄養指導の実際[2)]

- エネルギー摂取量を適正化して標準体重（(身長(m))^2×22）を維持する．肥満の解消には，エネルギー摂取量(kcal)は，標準体重(kg)×25〜30(kcal)を目指すが，まずは現状から250 kcal程度を減じることから始める．肥満の場合は，まず5％の体重減少を目標とする．
- エネルギー栄養素の配分は，脂肪エネルギー比を20〜25％，炭水化物エネルギー比を50〜60％とする．
- 脂質のうち飽和脂肪酸のエネルギー比は4.5〜7％に制限し，n-3系多価不飽和脂肪酸を多く摂取する．トランス脂肪酸の摂取を控える．
- 食物繊維は，コレステロールの吸収を抑制する作用があり，1日25g以上摂取する．
- 大豆・大豆製品，野菜，果物を十分にとる．
- 食塩の摂取は6g/日未満を目標にする．減塩により高血圧の発症・進展が予防・改善される．
- アルコール（エタノール）は1日25mL以下とする．
- 就寝前の飲食，朝食の欠食，早食い，ながら食い，食べ過ぎなどの不適切な食習慣・

食行動を是正する．

C 肥満・メタボリックシンドローム

　肥満者に対しては，エネルギーの収支バランスをマイナスにすることにより，体重を減らし，腹囲の減少，血液検査値の改善や血圧降下作用もみられる[2]．

　体重を3％以上減少させるだけでも，血圧低下，脂質（HDL-コレステロール，トリグリセリド），空腹時血糖値の改善がみられたとの報告がある．

　腹囲1cmを減らすことは，ほぼ体重1kgを減らすのに相当し，約7,000kcalのエネルギー消費に相当する．たとえば，0.5kgの減量を1ヵ月で行う場合，1ヵ月で0.5kg×7,000kcal（＝3,500kcal）のエネルギーを減少させる，つまり，1日約120kcalのエネルギーを減らすことが必要である．このエネルギーの減少は，エネルギー摂取量を減らすか，運動によってエネルギーを消費する必要がある．

D 耐糖能異常・糖尿病

　1日3食の規則正しい食事習慣で，適正なエネルギー量を摂取する[2]．適正なエネルギー摂取量とは，軽労働では25〜30kcal/kg標準体重/日，普通労働では，30〜35kcal/kg標準体重/日，重労働では，35〜kcal/kg標準体重/日である．

　適正なエネルギー摂取量内で炭水化物，タンパク質，脂質のバランスをとり，ビタミン，ミネラルを適量含む食品構成とする．

　炭水化物はエネルギー摂取量の50〜60％をとり，タンパク質は1.0〜1.2g/標準体重kg/日，脂質はエネルギー摂取量の25％以下とする．

　野菜を先に食べることで食後血糖の上昇を抑制することができる．

E 高尿酸血症・痛風

　尿酸はプリン体の最終代謝産物であるので，プリン体の過剰摂取により高尿酸血症をきたしやすい．

　肉類・魚介類，フルクトース，ソフトドリンク，アルコールの過剰摂取は避ける[2]．同じアルコール量であれば，ビールが最も尿酸値を上昇させやすい．乳製品やコーヒーは尿酸値を低下させる．

　適切なエネルギー摂取，飲酒制限，プリン体・フルクトースの摂取制限，運動療法により，適正体重を維持することが重要である．

F 肝機能異常

　肝機能異常の原因が過剰飲酒であれば禁酒とする．脂肪肝，非アルコール性脂肪肝炎（NASH）では肥満であることが多いので，エネルギー摂取制限および運動療法による減量が有効である[2]．

　適正飲酒量はアルコール量として，男性は25mL/日（日本酒1合）以下，女性は15mL/日以下である．

G 慢性腎臓病（CKD）

CKDの食事指導としては，腎機能ステージに応じて，①減塩，②タンパク質制限，③十分なエネルギー摂取，④カリウム制限などを行う[2,4]．食塩摂取量の基本は6g/日未満である．

CKDステージG1〜G2（GFR 60mL/分/1.73m^{2}以上）では，タンパク質摂取は過剰にならないように注意する．ステージG3（GFR 30〜59mL/分/1.73m^2）では，0.8〜1.0g/kg標準体重/日のタンパク質摂取を推奨する．ステージG4〜G5（GFR 30mL/分/1.73m^{2}未満）では，タンパク質摂取を0.6〜0.8g/kg標準体重/日に制限することにより，腎代替療法（透析，腎移植）の導入が延長できる可能性があるが，実施にあたっては十分なエネルギー（25〜35kcal/kg標準体重/日）摂取量確保と，医師および管理栄養士による管理が不可欠である．

エネルギー摂取量は，性別，年齢，身体活動レベルで調整するが，25〜35kcal/kg標準体重/日が推奨される．肥満症例では体重に応じて20〜25kcal/kg標準体重/日を指導してもよい．

高カリウム血症があれば，カリウム摂取を1,500mg/日以内に制限する．

文献

1) 日本人間ドック学会，編：2014年人間ドックの現況，2015
2) 丹羽利充，編：臨床栄養実践ガイド，中外医学社，2014
3) 日本動脈硬化学会，編：動脈硬化性疾患予防のための脂質異常症治療ガイド2013年版，日本動脈硬化学会，2013
4) 日本腎臓学会：慢性腎臓病に対する食事療法基準2014年版．日腎会誌 56：553-599，2014

（丹羽利充）

5. 飲酒制限と禁煙の勧奨・支援

ポイント

- 健康日本21の目標に，生活習慣病のリスクを高める量を飲酒している者の割合の減少と成人の喫煙率の減少が挙げられた．
- 飲酒については，アルコール体質を踏まえた指導が行える環境が整ってきた．
- 喫煙については，禁煙したい人がやめられる環境をさらに整える必要がある．

A 健康日本21

健康日本21は，21世紀において日本に住む一人ひとりの健康を実現するための，新しい考え方による国民健康づくり運動である．平成25年度から34年度まで，第二次健康日本21が実施されている．健康日本21の最も基本となるのが生活習慣の改善であり，飲酒については，①生活習慣病のリスクを高める量を飲酒している者（1日あたりの純アルコール摂取量が男性40g以上，女性20g以上）の割合の減少，②未成年者の飲酒をなくす，③妊娠中の飲酒をなくす，の3点で，①については，平成22年の男性15.3％，女性7.5％を平成34年には男性13％，女性6.4％にする目標を立てている．喫煙については，①成人の喫煙率の減少（やめたい者がやめる），②未成年者の喫煙をなくす，③妊娠中の喫煙をなくす，④受動喫煙の機会を有する者の割合の減少，の4点で，①については平成22年の19.5％を平成34年には12％にする目標を立てている．

B 飲酒制限の勧奨・支援

体内に入ったアルコールは，胃や小腸で吸収されて肝臓へ送られる．まず，アルコール脱水素酵素（ADH1B）の作用によってアセトアルデヒドに分解される．アセトアルデヒドはアルデヒド脱水素酵素（ALDH2）の作用で酢酸となり，血液によって全身に流れて筋肉や脂肪組織などで水と二酸化炭素に分解されて体外に排出される．これらのアルコール代謝酵素の活性には個人差があり，その強弱は遺伝子の一部の違いによって決められる．アルコール代謝の2つの酵素ADH1BとALDH2の働きの強弱により，大きく5つのタイプに分けることができる（表1）．アセトアルデヒドには強い発がん性があり，ALDH2の働きが弱い人（C・Dタイプ）は要注意である．また，たばこの有害物質であるタールに含まれる発がん物質はアルコールに溶けやすい性質があり，その発がんリスクは喫煙だけの場合と比べて40倍以上にもなるといわれている．食道がんのリスクでみると，Cタイプでビール350mL缶×週7日より多い飲酒量かつ喫煙していた場合，Bタイプで非喫煙かつ少量飲酒の場合の189.3倍になると報告[1]されている（表2）．近年，唾液による遺伝子検査によりアルコールに対する代謝の能力を5つのタイプに分ける方法が市場に出回るようになり，人間ドックでも実施されるようになってきた[2,3]．アル

表1 アルコール体質の5つのタイプと遺伝子型（国立病院機構久里浜医療センター横山顕氏による分類）

アルコール体質タイプ（日本人の割合）	アルコール分解遺伝子 ADH1B	アルデヒド分解遺伝子 ALDH2	体質の特徴
A（3%）	低活性（*1/*1）	活性（*1/*1）	《翌日お酒が残りやすく，アルコール依存症に最もなりやすいタイプ》お酒を飲んでも赤くなるなどの不快な反応が一番出にくく，大酒飲みに最もなりやすいタイプ．飲み過ぎると翌朝までアルコールが残るので，早朝の車の運転や仕事に注意！ アルコール→遅→アセトアルデヒド→速→酢酸
B（51%）	活性（*1/*2）／高活性（*2/*2）	活性（*1/*1）	《お酒好きになりやすいタイプ》お酒を飲んでも赤くなるなどの不快な反応が出にくく，お酒好きになりやすいタイプ．アルコールの分解が速いので，その分肝臓への負担が大きい．節度ある飲酒を！ アルコール→速→アセトアルデヒド→速→酢酸
C（2%）	低活性（*1/*1）	低活性（*1/*2）	《お酒に弱いのに顔に出にくく，飲酒で食道がんに最もなりやすいタイプ》アセトアルデヒドが体にたまるのに，顔が赤くなるなど不快な反応が弱いので，お酒に強いと勘違いしやすいタイプ．飲み過ぎると翌朝までアルコールが残る．たくさん飲む人は**咽頭がんや食道がんになる危険性が最も高い**ので，定期的な検査を！ アルコール→遅→アセトアルデヒド→遅→酢酸
D（38%）	活性（*1/*2）／高活性（*2/*2）	低活性（*1/*2）	《お酒に弱くすぐ顔が赤くなるタイプ》少量のお酒でアセトアルデヒドがたまり，すぐ顔が赤くなり不快な反応が出るお酒に弱いタイプ．不快な反応に慣れてくるとお酒が飲めるようになるが，たくさん飲むと**咽頭がんや食道がんになる危険性が高い**ので，飲み過ぎに注意！ アルコール→速→アセトアルデヒド→遅→酢酸
E（6%）	低活性（*1/*1）／活性（*1/*2）／高活性（*2/*2）	不活性（*2/*2）	《お酒がまったく飲めないタイプ》アセトアルデヒドが分解できず，ごく少量のお酒でまっ赤になり不快な反応がとても強く出るお酒がまったく飲めないタイプ．このタイプの人にはお酒は毒です．無理して飲まないように！まわりの人も飲ませないように！ アルコール→アセトアルデヒド→✕→酢酸

※日本人の頻度は武庫川女子大2,569人のデータより算出

表2 アルコール体質と食道がんのリスク

アルコール体質	0-96.5g純アルコール/週		*≧96.5g純アルコール/週	
	非喫煙	喫煙	非喫煙	喫煙
A	1.9	3.3	6.9	12.4
B	1	1.8	1.9	3.4
C	6.8	23.1	55.7	189.3
D	1.7	5.7	7.0	23.7

*≧96.5g純アルコール/週：ビールなら350mL缶×週7日より多い飲酒量

表3 タバコ依存度テスト

1. 自分が吸うつもりよりも，ずっと多くタバコを吸ってしまうことがありましたか （はい・いいえ）	6. 重い病気にかかって，タバコはよくないと分かっているのに吸うことがありましたか （はい・いいえ）
2. 禁煙や本数を減らそうと試みてできなかったことがありましたか （はい・いいえ）	7. タバコのために健康問題が起きていると分かっていても吸うことがありましたか （はい・いいえ）
3. 禁煙したり本数を減らそうとしたときに，タバコが欲しくてたまらなくなることがありましたか （はい・いいえ）	8. タバコのために精神的問題が起きていると分かっていても吸うことがありましたか （はい・いいえ）
4. 禁煙したり本数を減らそうとしたときに，次のどれかがありましたか（イライラ，神経質，落ち着かない，集中しにくい，ゆううつ，頭痛，眠気，胃のむかつき，脈が遅い，手のふるえ，食欲または体重増加） （はい・いいえ）	9. 自分はタバコに依存している，と感じることがありましたか （はい・いいえ）
5. 上の症状を消すために，またタバコを吸い始めることがありましたか （はい・いいえ）	10. タバコを吸えないような仕事や付き合いを避けることがありましたか （はい・いいえ）
	＜はい＞の数 _____ 点
	合計5点以上だと，ニコチン依存症と判定

デヒド脱水素酵素には，細胞質に局在するALDH1とミトコンドリア内に局在するALDH2が知られているが，日本人の40％強はALDH2活性が欠如しており，100％近くが正常である黒人や白人と大きな差異がみられる．ALDH2と並んでミトコンドリア内ALDH1B1が膵β細胞の発達や機能に不可欠であると報告[4]され，日本人におけるインスリン分泌能力の低さとの関連でも注目されている．

C 禁煙の勧奨・支援

情報提供が重要である．たばこは，肺がんをはじめとして喉頭がん，口腔・咽頭がん，食道がん，胃がん，膀胱がん，腎盂・尿管がん，膵がんなど多くのがんや，虚血性心疾患，脳血管疾患，慢性閉塞性肺疾患，歯周疾患など多くの疾患，低出生体重児や流・早産など妊娠に関連した異常の危険因子であること，さらに，本人の喫煙のみならず，周囲の喫煙者のたばこ煙による受動喫煙も，肺がんや虚血性心疾患，呼吸器疾患，乳幼児突然死症候群などの危険因子であることを繰り返し伝えるべきである．また，たばこに含まれるニコチンには依存性があり，自分の意志だけでは，やめたくてもやめられないことが多いため，禁煙外来を勧めることも時には必要である．①禁煙をすぐに（1ヵ月以内）始める気持ちがあり，②積算喫煙指数（1日の本数×喫煙年数）が200以上で，③ニコチン依存症（表3で5点以上）と判定されれば，④治療開始同意書の署名を経て，（健康保険などで禁煙治療が受けられる医療機関において）健康保険適用の禁煙補助薬を使うことが可能である．なお，2016年4月より，35歳未満では②の要件がなくなった．また，過去に健康保険などで禁煙治療を受けたことのある場合，前回の治療の初回診察日から1年経過しないうちは自由診療となる．

文献

1) Cui, R., et al：Functional variants in ADH1B and ALDH2 coupled with alcohol and smoking synergistically enhance esophageal cancer risk. Gastroenterology **137**：1768-1775, 2009
2) 髙橋英孝, 他：アルコール体質検査と生活習慣病との関連（飲酒とインスリン分泌能）. 日本成人病（生活習慣病）学会会誌 43：69, 2017
3) 山森藍子, 他：アルコール体質検査と生活習慣. 日本成人病（生活習慣病）学会会誌 43：70, 2017
4) Anastasiou, V., et al：Aldehyde dehydrogenase activity is necessary for beta cell development and functionality in mice. Diabetologia **59**：139-150, 2016

〔髙橋英孝〕

6. 生活習慣指導にどう年齢を考慮するか

ポイント

- 後期高齢者には，ライフスタイルやQOLに配慮した指導が必要である．
- 認知症を発症しないためには，バランスのとれた食生活と適度な運動を指導する．
- 骨折予防，骨粗鬆症，ロコモ，サルコペニアの予防を視野に入れ指導する．
- 治療中の疾患や投薬の状況に注意を払う．

A 高齢者の生活習慣指導

　高齢化に伴い，人間ドック受診者の年齢も上昇しつつある．「高齢者の基準値」については意見もあるが，前期高齢者では一般成人と同様に生活習慣病の予防指導をすべきということに異論はない．退職後の生活様式の変化に伴う活動量低下，食生活の変化に由来する高齢肥満を念頭に置いた指導が必要である．

　後期高齢者の受診者の増加は健康志向の表れではあるが，個体差が大きく，各種疾患の治療効果のエビデンスも十分ではないことから，個々のライフスタイルやQOLに配慮した指導が必要となる．

　厚生労働省による特定保健指導[1]では，後期高齢者については40～74歳と同様に一律に行動変容のための指導を行うのではなく，本人の求めに応じて，健康相談，指導の機会を提供できる体制が確保されていることが重要とされている．しかしながら，75歳を区切りに急に指導内容を変えるのは受診者の混乱を招きかねないため，個々の状況に応じて段階的に対応する．

　高齢になるほど通院，内服中であることが多く，複数の診療科・多種の投薬を受ける可能性も高い．外来各科での短時間の診療では十分な生活指導も難しく，ドックの面接は総合的な生活指導を提供できる良い機会である．単に主治医に相談するよう指示するだけでなく，総合診療科的な生活指導も必要である．基準値からの逸脱がある場合には，投薬状況などにも注意を払う．

　特定健康診査を受け続けていても，なかなか生活習慣が改善できない高齢者については，アプローチの仕方にも工夫が必要である．健康志向の高齢者は，人生を全うするまでできるだけ他人の面倒になりたくないという気持ちが強い．将来重度の要介護にならないようにするために，認知症と転倒骨折予防の指導が効果的と思われる．

B 認知症

　アルツハイマー病の発症には，遺伝的要因や加齢のほかに，生活習慣病（高血圧，糖尿病，脂質異常症など）も重要な因子となっている．とくに中壮年期の生活習慣病は，アルツハイマー病の発症に深く関与するという報告が多い．食生活や日常の生活習慣

(運動や睡眠不足，飲酒，喫煙)の改善を指導する．

また，物忘れを訴える人に認知症自己診断ツール[2])や認知症テストを取り入れることは有用であるが，単に不安をあおる結果にならないように注意する．夫婦で面接を受ける場合には，配偶者からの情報が大事である．

C 骨折・骨粗鬆症予防

骨折リスクには，加齢，既存骨折，飲酒，喫煙，ステロイドの使用，運動不足，易転倒性などに加え，骨粗鬆症も独立した危険因子である．

食事や運動，飲酒，喫煙などの生活習慣が骨粗鬆症に影響を及ぼすことから，これらについて総合的に指導することが望ましい．食事と運動については，ビタミンDや蛋白質の豊富な食事を勧め，日光下の運動を推奨する．Ⅱ型糖尿病では，骨密度は維持されていても骨質が劣化しているため，骨折しやすいので注意を要する．

骨折リスクの評価方法としてWHOが開発した12個の質問から構成されるFRAX®（フラックス）[3])は，骨粗鬆症の有無そのものを判断するツールではないが，10年後の骨折リスクを判定する．簡易に判定でき，閉経後で骨粗鬆症から骨折を心配される受診者に勧められる．

D 運動機能低下対策（ロコモ，サルコペニア）

運動器障害による移動機能の低下した状態を「ロコモティブシンドローム」（以下，ロコモ）といい，握力，歩行速度，筋肉量の低下を「サルコペニア」という．いずれも歩行障害や転倒から骨折と，要支援および要介護状態のきっかけとなり得るため，予防指導は非常に重要である．

ロコモでは運動機能低下が徐々に進行することが多く，以下に記した自己チェックのための「7項目ロコモーションチェック（ロコチェック）」[4])が推奨されている．①片脚で靴下がはけない，②家の中でつまずいたり，滑ったりする，③階段を上るのに手すりが必要，④家のやや重い仕事（布団の上げ下ろし）が困難である，⑤2kg程度の買い物をして持ち帰るのが困難，⑥15分くらい続けて歩けない，⑦横断歩道を青信号で渡りきれない．このうち，1つでも該当すればロコモの可能性がある．該当者はロコモの危険度を判定する「ロコモ度テスト」，①下肢筋力判定「立ち上がりテスト」，②歩幅「2ステップテスト」，③身体状態，生活状況を評価する「ロコモ25」を行い，年齢平均値と比較し，年齢相応の移動能力を維持しているかを判定する．ロコモを予防するためには，運動習慣の指導を行うことが必要不可欠である．

また，近年サルコペニア肥満が指摘されている．生活習慣病との関連が強く，体重や体型が変わらない場合があるため気づきにくく，高齢者に多い病態である．誤ったダイエットにより筋肉が減少することがあり，サルコペニア肥満には注意を要する．

バランスのとれた食事と蛋白質を摂取することは，ロコモ，サルコペニア，骨粗鬆症の予防に必要であり，推奨される．ただし，高齢者の慢性腎臓病（CKD）には腎機能障害進行抑制のため，蛋白質制限が推奨されるので注意を要する．

このように高齢者の指導では相反する状況を考慮する必要もあり，治療中の疾患や投薬など，種々の要因に配慮することが重要である．

文献

1) 厚生労働省健康局：後期高齢者に対する健診・保健指導の在り方．標準的な健診・保健指導プログラム（確定版），p.40, 2007
2) 一般財団法人認知症予防協会：認知症自己診断テスト
　　test.ninchishouyobou-k.com/
3) FRAX®（フラックス）WHO骨折リスク評価ツール
　　https://www.shef.ac.uk/FRAX/tool.jsp?lang=jp
4) 公益財団法人日本整形外科学会　ロコチェック
　　https://locomo-joa.jp/check/lococheck/

〔土屋　敦〕

7. ストレスに対する指導

> **ポイント**
> - ストレス状況について定期的にチェックを行い，受診者にその結果を通知して自らのストレス状況について気付きを促すことで，個人のメンタル不調のリスクを低減させる．
> - さらに，メンタル不調のリスクが高い者を早期に発見して，医療職による面接指導につなげれば，対象者のメンタル不調を未然に防ぐことが可能になる．

A 指導の要点

　ストレスに対する指導とは，日常生活で不安を抱いている人に対して，悩みや不満を打ち明けることができる場を提供し，的確な助言によって不安を解消させることである．そのために医療職は，相手の心理的な抵抗を和らげ，気軽に相談できる雰囲気作りから始める．

　決まりきったマニュアル通りだけの対応では指導の効果は限定されるため，対象者の個性や持ち味を知るよう求められる．性格や生活習慣，ストレス対処法の有無，職場や暮らしている場，支援ネットワークの有無などを浮き彫りにして，対象者を総合的に理解すれば指導の効果は高まる．

　指導では，自らの問題を解決しようとする人の自助努力を支えることが基本である．指導を受ける人の「自己決定」を大切にしたい．

　なお，指導で守るべき点として，個人情報の管理が挙げられる．対象者の秘密の厳守，プライバシーの保護，基本的人権の尊重などには，十分な配慮が求められる．

B 指導する者のあるべき姿勢

　指導する医療職は，対象者の主体性を損なわない範囲で支える態度を保つとよい．したがって，対象者の内面を積極的に聴き，無意識の世界を深く掘り起こし，新しい自分を見つけ出させようと試みる精神分析的な接近は行わない．高ストレス状態に陥っている人は，不眠や食欲不振，不安，緊張，うつ気分などのため心身のエネルギーが低く，新しい自分に変わるように勧められても，応じる余裕や気力がないからである．寄りそう姿勢が欠かせない．

　心身が消耗した状態では，恨みやひがみ，ねたみ，そねみなどが浮上する場合もある．ところが休息が得られるにつれて，屈折した思いはおのずと消えていく．この流れは干潮で現れていた岩礁が，満潮を迎えると海面下に隠れるのと似ている．

　すなわち，心のゆらぎを直ちに治そうと指導を焦ることは避けたい．見守り，時を待つことが重要である．目先のことで混乱しないような生き方を体得するように勧め，負担を軽くする指導や指示が役に立つ．面接の場で受け入れられ，大切にされている実感

表1　職場のストレスを高める要因

1. 要求度が高い：質が高いうえに，あまりに多くの仕事を行わなくてはならない．
2. 裁量権が低い：業務の段取りを自分では決められない．
3. 同僚や上司から仕事でのサポートが少ない：孤立無援の状況に置かれる．

表2　不健康な思考パターン

1. 白か黒かという両極端な考え方：「100点でなければ，0点と同じだ」
2. 良い面を見ないで過少評価をする：「私の仕事は細部にこだわり，効率が悪い」
3. 一部を見て全体を語る：「こんな小さなミスを犯すのだから，全体では失敗だらけだ」
4. 悪いことはすべて自分の責任と決めつける：「電信柱が高いのも郵便ポストが赤いのも，みんな私が悪い」

などを体験できれば，疲れ果てていた対象者は，やがて自分を大切にする気持ちや意欲，活力を取り戻し，生活機能を立て直していく．

C 指導の手順

自身のストレスが高く，疲れ果てていると認識した対象者に，日々の生き方を振り返るよう指導すると，ストレスに関する気付きの3要点が浮かび上がる．

①**ストレス状態を起こしたストレッサーとは何か，その程度はどのくらいかに気付く**

まず，職場のストレスを高める要因を**表1**に示した．職場での要求が高い場合，そのストレッサーを軽減させるのは，上司からのサポートや仕事のコントロール度の高さである．とりわけ上司からのサポートがあれば，たとえ高ストレス状態であっても自信と意欲を回復させ，困難を乗り越え，元気になっていく．また，職場以外のストレッサー（親の介護や子どもの養育，家族関係，経済問題など）を受けている場合も少なくない．

②**なぜそれがストレッサーとなったか，その背景となる自分の姿勢や信念を振り返る**

個人の要因（性格や価値観，思考パターン，体調など）もメンタル不調に影響を及ぼすことがある．不健康な思考パターンの例を**表2**で紹介した．ぎこちない思考に気付いたら，修正を促すとよい．

③**ストレッサーに対して適切に対処できているかを見直し，より適切な対処法に取り組む**

もし，自分だけでは対処しきれないストレッサーであれば，周囲の人たちと力を合わせ，より良い解決の糸口を見いだしたい．また，日頃からストレスを解消できるように，趣味や生きがいをもつよう勧めるとよい．軽いスポーツやダンス，登山，散歩，カラオケなどは，緊張を解放する．自宅であれば，好きな音楽を聴く，絵画，入浴，体操，アロマテラピー，瞑想などもある．これらは日常のわずらわしさを忘れさせ，人がもともともっている自己治癒力を高めて，心身の乱れを整える効果がある．

D 無理のない生き方を模索する

上記の3要点を確認したあとは，より安心して暮らすための生き方を探し始めるよう

表3　生きるうえでの気付き

1. 職場で自分を見失わないためには？：素直に自分の意見を主張しよう．
2. 社会のなかの企業人としてあるべき姿は？：研鑽に励み，責任感をもち続けよう．
3. 私生活を犠牲にし，残業を美徳としていないか？：職場に殉じず，人間らしい生活を送ろう．
4. 本当の自分を見いだすには？：もう一人の自分を育てよう．個人の生き甲斐をもとう．

促したい．職場や生活で向上を望んでいれば，医療職の問いかけによって，**表3**に示したような生きるうえでの気付きに進むこともできる．こうして対象者は適切な指導によって，ゆとりある人生を送ろうと決意するなど，大きな展開を得る．

(渡辺　登)

8. フォローアップをより効果的に行うには

> **ポイント**
> - 人間ドック健診の目的は，疾病の早期発見のみならず，保健指導や経過観察などを行うことによって疾病の予防，改善，さらに健康増進を図ることである．
> - 人間ドック健診のフォローアップは，人間ドック判定区分[2)]の判定区分Cを中心に行う．
> - フォローアップに際しては，人間ドック受診時の保健指導が不可欠である．
> - 保健指導のポイントは，受診者のセルフマネジメントをサポートすることであり，本人の生活習慣改善へ向けての「やる気」を引き出すことである．

A はじめに

　人間ドック健診の目的は，各種検査を行うことにより，自覚症状が顕在化していない段階での疾病の早期発見のみならず，保健指導や受診勧奨，経過観察などを行うことによって疾病の予防，改善，さらに健康増進を図ることである．すなわち，健康寿命の延伸が究極の目的である．

　しかしながら，人間ドック健診統計調査委員会による「人間ドック全国集計成績報告」[1)]によると，生活習慣病関連項目における異常頻度は年々増加傾向にある（図1）．

　検査結果に問題点があれば，問題解決に向かって健康行動を適切に行うよう健診施設としてサポートする必要がある．したがって受診者に対して，次回の健診までの間に，なんらかの手段をもってフォローアップを行わなければならない．

　本稿では，人間ドック健診後のフォローアップの実務について解説する．

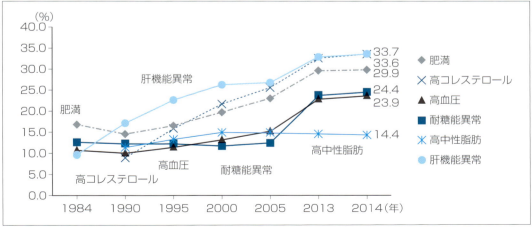

図1　生活習慣病関連項目の異常頻度の年別比較（文献1より引用）

表1 人間ドック判定区分（2016年4月1日改定）（文献2より引用，一部抜粋）

項目			A（異常なし）	B（軽度異常）	C（要経過観察・生活改善）	D（要医療）	E（治療中）
体格指数（BMI）	kg/m²		18.5-24.9		-18.4, 25.0-		
腹囲	cm	男性	-84.9		85.0-		
		女性	-89.9		90.0-		
血圧（2回測定：平均値）	mmHg	収縮期	-129	130-139	140-159	160-	
		拡張期	-84	85-89	90-99	100-	
総コレステロール	mg/dL		140-199	200-219	220-259	-139, 260-	
HDL-コレステロール	mg/dL		40-119		30-39	-29, 120-	
LDL-コレステロール	mg/dL		60-119	120-139	140-179	-59, 180-	
中性脂肪	mg/dL		30-149	150-199	200-399	-29, 400-	
AST（GOT）	U/L		0-30	31-35	36-50	51-	
ALT（GPT）	U/L		0-30	31-40	41-50	51-	
γ-GT（γ-GTP）	U/L		0-50	51-80	81-100	101-	
FPG（血漿）空腹時血糖 HbA1c（NGSP）	mg/dL %		FPG：-99かつHbA1c：-5.5	1) FPG：100-109かつHbA1c：-5.9 2) FPG：-99かつHbA1c：5.6-5.9 1), 2)のいずれかのもの	1) FPG：110-125 2) HbA1c：6.0-6.4 3) FPG：126-かつHbA1c：-6.4 4) FPG：-125かつHbA1c：6.5- 1)~4)のいずれかのもの	FPG：126-かつHbA1c：6.5-	

B フォローアップの実務

1. 対象

　人間ドック健診のフォローアップについては，人間ドック判定区分[2)]の判定区分Cが対象となる（表1）．

　筆者の所属する牧田総合病院人間ドック健診センター（以下，当センター）では，生活習慣病関連項目を中心に判定区分Cの対象者には当日保健指導を行い，経過観察としている．

2. フォローアップまでの期間

　フォローアップの期間の設定は，異常項目の重要性や内容により異なるが，再評価までの期間は概ね3~6ヵ月が望ましい．当センターでは原則として3ヵ月後に該当する異常項目の再検査を行っている．

C 具体的なフォローアップの方法

　当センターでの具体的なフォローアップの方法を記述する．前述した通り，当センターでは健診後，判定区分Cの対象者に対してフォローアップを行っている．

　フォローアップの対象者は，対象となる所見をデータベースに登録し，フォローアップの時期がきたらデータベースの中からリストアップして，すでにほかの医療機関で受診済みの対象者を除いて，残された対象者について受診案内を送付している．受診案内には検査内容を提示し，検査にあたっての注意点や受診希望日の記載欄を設けている．

　受診後の結果報告書には，人間ドック受診時と今回の結果を併記し，医師のコメントと保健師による保健指導を記載，面談ないし郵送を行っている．

D 効果的なフォローアップ保健指導のポイント

　通常，人間ドックの検査において経過観察が必要とされた受診者については，生活習慣の改善を目的に保健指導がなされるが，一度だけの指導では生活習慣病に対する予防効果の有効性には限度がある．したがって，経過観察時の検査結果を踏まえた再度の保健指導が非常に重要となる．その際のポイントは，生活習慣の改善は本人が主体的に行うことであるので，さらに対象者の特性に合った情報提供を行い，行動変容の評価が視覚的に確認できるツールなどを利用するのを勧めるのもよい．

　これらにより，本人の「やる気」を引き出すことが必要である．

E おわりに

　以上，人間ドック健診後のフォローアップの実務について概説した．ぜひ，多くの健診施設において，健診後のフォローアップの重要性が認知され，フォローアップを実施することにより，人間ドック健診が今まで以上に受診者の健康管理に活用されることを期待している．

文献

1) 人間ドック健診統計調査委員会：2014年人間ドック全国集計成績報告．人間ドック 30：750-762, 2015
2) 人間ドック健診判定・指導マニュアル作成委員会：人間ドック判定区分．人間ドック 30：863-864, 2016

（笹森　斉）

VII

健診と社会

1. 人間ドック健診と個人情報保護

ポイント

- 「個人情報の保護に関する法律」の施行に伴い，人間ドック健診での医療情報も個人情報として扱う．
- また，人間ドック健診施設は，医療機関として個人情報の適切な取得・保管・利用などについての管理上の義務がある．
- これらの個人情報の適正な取り扱いについては，多くの「ガイドライン」に準ずる必要がある．
- ことに個人情報を臨床研究として活用する場合には，医学研究分野の関連指針に基づいた適正取り扱いを確保するための措置を講じる必要がある．
- そのためには，それぞれの人間ドック健診施設は，個人情報保護の基本方針，その取得の目的と利用の範囲について公示しておく必要がある．

A 人間ドック健診と個人情報

　平成17年4月に施行された「個人情報の保護に関する法律」(以下，「個人情報保護法」)により，医療機関である人間ドック健診施設(以下，健診施設)も個人情報取り扱い事業者であり，健診施設は受診者の診療情報を含めた個人情報の適切な取得・保管・利用などについての管理上の義務を負っている[1]．個人に関する情報としては，氏名，性別，生年月日など個人を識別する情報に限らず，個人の身体，財産，職種，肩書きなどの属性に関して，事実，判断，評価を表すすべての情報であり，評価情報，公刊物などによって公にされている情報や，映像，音声による情報も含まれ，暗号化されているかを問わない．

B 人間ドック健診と個人情報関連ガイドライン

　人間ドック健診における個人情報の適正な扱いについては，「個人情報保護法」とともに，まず，「健康保険組合等における個人情報の適切な取り扱いのためのガイドライン」を遵守する必要がある[2]．このガイドラインにおいては，健康保険組合などが保有する個人情報として被保険者・被扶養者健康診断情報があることから，ことに健康保険組合などとの任意契約に基づく人間ドック健診の結果が含まれることを理解しておく必要がある．被保険者・被扶養者の健康診断情報としては，記号・番号，被保険者・被扶養者・事業所担当者氏名および住所，生年月日，電話番号，事業所名，事業所社員コード，受診費用，健診別給種コード，健診未実施項目，健診種目名，健診受診日，健診機関名，健診機関住所，画像(レントゲン写真)，相談・指導内容，所見，保健師・看護師名，緊急薬・常備薬購入記録，疾病既往歴，家族既往歴である．

　また，「医療・介護関係事業者における個人情報の適切な扱いのためのガイドライン」では[3]，診療録が個人情報とされており，これには日常，電子カルテとして扱う人間

ドック健診での情報が相当することから，電子カルテに記入する既往歴，家族歴，問診情報，診察所見，健診結果などについて個人情報として扱う．

さらには，「労働安全衛生法」（以下，「安衛法」）との関連では，「雇用管理に関する個人情報のうち健康管理情報を取り扱うに当たっての留意事項について（平成27年11月30日通達）」において[4]，「安衛法」に基づく健康診断の結果，病歴，そのほかの健康に関する情報が個人情報とされていることから，事業主などとの契約に基づく定期健康診断の結果が含まれることを理解しておく必要がある．ことにこの中では，面接指導の結果も個人情報とされており，人間ドック健診としての診療録に記載される面接指導の結果も個人情報となることに留意する必要がある．

C 個人情報の安全管理

このように，人間ドック健診では多くの個人情報を扱うことから，医師の守秘義務とともに人間ドック関連医療情報の保護の面からは，健診施設は個人情報が確実・安全に保管され，医師をはじめとするすべての従業員，委託先からその情報が外部に流出しないような対策が必要となる．ことに，電子カルテの導入，画像処理をはじめとする情報技術の進歩，情報ネットワークの普及からの受診者情報の流出に対する情報セキュリティ対策が必要となる．これらの医療情報システムの安全管理については，「医療情報システムの安全管理に関するガイドライン」に基づいて[5]，医療情報システムの管理体制を確立しておく必要がある．したがって，各健診施設においても，それぞれの個人情報保護基本方針，ならびに個人情報収集の目的と利用の範囲について，施設内，あるいはホームページなどに公開しておく必要がある．**表1**に個人情報保護基本方針について，また，**表2**に個人情報収集の目的と利用の範囲について，三井記念病院総合健診センターの公示例を示した．各健診施設においては，これらの公示を例として，それぞれ公示する必要がある．

さらに，健診施設においては，人間ドック健診の有用性の検討も不可欠であるが，この際の個人情報を臨床研究に活用する場合には，自主的に個人情報の適正な取り扱いを確保するための措置を講じるとともに，「人を対象とする医学系研究に関する倫理指針ガイダンス」をはじめとする医学研究分野の関連指針に基づいた活用をしなければならない[6]．年間300万人を超える人間ドック健診受診者の個人情報をいかに保存・活用していくかは，今後の人間ドック学会の使命でもある．

文献

1) 総務省：個人情報の保護に関する法律．平成15年5月30日法律第57号
   http://law.e-gov.go.jp/htmldata/H15/H15H0057.html
2) 厚生労働省：健康保険組合等における個人情報の適切な取扱いのためのガイドライン．平成16年12月27日
   http://www.mhlw.go.jp/topics/bukyoku/seisaku/kojin/dl/161227kenpo.pdf
3) 厚生労働省：医療・介護関係事業者における個人情報の適切な取扱いのためのガイドライン（平成16年12月24日通知，平成22年9月17日改正）．平成22年9月17日改正

表1 「個人情報保護基本方針」の公示例

個人情報保護基本方針
　当院は，「三井記念病院は患者の生命（いのち）を大切にし，患者とともに生きる医療を行い，より良い社会のために貢献します」という医療倫理のもとに，医療業務を行っています．最新・最良の医療と看護等を提供するためには，患者さんに関する様々な個人情報が必要となります．当院では，患者さんとの信頼関係を築き，患者さん一人一人に安心して医療サービスを受けていただくために，次の基本方針に基づき個人情報の保護に努めます．

1. 個人情報の収集について
　　当院は，診療・看護及び患者さんの医療に関わる範囲で個人情報の収集を行います．その他の目的に個人情報を利用する場合は，利用目的をあらかじめお知らせし，ご了解を得た上で実施いたします．ウエブサイトで個人情報を必要とする場合も同様にいたします．
2. 個人情報の利用及び提供について
　　当院は，患者さんの個人情報の利用につきましては，以下の場合を除き，本来の利用目的の範囲を超えて利用いたしません．
　（1）患者さんの了解を得た場合
　（2）個人を識別あるいは特定できない状態に加工して利用する場合
　（3）法令等により提供を要求された場合
　　当院は，法令の定める場合を除き，患者さんの許可なくその情報を第三者に提供いたしません．
3. 個人情報の適正管理について
　　当院は，患者さんの個人情報について，正確かつ最新の状態に保ち，患者さんの個人情報の漏えい，紛失，破壊，改ざん又は患者さんの個人情報への不正なアクセスを防止することに努めます．
4. 個人情報の確認・修正等について
　　当院は，患者さんの個人情報について開示を求められた場合には，遅滞なく内容を確認し対応いたします．また内容が事実でない等の理由で訂正を求められた場合も，調査し適切に対応します．
5. 問い合わせの窓口
　　当院の個人情報保護基本方針に関するお問い合わせは，総合健診センター（電話番号）または総務人事課（電話番号）でお受けいたします．
6. 法令遵守と個人情報保護の仕組みの改善
　　当院は，個人情報の保護に関する日本の法令，その他の規範を遵守するとともに，上記の各項目の見直しを適宜に行い，個人情報保護の仕組みの継続的な改善を図ります．

　　　http://www.mhlw.go.jp/topics/bukyoku/seisaku/kojin/dl/170805-11a.pdf
4）厚生労働省：雇用管理分野における個人情報保護に関するガイドライン（平成16年厚生労働省告示第259号，平成24年厚生労働省告示第357号 全部改正，平成27年厚生労働省告示第454号 一部改正）．平成27年
　　　http://www.mhlw.go.jp/file/06-Seisakujouhou-12600000-Seisakutoukatsukan/0000105175.pdf
5）厚生労働省：医療情報システムの安全管理に関するガイドライン第4.3版．平成28年3月
　　　http://www.mhlw.go.jp/file/05-Shingikai-126010000-Seisakutoukatsukan-Sanjikanshitsu_Shakaihoshoutantou/0000119598.pdf
6）文部科学省・厚生労働省：人を対象とする医学系研究に関する倫理指針ガイダンス．平成27年2月9日（平成27年3月31日一部改正）
　　　http://www.lifescience.mext.go.jp/files/pdf/n1500_02.pdf

（山門　實）

表2 「個人情報収集の目的と利用の範囲」の公示例

当院において収集した患者さんの個人情報の利用目的と利用の範囲は以下の通りです．

1. 院内での利用
   （1）患者さんに提供する医療サービス
   （2）医療保険事務
   （3）入退院等の病棟管理
   （4）会計・経理
   （5）医療事故等の報告
   （6）患者さんへの医療サービスの向上
   （7）院内医療実習および事務実習への協力
   （8）医療の質の向上を目的とした医学・看護学症例研究
   （9）放送等による患者さんのお呼び出し
   （10）病棟における患者さんの名札の表示
   （11）その他，患者さんに係る管理運営業務
2. 院外への情報提供としての利用
   （1）他の病院，診療所，助産院，薬局との連絡
   （2）他の医療機関等からの紹介への回答
   （3）患者さんの診療等のため，外部の医師等の意見・助言を求める場合
   （4）検体検査業務等の業務委託
   （5）医療の質の向上を目的とした臨床症例研究業務の委託
   （6）ご家族等への病状説明
   （7）入院患者さんの面会者からの病棟・病室のお問い合わせに対応する場合
   （8）保険事務の委託
   （9）審査支払機関へのレセプトの提供
   （10）審査支払機関又は保険者からの照会への回答
   （11）健康保険組合（健診業務を受託した企業を含む），企業，事業者から委託を受けて行った健診結果表（人間ドック健診成績表等）の送付
   （12）医師賠償責任保険等に係る，医療に関する専門の団体や保険会社等への相談又は届出等
   （13）医療事故等の報告
   （14）その他，患者さんへの医療保険事務に関する利用
3. その他の利用
   （1）医療サービスや業務の維持・改善のための基礎資料
   （2）外部監査機関への情報提供

上記のうち，同意しがたい事項がある場合には，その旨を担当窓口にお申し出ください．
お申し出がないものについては，同意していただけたものとして取り扱わせていただきます．その後「同意」又は「不同意」等の申し出があれば，申し出に沿った対応をいたします．

2. 人間ドック健診と健康経営（データヘルス）

> **ポイント**
> - 健康経営とは，企業が労働者の健康の保持増進に積極的に関与して企業の活力を高め，その結果として生産性の向上や企業の成長を目指す取り組みである．健康経営の「健康」とは，身体と精神の両者の健康を意味する．
> - 健康保険組合が保有する特定健康診査のデータや被保険者の医療機関受診データなどを活用して，生活習慣病の発症や重症化の予防に取り組む活動が「データヘルス」の主たる目的である．
> - 人間ドックの丁寧で適切な結果説明や継続した事後指導は，健康経営の遂行に寄与できる．

A 健康経営

1. 健康経営とは何か

　近年，企業の経営で「健康経営」という言葉がしばしば語られるようになったが，健康経営の考え方を要約すると以下のようになる．
①健康とは，身体だけではなく，精神も健康である状態を指す．
②労働者の健康管理を自己責任，個人任せにせず，企業として積極的に取り組む．
③労働者の健康増進を企業の経営課題の1つとして捉え，戦略的に関与する．
④労働者の健康管理をコストではなく，企業にとっての投資と考える．
⑤労働安全衛生法で定められた水準は，企業や労働者にとって最低限必要な条件であり，個々の企業に応じた十分なレベルを設定する必要がある．これは企業のリスクマネジメントの1つでもある．
⑥労働者の健康増進がもたらされることによって，生産性の向上や企業の成長が期待できる．

2. なぜ健康経営が必要か

　健康経営では，労働者の心身の健康が企業の競争力の源泉と考える．しかし，現実には次のような問題点がある．
①生活習慣病が著しく増加し，二次的な疾病も増加している．
②メンタルヘルスの問題が深刻化し，欠勤する労働者や出勤していても普通に働けない労働者が増加している．
③労働人口が減少し，それに伴い労働者の高齢化が進んでいる．
④健康管理が不十分な中小企業が多い．

　大企業の定期健康診断受診率は高いが，中小企業では定期健康診断の受診率は低く，約25％の事業所では受診率が90％に満たない．メンタルヘルスへの取り組みはもっと厳しく，メンタルヘルスの教育や研修を実施している中小企業は20％以下である．労働人口の約70％は中小企業の労働者が占めており，中小企業で健康経営の考え方を推

進する必要がある．

3. 健康経営による効果

①労働者の欠勤率が下がり，労働者のモチベーションの上昇が期待される．また，出勤していても効率が低い状態が改善される．
②労働者の健康増進を積極的かつ戦略的に行うことによって企業イメージが良くなり，社会的なイメージが高まる．
③労働災害や事故が減少して，リスクマネジメントに貢献する．
④疾病の予防により長期的には医療費が減少し，健康保険料の削減も期待される．

　身体疾患以外のメンタル疾患による経済的損失も非常に大きく，うつ病性障害だけでも年間3兆円を超えると試算されている．欠勤による損失（absenteeism）だけではなく，職場に出勤していても効率が上がらないことによる損失（presenteeism）が大きい．周囲の労働者の心身の負担の増加も問題となる．メンタルヘルスに積極的に取り組むことによってこれらの損失が減少し，経済的な効果とともに職場のモチベーションが向上する効果が期待される．

B データヘルス

1. データヘルスとは何か

　健康保険組合は，自らが実施している特定健康診査および特定保健指導のデータや，被保険者が医療機関を受診した際の各種データを保有している．それらのデータを活用し，また特定保健指導を通じて積極的に指導を行い，生活習慣の改善を図る．さらに，治療が必要な状態であるにも関わらず医療機関を受診していない被保険者を拾い上げて受診を勧奨し，疾病の重症化を予防する．健康上の問題を個別の職場ごとに検討して，きめ細かい対応を行うこともできる．これらの活動を通じて労働者の健康増進を図ることがデータヘルスの本来の目的である．

C 人間ドックと健康経営

1. 身体的な面での関わり

　定期検診では受診率も重要であるが，単に数値を機械的に判定して仕分けるだけで事後措置がおろそかなやり方では，適切な効果が期待できない．事後の指導や継続した関わりが検査値の改善につながることは，特定保健指導の検証でも明らかである．

　人間ドックでは検査後の説明と指導が必ず行われる．一方的な結果通知ではなく，受診者の質問や疑問に直接対応する生きた説明が可能であり，利点は大きい．また，何回も継続することで経年的な変化を把握した指導が可能で，有用性が高い．中小企業や個人事業主，あるいは被扶養者などで，定期的な健診を代用，補完するものとして積極的に利用すれば，生活習慣の改善を助け，健康経営の目的に合致する効果が期待できる．

　また，人間ドックではがん検診も同時に実施可能で，定期健診や特定健康診査にはない特徴である．一定年齢以上の受診者や女性のがん検診などに威力を発揮する．労働者の高齢化や女性労働者の増加が予想される将来，健康経営に貢献するツールとしての役

割は大きいと考えられる．

　人間ドックの今後の課題として，検査値主体の項目以外に運動能力面での評価（ロコモ検診）も取り入れることが挙げられる．高齢労働者の増加に伴い，運動能力全般にわたる評価は，健康経営の中でも必要になる部分と思われる．

2. メンタルヘルス面での関わり

　労働者のメンタルヘルスに関しては，人間ドックが貢献できる範囲は広くない．職場環境に踏み込むことは困難で，組織の問題や職場の対人関係，個人の職業適性などには関与しにくい．

　ただし，ストレスチェックに準ずる問診やうつ状態の簡便なチェックは人間ドック受診時に可能であり，問診の結果に基づいてカウンセリングの機会を別に提供することができれば，人間ドックの新たな可能性として検討する価値はあると考えられる．

　以上，人間ドックが健康経営とタイアップしていく可能性について触れた．

（石川良樹）

3. 医療の質の評価と人間ドックの社会的使命

> **ポイント**
> - 人間ドック健診のもつ予防医学的意義を改めて考える.
> - 人間ドック健診が予防医学というなら,臨床医学とどこが違うのか.
> - 信頼される人間ドック健診の重要な眼目は何か,評価の基準は何か.
> - 社会のニーズから生まれた人間ドック健診が,今日の社会環境の中で果たすべき役割と使命は何か.

A 人間ドック健診の予防医学的意義

1. 人間ドック健診の目標はあくまで疾病の予防と健康増進

　第2次世界大戦前後に猛威を振るった結核に対し,国家的プロジェクトとして行ったのが結核検診であった.それ以後も,がん検診,成人病検診など早期発見早期治療を合言葉に検診が広がっていった.成人病が生活習慣病となってみると,特定の疾患に限ったことでなく,日頃の生活も含めて総合的に健康を見直そうといった機運が生まれ,検診から「健診」へと変遷することになった.考えてみると,検診での早期発見はより良く治すための臨床医学の延長にすぎない.人間ドックは正に「健診」であり,予防医学的発想が必要である.予防医学としては2次予防(早期発見)にとどまらず,3次予防(重症化予防),そして1次予防(未病予防)ないし0次予防(健康増進)と幅広い目標がある.

2. 予防医学が臨床医学との違い

　予防医学と臨床医学の違いを分かりやすく表1にまとめてみた.臨床の場に来る患者は強く病気を意識してくるので,正しく病気を診断しなければならない.そのため,問診も検査値の読み方も疾病の診断に集約して行われ,それに適切な治療法を考える.これに対して,健診を受ける人は漠然とした不安や心配はあるにしても,基本的には無症

表1　臨床医学と予防医学の違い

臨床医学		予防医学
自他覚有症状者	【対象】	基本的無症状者
病歴重視	【問診】	生活暦重視
有病診断（病気の診断）	【診断目的】	未病診断（生活の診断）
疾病識別値	【検査値の読み方】	健康識別値
専門細分化 分子レベルの分析学	【方法論】	生活背景も踏まえた総合学
医療者主導 （medi-care）	【治療】	受診者（生活者）主導 （self-care）
苦痛の軽減・除去	【基本理念】	生き方の支援

状である．予防医学ではこれから起こるかもしれないサインを見つけ（未病診断），健康が破綻する兆しがないかを見つける．したがって，生活重視の問診や診断になる．治療にあたっては生活者が自ら行動変容することが原則である．

B 人間ドック健診の医療の質とは，その評価の基準とは

1. 人間ドック健診が信頼されるための重要な眼目

医療機関を訪ねる患者の場合，痛みや苦しみなどの訴えがある．その訴えを受け止めて必要な検査をして，診断を確実にしていく．健診の場合はあらかじめ用意した問診票に記載してもらい，決められた検査項目を実施する．そこに受診者のニーズが必ずしも反映しないこともあり得る．

受診者が満足し，その結果信頼される健診となるためには，受診者が納得できるよう健診の意義，一つ一つの検査の意味を説明することから始まる．あくまで人間ドックは受診者のためであって，健診機関の都合に合わせるものではない．

その中で，重要なことは精度管理とフォローであると筆者は強調したい[1]．

2. 医療の質，機能評価の基準

医療に携わる者は臨床であれ，予防医学であれ，医療の質を疎かにしてはならない．人間ドックの場合，検査データが直接的に診断に反映するので，とくに厳密な精度管理が要求される．精度管理はラボの検査値だけでなく画像診断が重要である．検査機器の精度，検査方法，さらに読影する人間の能力が医療の質を決定する．

また，人間ドックの場合，検査のやりっぱなしでは意味がない．むしろ罪作りである．フォローが極めて大事である．フォローには，医師が中心で行う医学的フォローと生活面のフォロー（保健指導）がある．後者は生活習慣病の対策として必須のことである．さらに，数多くの受診者のデータを総括し，がん登録や生活習慣病の予防に資する統計的フォローも重要であると考える．日本人間ドック学会の機能評価委員会では，詳細は別項で述べるが，施設のハード面ばかりでなく，以上のソフト面こそ重要な評価基準としている[2]．

C 人間ドック健診の社会的使命

1. 結果が期待される人間ドック健診

国が法律を施行して行う健診，いわゆる対策型の健診は，社会防衛上必要な検診であったり，費用対効果が明らかで医療費抑制に期待がもてる健診などである．前者は結核検診で，後者はがん検診の一部や特定健康診査がこれにあたる．

人間ドックは任意型健診ではあるが，属する健保や企業などからの支援を受けて受診することが多い．国が決めた特定健康診査よりレベルが低いのでは情けない．受診者が健康になったか，属する団体の健康度は上がったか，国民の健康寿命の延伸に貢献できたか，結果が期待されている．

2. 真の予防医学の確立とグローバル社会から見た使命

医療はもともと社会的行為で責任と使命をもっているが，予防医学はさらに大きな使

命がある．今日の超高齢社会の中で健康寿命の延伸は個人および家族の問題でもあるが，社会的，国家的焦眉の問題である．人間ドックに取り組むものは，そのテーマを意識し取り組まねばならない．

実はこの問題は海外においても同様で，人間ドックに半世紀以上の歴史をもつわが国として，正しい人間ドックの普及こそがこれからの使命であろう．

文献

1) 小山和作：健診成績による生活習慣改善指導の意義．ここまでわかってきた最新の生活習慣病健診と対策のすべて―診断からフォローアップまで（奈良昌治，監，山門　實，編），ライフサイエンスセンター，p.193，2006
2) 福田　敬：医療の質の評価と人間ドック機能評価．健診判定基準ガイドライン，改訂新版，文光堂，p.328，2008

(小山和作)

4. 人間ドック健診と医療安全

> **ポイント**
> - 医療の質と安全についての関心が増大している．
> - 人間ドックは従来医療安全の対象であるとは積極的に見なされなかった．
> - 健常者を対象としていること，多くは侵襲性のない～低い医療行為が用いられること，診断の遅れが医療事故として認識されるにいたったのは比較的最近になってからであること，などが理由として考えられる．
> - 人間ドックに関わる医療事故では，健康被害の程度は軽微なものが多いが，高齢化を背景にすでに医療を受けているもの，あるいは過去に手術などを受けているものが増加し，十分な情報を人間ドック時に得ていない場合，判断を誤る危険性がある．

A 医療の質と安全への関心の増大

　医療の安全確保は，医療への信頼確保のために必須である．1990年代後半の日本および諸外国における重大な医療事故の経験は，医療の質と安全について大きな社会的関心をもたらした．1999年の米国医学研究所のレポート「人は間違えるもの」は，医療において医療事故が大きな生命・費用の負担をもたらしていること，個人の責任追及ではなくシステム改善の取り組みが必要であることを報告し，各国において医療安全確保のための活動の契機となった．医療は，本質的に不具合を抱え，病態が不確実に変化する患者に対する侵襲行為であり，①巨大で複雑となった病院組織，②効果的ではあるが高価で，安全域の狭い，侵襲的な医療行為の臨床現場への導入，③高齢化に伴い複数疾患を有する複雑な患者の増加が状況を複雑にしている．総じて，要素技術（個々の医療技術）の進歩に，管理技術の進歩が追いついていないことが背景にある．

　全国の病院を対象にした一連の調査では，①医療安全担当者，部署の設置など，医療安全の院内体制の構築が進み，安全に関する知見は飛躍的に増大したこと，②重篤な医療事故を経験した病院は減少していないこと，③患者・家族，当事者のケアに困難を感じている病院が多いこと，が窺える．また，この間に医療安全の対象領域は，病棟・医療機関間での情報共有，コンフリクトマネジメント，コミュニケーション，電子化に関わるものなど，飛躍的に増大している[1]．

　日本では，2002年の医療安全推進総合対策で，①人，物，組織などの要素と，組織を運営するシステムの双方からのアプローチ，②個人の責任追及ではなく安全なシステムの構築，③患者の安全を最優先に考える安全文化の醸成が，方向性として示されるとともに，安全管理指針の作成，院内報告制度，安全管理委員会の開催，職員研修の実施など，個々の病院が整備すべき体制について示された．2002年には医療機能評価機構の評価項目が見直され，医療安全に関する項目が大幅に拡充され，病院団体などが主催する医療安全推進者の研修が開始されるなどの取り組みが始まった．2006年からは医

療安全が診療報酬で評価されるとともに，医療安全推進者の教育研修の標準化も課題となっている．2015年10月より，診療行為に関連する予期しない死亡事例については，院内事故調査委員会による調査・分析・再発防止策の策定が必須となり，各医療施設においてはその対応が必要とされている．医療事故調査制度は，「医療に起因する」「予期しない」「死亡」に関して，医療事故調査・支援センター（日本医療安全調査機構）への報告とともに，院内における医療事故調査を義務付けるものである．医師法21条（異状死体の届出）など，既存の制度は継続されたままで，新たに加わった制度として位置づけられる．各医療機関では，これまでの医療安全体制に加えて，院内の死亡事例が報告対象になるか否かの判断，報告対象の場合には医療事故調査委員会の運営に対応する必要がある．

B 人間ドックにおける医療の質と安全とは

　従来，人間ドックや健診は医療安全の対象であるとは積極的に見なされなかった．健常者を対象としていること，多くは侵襲性のない～低い医療行為が用いられること，診断の遅れが医療事故として認識されるにいたったのは比較的最近になってからであること，などが理由として考えられる．

　人間ドックに関わる医療事故には以下のようなものが考えられる．すなわち，
①医療行為による健康被害・障害
②精度管理上の問題により誤った結果が得られるもの，データの喪失
③報告の遅延
④誤った利用者への報告
⑤人間ドック時の偶発症（正確には医療事故には該当しない）
⑥その他：すでに医療を受けている利用者についての情報共有の問題など
　である．

C 医療事故情報収集等事業に見る人間ドックに関わる医療事故

　公益財団日本医療機能評価機構では医療事故情報収集等事業を行っている[2]．これは医療法施行規則により報告義務を有する病院（国立病院機構，特定機能病院など，2015年3月末で275病院），任意で参加する病院（718病院）より医療事故について報告を受け，その集計・分析・改善策の策定を行うものである．年間3,000件以上の医療事故が報告されている．さらにヒヤリ・ハット事例については，任意で561病院の協力を得て年間72.4万件の報告を受けている．世界で最大規模の医療事故，ヒヤリ・ハットのデータベースである．2009年以降，同事業で報告を受けた医療事故では，「健診」and「医療機器等」5件，「健診」and「検査」8件の医療事故が報告されている．概要を表1に示す．

　多くは，前項の①と②に該当するものであり，健康被害の程度は軽微なものが多いが，高齢化を背景にすでに医療を受けているもの，あるいは過去に手術などを受けているものが増加し，十分な情報を人間ドック時に得ていない場合，判断を誤る危険性があることは注意すべきであろう．

表1 医療情報収集等事業に報告された人間ドックに関わる医療事故の概要

	概要	分類と健康被害の程度
医療機器など	MDLで患者の腹部を圧迫筒にて撮影した．患者の肋軟骨を損傷して痛みの訴えがあった．	(1) 軽微
	内視鏡洗浄消毒装置の不具合．	(1) 軽微
	身長計付き体重計の誤作動により10cm低く表示された．	(2) 軽微
	ホルター心電図のデータがFDDに保存されていなかった．ホルター心電図のデータを用いたため，診断は可能であった．	(2) 軽微
	体重計の誤設定のため，0.3kg少ない値が表示された．	(2) 軽微
検査	マンモグラフィ撮影時に，意識消失により床に倒れた．意識は回復したものの，左眼窩内側壁骨折．	(5) 軽微
	採血終了後に上腕前腕部の痛みと痺れを患者が訴えた．しばらく様子を見たが回復しないため，神経内科を受診した．	(1) 軽微
	胃切除後の患者で，人間ドックで内視鏡検査で残胃がんを見落とした．胃切除の術式が人間ドック担当医に十分伝わっていなかった．	(6) 障害残存の可能性あり
	心電図検査で電極を付け間違えた．精査医療機関の指摘で判明した．	(2) 軽微
	消毒していない内視鏡を使用した．	(1) 軽微

・事故の概要については著者が要約している．
・検査に関わる3件（妊婦健診に関わるもの，健診後の精査を行った医療機関での事故，肺扁平上皮がん切除後の外来フォロー時の異状見落とし（画像診断医からの報告が担当医に伝わっていない）を健診で指摘）は，直接，人間ドックに関わるものではないため除外した．

文献

1) 伊藤慎也，他：病院における医療安全管理体制整備の状況と課題―2004年調査と2011年調査の比較検討から―．日本医療マネジメント学会誌 15：2-8，2014
2) 公益財団法人日本医療機能評価機構：医療事故情報収集等事業
http://www.med-safe.jp/

（長谷川友紀）

5. 人間ドック健診と遺伝子検査

> **ポイント**
> - 遺伝学的検査は可能性の情報であり，人間ドックによる現状の健康判断が不可欠である．
> - 家族性疾患の問診が今まで以上に重要である．
> - 遺伝専門家に相談できる体制を整えておくことが重要である．

A 遺伝子検査の種類

日本医学会の「医療における遺伝学的検査・診断に関するガイドライン[1]」よると，遺伝子検査は，①病原体核酸検査（ウイルス，細菌など微生物の核酸検査），②ヒト体細胞遺伝子検査（がん細胞特有の遺伝子の構造異常などを検出する検査），③ヒト遺伝学的検査（単一遺伝子疾患，多因子疾患，薬物などの効果・副作用・代謝，個人識別に関わる遺伝学的検査など）に分類される．③はゲノムおよびミトコンドリア内にあり，原則的に生涯変化しない生殖細胞系列の遺伝子情報の検査で，親から子に伝わり得る遺伝子情報検査である．人間ドックでも扱う可能性のある検査は③の生殖細胞系遺伝子検査であり，用語の混乱を避けるために「遺伝学的検査」と呼ぶことになった．

B 遺伝学的検査の分類

遺伝学的検査は下記の5つに分類される．
① すでに発症している患者の診断を目的として行われる遺伝学的検査
② 非発症保因者診断，発症前診断，出生前診断を目的に行われる遺伝学的検査
③ 未成年者などを対象とする遺伝学的検査
④ 薬理遺伝学検査
⑤ 多因子疾患の遺伝学的検査（易罹患性検査）

基本的に①~③は単一遺伝子疾患（メンデル型遺伝子疾患）であり，専門家による遺伝カウンセリングが必要となる．

⑤については，以下の点に注意する必要がある．検査の分析的妥当性，臨床的妥当性，臨床的有用性などの科学的根拠を明確にすること．必要に応じて遺伝カウンセリングを提供すること．多因子疾患の発症には複数の遺伝要因が複雑に関わること．得られる結果は診断ではなく疾患発症に関わるリスク（確率）であること．遺伝型に基づく表現型の予測力（オッズ比は2以下が多い）が必ずしも高くないこと．疾患発症には遺伝要因＋環境要因が関与し，それぞれの寄与度は多様であること．

現在問題になっている医療機関を介さない遺伝子検査（Direct to Consumer (DTC)型遺伝子検査）は⑤を対象とするが，「分析的妥当性，臨床的妥当性，臨床的有用性などの科学的根拠」の面で疑問点があるものが多く，遺伝子変異部の組み合わせや解釈のア

表1 ACMGが本人への遺伝子情報開示を勧告した疾患

家族性腫瘍関連	循環器関連およびその他
・Hereditary Breast and Ovarian Cancer ・Li-Fraumeni Syndrome ・Peutz-Jeghers Syndrome ・Lynch Syndrome ・Familial adenomatous polyposis (FAP) ・MYH-Associated Polyposis；Adenomas, multiple colorectal, FAP type 2；Colorectal adenomatous polyposis, autosomal recessive, with pilomatricomas ・Von Hippel-Lindau syndrome ・Multiple Endocrine Neoplasia Type 1 ・Multiple Endocrine Neoplasia Type 2 ・Familial Medullary Thyroid Cancer (FMTC) ・PTEN Hamartoma Tumor Syndrome ・Retinoblastoma ・Hereditary Paraganglioma Pheochromocytoma Syndrome ・Tuberous Sclerosis Complex ・WT1-related Wilms tumor ・Neurofibromatosis type 2	・EDS-vascular type ・Marfan Syndrome, Loeys-Dietz Syndromes, Familial Thoracic Aortic Aneurysms and Dissections ・Hypertrophic cardiomyopathy, Dilated cardiomyopathy ・Catecholaminergic polymorphic ventricular tachycardia ・Arrhythmogenic right ventricular cardiomyopathy ・Romano-Ward Long QT Syndromes Types 1, 2, and 3, ・Brugada Syndrome ・Familial hypercholesterolemia ・Malignant hyperthermia susceptibility

ルゴリズムが違うので，たとえば同じ脳梗塞やアルツハイマーのリスクといっても，出てくる結果が会社により大きく異なることもあり得る．また，その結果，開示やフォローアップ体制も十分に考慮されていない例が多い．

C 人間ドックに関連する単一遺伝子疾患

　人間ドックで扱う疾患は，脳神経系，循環器系など成人病・動脈硬化疾患と，がんが含まれる．これらは多くの遺伝子と環境要因が影響する多因子疾患であるが，一部には単一遺伝子疾患（メンデル型遺伝子疾患）も存在する．成人で発症し，予防や早期発見および治療が可能な疾患は，単一遺伝子疾患（メンデル型遺伝子疾患）といっても人間ドックの対象になり得る．2013年に米国臨床遺伝学会（ACMG）は，全ゲノムシークエンスを行った際に，必ず調べて本人に報告すべき疾患としてこのような対象疾患をリストアップし，家族性腫瘍，血管系に関連する疾患，心筋症や不整脈疾患などを取り上げた（表1）[2]．

　これらの疾患は人間ドックとは無関係といえない．代表的な遺伝性がん症候群である遺伝性乳がん卵巣がん症候群（HBOC）や，大腸がん・子宮体がんを発症しやすいLynch症候群は，ともに常染色体優性遺伝で，変異遺伝子を1つだけ（ヘテロ）もっていても発症する．ヘテロ有病率は全人口あたり，HBOCは0.2～0.3％，Lynch症候群も0.2～0.3％である．また，保因者が一人見つかると，その家系の人全員に影響することを考えると無視できない．今後は家族歴問診でリスクの高い人をスクリーニングし，必要な場合には遺伝専門家に紹介することが重要になると考える．問診票の例を表2に示す．

表2 遺伝性がんスクリーニング問診票の例

受診日： 年 月 日　患者ID：　　　　　患者名：

遺伝性がんスクリーニング問診票

すべてのがんのうち，5～10%は遺伝要因が強く影響して発症すると推測されています．ご家系の中で，①がんに罹った人がとくに多い，②若くしてがんに罹った人がいる，③何度もがんに罹った人，様々な部位にがんができた人がいる，などの場合には，がんに罹りやすい体質が受け継がれている可能性があります．
病歴・家族歴は，ご家系全体の医療管理を行ううえで非常に重要な情報となります．

家族性腫瘍の可能性のある方を見つけ出し，詳しいリスク評価と適切な医療管理をご提供するため，下記のチェック表に記入をお願いしています．
下記の項目に該当する場合は，医師の指示により適切な検診・検査を受けて下さい．

ご本人を含めたご家族（血縁者：ご本人，両親，兄弟姉妹，子ども，祖父母，孫，おじ，おば，甥，姪，いとこ）について，該当者の有無をチェック（☑）し，必要事項を記載してください．

	項目	該当者有無	続柄（上段は該当に○）	発症年齢	病名
1.	40歳未満で診断された乳がん，または60歳未満で診断された両側乳がんあるいはトリプルネガティブ乳がん【遺伝性乳がん卵巣がん症候群（HBOC）screening項目】	□有 □無	本人；父方；母方		
2.	50歳未満で診断された卵巣がん，卵管がん，腹膜がん【HBOC】	□有 □無	本人；父方；母方		
3	年齢を問わず，乳がん，卵巣がん，膵がん，前立腺がんの発症者が父母どちらか一方の家系に3人以上いる，または男性乳がんの発症者がいる【HBOC】	□有 □無	本人；父方；母方		
4.	50歳未満で診断された大腸がんあるいは子宮体がん【リンチ症候群（LS）screening項目】	□有 □無	本人；父方；母方		
5.	年齢を問わず，同時性・異時性の大腸がん，子宮体がん，胃がん，卵巣がん，膵がん，腎盂・尿管がん，胆管がんの発症【LS】	□有 □無	本人；父方；母方		
6.	年齢を問わず，大腸がん，子宮体がん，胃がん，卵巣がん，膵がん，腎盂・尿管がん，胆管がんの発症者が父母どちらか一方の家系に3人以上いる【LS】	□有 □無	本人；父方；母方		
7.	46歳未満で軟部組織肉腫，骨肉腫，閉経前乳がん，脳腫瘍，白血病，細気管支肺胞上皮がんと診断され，かつ第2度近親者以内に56歳未満で上記のがん（発端者が乳がんの場合は乳がん以外）の既往がある【リ・フラウメニ症候群（LFS）screening項目】	□有 □無	本人；父方；母方		
8.	年齢を問わず，副腎皮質腫瘍もしくは脈絡叢腫瘍の発症【LFS】	□有 □無	本人；父方；母方		
9.	原発性副甲状腺機能亢進症，膵・消化管内分泌腫瘍，下垂体腺腫のうち2つ以上を発症【多発性内分泌腫瘍症1型（MEN1）screening項目】	□有 □無	本人；父方；母方		
10.	家系内に2人胃がん患者を有し，そのうち1人は50歳以前にびまん性胃がんと診断された場合【遺伝性びまん性胃がん（HDGC）screening項目】	□有 □無	本人；父方；母方		
11.	40歳以前に診断されたびまん性胃がん患者で，家系内で弧発の場合【HDGC】	□有 □無	本人；父方；母方		
12.	びまん性胃がんと小葉乳がんの両疾患の既往歴あるいは家族歴をもち，そのうちの片方の疾患が50歳以前に診断された場合【HDGC】	□有 □無	本人；父方；母方		

D 人間ドックにおける多因子疾患の遺伝学的検査（易罹患性検査）

多因子疾患の遺伝学的検査に関しては，前述のような分析的妥当性，臨床的妥当性，臨床的有用性に関してまだまだ問題点が多い．しかしながら，東北メディカル・メガバンクなどを中心に大規模コホート研究が進行中であり，それらの結果をもとにしたより正確な多因子疾患の遺伝学的検査が登場することが期待される．また，大学などの研究機関と共同開発された多因子疾患の遺伝学的検査もあり，そのようなものは使用できる可能性がある．その前提として重要なポイントは2つある．

① 十分な家族歴問診を行い，上記のような単一遺伝子疾患の可能性を先にチェックすること．必要時には遺伝専門家に紹介すること．

② 遺伝子情報はあくまでも可能性の情報であり，現在の健康状態を示す人間ドック結果が不可欠である．必ず健康診断をセットとして行い，必要なフォローアップ体制を整えること．

文献

1) 日本医学会：医療における遺伝学的検査・診断に関するガイドライン
http://jams.med.or.jp/guideline/genetics-diagnosis.html
2) Green, R.C., et al：ACMG Recommendations for Reporting of Incidental Findings in Clinical Exome and Genome Sequencing. Genet Med 15：565-574, 2013

（田口淳一）

6. 健診の国際化とその課題

> **ポイント**
> - 自動分析装置とコンピューターを利用した自動化健診システムが米国で開発され，1970年代に欧米でも広く実施されたが，健康増進に関するエビデンスが不十分なこともあり衰退した．
> - 日本では，人間ドック・総合健診として発展，普及し，海外からの受診者も受け入れている．
> - 欧米と日本では，個人の健康観，および予防医学と医学的エビデンスに対する考え方が異なるが，日本で洗練され，発展，普及している任意型健診の有用性と将来の方向性を世界に示す必要がある．

A はじめに

　半日で終了する人間ドック・総合健診は，1970年代に米国で始まった自動化健診（Automated Multiphasic Health Testing：AMHTS）が原型であり，日本で洗練され発展した．一方，欧米ではAMHTSが実施されなくなった．健診の国際化を進めるうえで，日本と欧米における任意型健診の推移とその背景を知ることが役立つと考えられる．

B 自動化健診と国際健診学会

　米国では，1960年代からコンピューターが医療に導入され，自動血液検査装置などが開発され，onlineでreal-timeに結果を示すAMHTSが開発された[1,2]．米国公衆衛生局は，AMHTS実施施設に補助金を出し，1969年にAMHTSをMedicareに取り入れることが法制化された．AMHTSは，東京，London，Melbourneなどでも実施され，その普及は大規模検査センターの設立を促進した[3]．1970年に，Washington D.C.で技術者と医療者による会議が開かれ，国際健診学会（現在のInternational Health Evaluation and Promotion Association：IHEPA）が結成され，1976年に京都，その後，東京，台北，北京でも開催され，米国，日本，欧州などから一時は300名以上の研究者が集い，AMHTS普及促進の原動力となった[4,5]．日本人間ドック学会は，国際人間ドック会議を創設しており，将来は，両者が連携し，健診に関する国際的な討議の場となることが望まれる．

C 欧米における自動化健診の衰退

　欧米では1980年代以降，任意型健診は衰退した．その理由は，①がんと心血管系疾患に研究費が重点配分された，②エビデンスに基づく医療が重要視されようになった，③保険会社や企業からの健診助成金拠出が困難であった，などがある．そのような事情があっても，健診が受診者の健康増進に有用なことを示すエビデンスが十分にあれば，受診者の支持により生き残れたのではないかと考えられるが，現実はそうならなかっ

表1　海外からの健診受診者を受け入れるための課題

1. 人種，居住地域の疾病構造に合わせた健診項目と基準値設定が必要．
2. 居住地の文化や風習，環境に応じた生活習慣修正指導が必要．
3. 守秘義務を遵守し，医学的知識を身につけている通訳が必要で，公的な資格を設けることが望まれる．
4. 健診で発見された問題を，滞在期間内に対応するもの，自国で対応すべきもの，再度の来日が必要なもの，などに分けたプランが必要．
5. 日本の基幹病院は多忙であり，外国人の受け入れ態勢ができていない場合が多い．多忙な医療者が，日本人に対する診療時間を割いて，外国人の診療に従事することに対する了解が必要．
6. 精度管理は，Joint Commission Internationalなど国際的に通用する方法が海外からは分かりやすい．

た．健診について，英国では，地域住民約7千例に対して，開業医での健診を強く勧めた群と勧めなかった群での無作為化比較試験（RCT）で，5年間の入院と死亡率に有意差はなかった．この研究では，悪性疾患の早期発見は想定されておらず，また両群の喫煙率，肥満者の割合に差はなかった[6]．故に，簡単で事後指導が十分でなければ，有効でないことを示したともいえる．米国では，Kaiser Permanente Groupの保険加入者で約5千例について，健診を強く勧誘した群と，そうしなかった群のRCTが実施され，受診を勧めた群の大腸がんと高血圧に関連した死亡率は，健診11年後でも35％少なく[7]，費用対効果も優れていた[8]．結局，当時のAMHTSで有用性が確認されたのは，血圧測定と便潜血検査のみであった．Massachusetts General Hospitalに対する健診システムの開発研究費は打ち切られ，MedicareによるAMHTS実施は認められなくなった．英国でも，1990年代から予防医学の実践は，地域医療へ移行し，施設による健診は衰退した．

D 海外からの健診受診者の受け入れ

日本では健診施設は，接遇教育とアメニティ向上に注力し，受診者の満足度を高める工夫をしながら切磋琢磨してきた．また，日本人間ドック学会と総合健診医学会は，精度管理を実施しており，検査の信頼性は高い．海外での日本製品に対する高い評価も味方となり，中国，ロシアなどからの健診受診者が増え，経済産業省は，医療ツーリズム構想を立ち上げた．しかし，海外からの受診者を受け入れるためには，表1に示した課題がある．これらの課題を解決し，海外からの受診者にとって満足度が高く，健康増進に役立ち，海外からの厳しい評価に耐えられる健診システムを構築することは，日本人にとっても有益と考えられる．

E 健診の有用性を示すエビデンス構築

米国では，政府の諮問組織であるThe U.S. Preventive Services Task Force（USPSTF）が，検査を実施した群としなかった群のRCTにより，検査異常例について精査，治療を行ったほうが疾病リスクや生命予後の改善が示されていることを重視し，健診項目の勧告をしている[9]．たとえば，前立腺特異抗原（PSA），安静時および運動負荷心電図，頸動脈エコーなどは勧めないが，低線量CTによる肺がんスクリーニングは，55〜80歳で

15年以内の喫煙歴がある場合に勧めている．マンモグラフィーは，50〜74歳の女性に勧めている．日本で広く実施されている心電図，胃内視鏡検査などについて，日本人を対象にしたRCTが実施されているわけではない．CT-PET，脳ドックも同様である．個々の受診者にとっては，早期発見できる疾患が見つかれば，との想いのほうが大切なようである．しかし，日本人を対象に，日本で実施するのであれば容認されても，多数の海外からの受診者を受け入れる，あるは日本の健診システムを海外で普及させるのは難しい．

　日本では，健診成績の経年的な断面調査と縦断調査が実施されているが，健診を受け続けている人たちのデータであり，受診しなくなった例の状況は不明の場合が多い．また，要精査例についての最終診断が把握されていない場合が多い[10]．RCTよりは，エビデンスレベルは低くなるが，受診者の悉皆的な予後調査，あるいは症例対照研究などを検討すべきである．また，Collenは，健診により心血管系疾患と悪性疾患の予防が可能になり，その分寿命が延びれば認知症患者の増加が課題になり，認知症の予知予防に役立つ健診のエビデンス構築の必要性を訴えた[11]．今後，どのような健診が優れているのかを検証し，世界に提言するのも，日本の役割と考える．日本人間ドック学会と総合健診医学会が協力して，健診の有用性と費用対効果に関するエビデンスの構築，さらに将来の健診のあり方を検討することを望むものである．日本で発展してきた任意型健診が健康増進に役立っていることと，将来の方向性を示すことは，健診国際化の試金石である．

文献

1) Collen, M.F.：Historical evolution of preventive medical informatics in the USA. Methods Inf Med **39**：204-207, 2000
2) Cherry, W.A.：The role of automated multiphasic health testing services in industrial medicine. Southern medical J **64**：929-934, 1971
3) Shambaugh, V.L.：International Health Evaluation and Promotion Association (IHEPA) celebrating 30 years of international collaboration. HEP **38**：558-560, 2011
4) Hinohara, S.：The past, present and future of International Health Evaluation Association (IHEA). Methods Inf Med **41**：191-195, 2002
5) 日野原茂雄：人間ドックの国際化の歴史と今後のグローバル化への展望．人間ドック **31**：5-6，2016
6) The South-East London Screening Study Group：A controlled trial of multiphasic screening in middle-age：results of the South-East London Screening Study. Int J Epidemiol **6**：357-363, 1977
7) Dales, L.G., et al：Multiphasic checkup evaluation study. 3. Outpatient clinic utilization, hospitalization, and mortality experience after seven years. Prev Med **2**：221-235, 1973
8) Collen, M.F.：The Cost-Effectiveness of Health Checkups—An Illustrative Study. West J Med **141**：786-792, 1984
9) Recommendations of the U.S. Preventive Services Task Force http://www.uspreventiveservicestaskforce.org
10) 久代和加子：職域の健康診断における安静時心電図検査の実施状況と課題．総合健診 **37**：414-423, 2010
11) Collen, M.F.：Vicissitudes of Preventive Medicine and a New Challenge. Methods Inf Med **41**：224-229, 2002

（久代登志男）

7. 人間ドック健診ツーリズム

> **ポイント**
> - 人間ドック健診受診のために諸外国から来日する旅行者を受け入れる事業が，人間ドック健診ツーリズムである．
> - 人間ドック学会の調査では，現在20以上の施設がわが国でその受け入れを開始しているが，いまだ統一された施設基準などは存在しない．
> - 人間ドック健診ツーリズムの抱える問題点・今後への期待を概説した．

A 人間ドック健診ツーリズムとは

　ツーリズムとは観光事業・観光産業を意味する．日本の優れた医療，とくに人間ドック健診を世界に広め，その結果，諸外国からの受診者をわが国に招こうという事業が人間ドック健診ツーリズムである．すでに経済産業省や厚生労働省およびそれに関連する団体が人間ドックのみならず，わが国の優れた医療を求めて来日する外国人を受け入れる医療機関の体制作りに着手している（日本国際病院構想）．しかし，国を挙げての体制作りが軌道に乗れば，いろいろな規制が増える可能性もあり，早目に学会としての準備も必要であろう．

B わが国における外国人健診の現状

　2015年1月から12月にかけて日本人間ドック学会が行った外国人の人間ドック健診受け入れ実態調査の結果を表1に示す．回答を寄せられた604施設中，すでに外国人の人間ドックを受け入れている施設は23（3.8％）であり，今後の実施を検討している施設は全体の12％にも及んでいる．それらを合わせると，96施設が外国人を対象とした人間ドックツーリズムに関心を寄せていると想像される．この結果は2014年の同様の調査よりも，わずかながら増加傾向を示している．

C 今後の問題点と期待

　しかし，この人間ドック健診ツーリズムは，通常の医療ツーリズムと同様にあるいはそれ以上の問題点を抱えていることも事実である．

1. 施設の機能と費用の問題

　まずツーリズム担当施設は，標準以上の人間ドック機能をもつ必要がある．したがって，実施各施設は人間ドック学会機能評価委員会の認定資格をもつばかりでなく，将来的には何らかの特別な資格認定が必要かもしれない．しかし，この点に関して，国や省庁のみが資格を評価するようなシステムは極力避けるべきである．
　健診の費用および健診項目に関しても，学会を中心にある程度の基準を早急に設けるべきである．

表1 人間ドック健診ツーリズムに関する日本人間ドック学会による調査結果（2015年1～12月，回答率84％）

	調査施設数	回答施設	すでに実施している	今後実施する予定で検討している	今後も検討する予定はない
施設数	719	604	23	73	508
割合（％）	―	―	3.8	12.1	84.1

2. 受診者数の確保と言語・文化・習慣・宗教などの問題

　人間ドックは，一般の医療ツーリズムとは異なり，同一日内に日本人受診者の中に少数の外国人受診者が混在することは極力避けるべきで，毎回一定数以上の外国人受診者を集める工夫が必要となる．また，受診前と受診中には，受診者の母国語（医学用語を含む）に堪能な医師，看護師，事務員の用意が必要となる．院内の表示や案内文，問診票，同意書も，その国の言語で準備しなければならない．さらに，文化・習慣・宗教上の相違から，受診者は中国，韓国，ロシアおよび英語圏から1施設にせいぜい2ヵ国以内に限定するほうが得策であろう．これからはとくに中国語圏からの受診者の増加が見込まれるが，毎回一定数以上の受診者を確保するためや，宿泊の問題，通訳と世話係が必要などの理由で，今後健診ツーリズムを売り込む業者も増加すると思われる．しかし，金儲けが最大で唯一の目的である業者に対しては十分な注意が必要である．とくに業者が用意した通訳は，医学的知識が欠如していたり，勝手に席を外し責任感が全くないなどの問題もすでに生じていると聞く．また，受診者たちがルールを守らない，大声で騒ぐ，などの不満もよく耳にするところである．

3. 受診後のフォローアップ

　健診ツーリズムを単なる金儲けの手段と考えるべきでなく，結果の説明，今後の生活指導，発見された治療を要する疾患のフォローアップは，日本人受診者に対してと同様に重要である．行き違いがあると日本や当該施設への不信感にもつながりかねない．現地医療機関とのネットワーク作りが必要となる．紹介状も現地言語（医学用語）で書く準備が必要となる．また，説明不足により訴訟に発展することは極力避けねばならない．いずれにしても，一見魅力的なこの人間ドック健診ツーリズムには数多くの問題点があり，開始にあたっては，施設はそれなりの投資の覚悟と職員の意識改革が必要である．

D 人間ドック健診ツーリズムの今後

　多くの問題点を羅列したが，筆者は決して否定的な意見をもっているわけではない．今後の日本医療の発展のためにも，人間ドック健診が国際展開を行うことをとくに願うものである．しかし，この健診ツーリズムも個々の施設が散発的に行うべきものだけではなく，限られた施設や限られた業者での実施から開始し，徐々にその対応施設を増やしていくことが望ましい．人間ドック学会としても，一定ルールの下でこのシステムを発展させていく必要があると考える．

文献
1) 篠原幸人：人間ドック健診ツーリズムの実状と今後の可能性．内科 118：393-395, 2016
2) 日本人間ドック学会：内部資料, 2016

（篠原幸人，奈良昌治）

8. 人間ドックとCost-effectiveness

> **ポイント**
> - 人間ドックにおける医療経済学的な論点：人間ドック分野でも新たな理論や技術革新の応用機会が増しているため，今後は医療経済学に関わる検討が望まれる．
> - Cost-effectivenessの概念と主な方法論：Cost-effectivenessとは，介入で得られる診療成果と消費される医療資源との関係を多面的に考察する概念である．
> - 基本健診項目のCost-effectiveness整理：人間ドックのCost-effectivenessに言及したわが国の報告では，BMI判定や血圧測定の評価が高い傾向にある．
> - 血圧測定とBMI判定の海外研究の報告例：豪州の研究報告によれば，小児の肥満防止に関わるBMIの健康管理は，Cost-effectivenessが良いとされる．

A 人間ドックにおける医療経済学的な論点

医療経済学（healthcare economics）は，医療分野における様々な問題を扱う医学と経済学の融合領域である．医療政策，病院経営，医療技術など，医療制度や臨床現場に関わる多様な現象を経済学の手法を用いて分析し，医療システムの発展や国民の健康福祉の向上に寄与することを目的とする[1]．昨今は，医療を取り巻く社会変遷などを背景に，医療価値を明らかにし，各種の資源配分などに応用しようという試みが一つの潮流になっている．

一方，予防医学に基づく健康管理指導の一環として日本が長年培ってきた人間ドックは，疾病予防への関心が高まり，事業のすそ野も拡がる中，学際的な根拠や合理的な説明に基づいた活動が望まれる時代に差しかかっている．とくに，新たな理論や技術革新の応用機会も増し，少なからず医療資源を消費する傾向にあるため，健康福祉の向上のみならず社会経済との調和の観点から，医療経済に関わる検討も望まれている[2]．

B Cost-effectivenessの概念と主な方法論

わが国でも，診療によって得られる成果と消費される医療資源との関係から，健康サービスの制度における位置づけを考察する「費用対効果（Cost-effectiveness）」の政策導入が進んでいる．この概念は，ある事業で1予算の消費に対する成果が高いほど良い，または1成果を得る費用が小さいほど高いと整理され，パフォーマンスの上昇に伴い，事業価値が増大することになる．たとえば「健康回復（診療アウトカム）÷消費資源（医療コスト）⇒診療パフォーマンス」と算定される．

また，これを医療技術評価へ応用する一手法として，増加費用と増分効果の比較を行う増分費用効果比（ICER）もある（図1）．これは一般に，「増分費用÷増分効果」で表現され，医療技術の比較で費用が増えても，それ以上に効果が伸びるのであれば，パフォーマンスが良くなり，臨床経済的な価値が大きいと整理される．選択される成果指

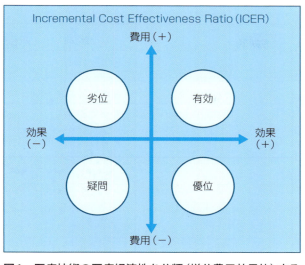

図1 医療技術の医療経済性を分類（増分費用効果比）する概念（文献4より引用，改変）

たとえば，比較対照よりも高い費用でありながら効果が小さい場合は「劣位」となり，また，当然ながら代替技術と比べて低い費用でありながら効果が大きい場合は「優位」となる．ICERが優位の場合は，比較対照に比べ対象技術の医療経済性が高いと認識され，患者アクセスを推進させる根拠となる．

標には，生存期間や各種検査値，合併症率，選好に基づく効用値などがある．

C 基本健診項目のCost-effectiveness整理

人間ドックのCost-effectivenessに言及した報告が，わが国で1編ある[2]．その研究は，検査・指導などの適切な普及に資することを目的に，人間ドックにおける検査項目の社会経済的な意義を，専門職集団の知見などを定量化するデルファイ法にて評価している．人間ドック健診専門医の資格を有する106名（従事年数；17.80±7.40年）により，基本検査項目を中心に70項目が評価されている．その評価指標は，「期待される効果」および「必要となる費用」などとなっており，参考までにCost-effectiveness的な整理（スコア化；5ランクで数量化）も実施している．

その結果として，「期待される効果」において評価が最も高いものは，血圧測定で4.14±2.28（スコア）となっている．また，「必要となる費用」の評価においては，BMI判定が−2.51±2.28（スコア）と最も良いとされている．さらに，それらの傾向を踏まえると，BMI判定や血圧測定のCost-effectivenessが高いとされている（図2）．

D 血圧測定とBMI判定の海外研究の報告例

人間ドックを含む予防的な健診は，不確実性を伴う活動を内包し健康改善の機序も複雑なうえ，エンドポイントが長期にわたるため，医療経済学の面のみならず一般医学の議論においても，強固なエビデンスの構築に一定の限界があると推察される．このような中，前述の報告[2]では，「期待される効果」で最も上位にあった血圧測定と，Cost-

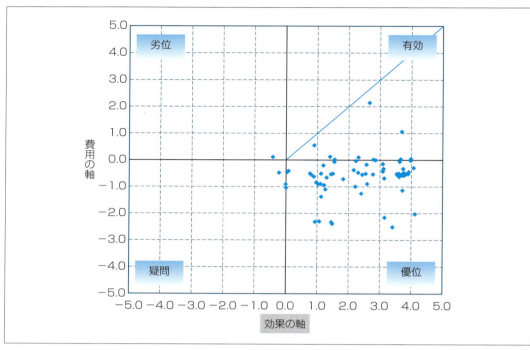

図2　基本検査項目の社会経済性（Cost-effectivenessの観点）の分析結果（文献2より引用）
試行的に，費用のパラメータを縦軸に，効果のパラメータを横軸に設定し，各検査項目に対する評価結果をプロットしている．右下の象限は，Cost-effectivenessが優位なゾーンとなり，左上の象限は，Cost-effectivenessが劣位なゾーンとなる．

effectivenessが最も良かったBMI判定について，ほかの医学研究に基づくEBMについてもまとめている．

それによると，脳卒中や末期腎不全，心筋梗塞などの危険因子をコントロールする予防医学の意義などを背景に，血圧測定は人間ドックでも高く評価されているが，直截的にその経済性を論じたエビデンスは稀有である．同様に，BMI判定に関しても，それを予防医学に位置づけたCost-effectivenessの研究は少ないものの，小児の肥満防止を目的としたBMIをインジケータとする健康管理は，Cost-effectivenessが良いという海外報告がある[3]．

文献

1) 田倉智之："医療経済(83)"．インターベンション必携（専門医試験向け手引書），心血管インターベンション学会，p.215-219，2013
2) 田倉智之，他：人間ドックにおける基本検査項目等のデルファイ法による社会的評価研究．人間ドック **29**：52-64，2014
3) Hollinghurst, S., et al：Cost and effectiveness of treatment options for childhood obesity. Pediatr Obes **9**(1)：e26-34, 2014
4) 田倉智之：医療における新たな価値創造に向けて．医薬経済 **1349**：16-25，2009

（田倉智之）

9. 健康保険組合連合会との人間ドック指定契約事業

ポイント

- わが国の人間ドックの年間受診者数はおそらく600万人を超えている.
- 全国民的普及の3大原因の1つが健保連の人間ドック指定契約である.
- ほかの原因は,米国からの自動化総合健診の導入と老健法の基本健康診査である.

　健康保険組合連合会(以下,健保連)は,企業が設立する健康保険組合を会員とする全国組織である.各健康組合の活動を支え,保健事業や医療費適正化などの保険者機能や医療保険制度の充実,強化に向けた活動を行っている.2015年4月の段階で,全国に1,403の健保組合組織があり,約3千万人が加入している.健保連は,57年前の1959年に,日本病院会と人間ドック指定契約を開始した.日本病院会が,被保険者および扶養者が,安心して受診できる人間ドック施設を審査して指定施設を決定した.健保連は,この報告を受け,各支部を通じ,受診者を指定施設に送る仕組みである.1974年からは,日本総合健診医学会,1989年からは全日本病院協会も契約に参加した.1983年には,日本病院会の人間ドック研究会が現在の日本人間ドック学会となっている.検査項目,利用方法,受診料金などは毎年協議され,見直しがされて,契約が更新されている.2014年人間ドック全国集計成績報告[1]によれば,年間の人間ドック受診者数は313.2万人である.この数字は日本人間ドック学会所属施設のみの受診者数であるから,おそらく今日では600万人以上の国民が毎年受診しているものと考えられる.わが国の人間ドックは,1954年に国立東京第1病院(現,国際医療センター)で最初に開始されたものである.その30年後の1984年の全国年間人間ドック受診者数は41万人であったが[1],今日の受診者数は600万人と実に14倍余に増加している.人間ドックは今や全国民的なものとして広く普及して知られ,利用されるようになっているのである.この驚くべき人間ドック受診者数の増加には,3つの大きな原因が考えられる.その第1は,米国からの自動化総合健診の導入であり[2],第2は,健保連の人間ドック指定契約事業である.第3は,老健法に基づいて開始された基本健康診査の実施である.

　自動化総合健診(Automated Multiphasic Health Tesing & Services:AMHTS)は,自動化臨床検査機器,システム学的に考案された施設のレイアウト,コンピューターによるデータ処理を採用して,総合健診を効率化し,短時間に多数の受診者に対して人間ドック健診を実施する方法である.この結果,高価で,長時間を要した人間ドックが,廉価に,短時間で,多数の受診者に実施できることになった[2].自動化総合健診は,1964年に米国カリフォルニア州オークランドにあるカイザー病院のコーレン博士によって開発された.わが国から,多くの医師や技術者がカイザー病院を見学のため訪れ

た．その結果，1970年にはわが国に導入され，まず，東芝総合健診センターが操業を開始した．その後，自動化健診方式の人間ドックを行う施設が増加を続けて全国的に普及した．自動化健診では，受診後の健診結果に基づいた健康指導，健康教育がとくに重視され，健康増進や1次予防が重視された．わが国の人間ドックは，前述のごとく，1954年に開始されたが，最初は1週間の入院を要した．入院費だけでも高額となり，時間も1週間と長期であったため，大衆化は困難であった．4年後の1958年に，聖路加国際病院が1泊の入院で完了する，2日人間ドックを開始した．その12年後の1970年に自動化総合健診がわが国に導入され，その13年後の1983年に老健法による基本健康診査が開始された．その1年後の1984年の年間人間ドック受診者数はわずか41万人であったが，翌年以降，受診者数は毎年急激に増加し，10年後の1994年には200万人を超えた[1]．基本健康診査は，40歳以上の国民を対象として，要介護者や生活習慣病を予防することを目的として，国の政策として開始され，多くの国民が受診することになった．これを受診した国民の多くが，簡素な健診を受けるなら，より詳しい人間ドックを受けたほうがよいと感じたのではないかと予測される．基本健康診査は，開業の医師らが主体となり，診察と検査が多忙な外来診療の合間に行われた．多忙なため，健診結果のデータに基づいた生活指導が十分に行われなかった可能性が高い．このため，予防に対する成果が挙げられず，健康診査は廃止され，2008年4月からは特定健康診査，特定保健指導事業に変更された．基本健康診査で保健指導が不足したために成果が挙げられなかった反省を込めて，保健指導を前面に出した政策が開始されたのである．保健指導には，受診者の生活習慣や遺伝，環境の情報が重要で，健診の診察および検査の結果を踏まえた生活指導と健康教育が，予防の成果を上げるものである．検査や診察を受けただけでは，生活習慣病に対する予防効果はほとんど期待できない．自動化総合健診方式の人間ドックでは，この生活指導や健康教育が重視された．今日の人間ドック施設は，全国のほとんどで自動化総合健診方式の人間ドックを実施している．日本人間ドック学会は，人間ドック健診施設機能評価という，実地調査，書類調査による180項目以上の評価を実施する政策を開始している．この調査項目の中で，ドック受診当日に結果を踏まえた生活指導が行われているかを確認する．人間ドック施設が，機能評価認定施設であれば，さらに安心して，効果的に受診できることが期待される．

文献

1) 笹森　斉，他：2014年人間ドック全国集計成績報告．人間ドック **30**：750-762, 2015
2) Hinohara, S.：Automated Multiphasic Health Testing & Services and Ningen Dock in Japan. Ningen Dock International **2**：61-64, 2015

（日野原茂雄）

索　　引

和文索引

あ

悪性腫瘍　70
悪性リンパ腫　73
アジアワーキンググループ（AWGS）
　のアルゴリズム　256
新たな基準範囲　15
アルカリホスファターゼ　162
アルコール体質　280
アルコール脱水素酵素　279
アルツハイマー病　111, 283
アルデヒド脱水素酵素　279
アルブミン　53, 58, 162
安全衛生管理体制　38
安全管理委員会　304
安全管理指針　304
アンチエイジング　201

い

胃X線検査　84
胃X線撮影法　86
胃がん生存率　85
1次予防（未病予防）　301
1秒率　135
1秒量　135
遺伝学的検査　307
遺伝子検査　307
胃の所見と判定区分　82
医療安全推進総合対策　304
医療技術評価　316
医療経済学　316
医療事故情報収集等事業　305
医療事故調査制度　305
医療事故調査・支援センター　305
医療情報システムの安全管理に関す
　るガイドライン　295
医療ツーリズム構想　312
医療面接　42
医療用高精細モニター　69
医療・介護関係事業者における個人
情報の適切な扱いのためのガイド
　ライン　294
インスリン値　170
陰性U波　67
インターフェロンγ遊離試験　77
院内報告制度　304

う

う蝕　239
運動器ドック　255
運動の至適心拍数　219
運動負荷心電図　247
運動負荷心電図検査　217
運動・身体活動指導　271

え

液状検体細胞診　232
エネルギー摂取量　276
エラストグラフィ　210
エルゴメーター　247
炎症性腹部大動脈瘤　245

か

カウンセリング　300
顎関節症　240
喀痰　192
喀痰検査　72
喀痰塗抹陽性肺結核患者　37
拡張末期血流速度比　101
仮想大腸内視鏡　222
家族性大腸がん　234
学校健診　128
カルチノイド　72
加齢黄斑変性　131, 208
眼圧　54, 130
眼圧検査　206
感音難聴　127
肝外胆管がん　94
眼科ドック　205
換気機能　134

換気障害の判定　136
肝機能　160
肝機能異常　277
がん検診　8, 299
肝細胞がん　94
間質性肺炎　134, 136
関節リウマチ　174
感染性肺結核　72
感染性肺疾患　77
感染予防対策体制　77
眼底　130
眼底検査　206
冠動脈の石灰化　248
冠動脈バイパス手術　250
γ-GTP　161

き

気管支鏡下肺生検　73
気管支鏡検査　72
気管支喘息　134
偽結節影　75
喫煙　137
喫煙者　70
気導聴力検査　128
基本健康診査　319
基本検査項目　52, 57
キャリブレーター　10
吸引式乳房組織生検　211
急性感染性疾患　37
急性期蛋白　172
休薬　33
胸腺嚢胞　74
胸部CT検査　70
胸部X線正面像　77
胸部X線側面像　77
胸部聴診　47
胸膜肥厚　74
胸膜プラーク　74
虚血性心疾患　216
禁煙指導　72, 137

筋力トレーニング　260

空気感染　37
空洞影　72
グリコアルブミン　168
クレアチニン　153

け

径狭窄率　101
経腟式プローブ　232
頸動脈超音波検査　188, 190, 202
軽度認知障害　112
経皮的経管冠動脈形成術　250
頸部血管超音波検査　100
頸部触診　47
血圧　52
血圧基準範囲　124
血圧測定　317
血圧値の分類　124
血圧の測定法　123
血圧の判定区分　124
血圧反応　218
血圧脈波検査　202
血管筋脂肪腫　96
血管内皮機能検査　203
血球算定検査　145
血小板　54
血小板数　145
血小板増加症および減少症　146
血清クレアチニン　153
血清脂質　149
血清鉄　176
血清梅毒反応　174
血清フェリチン　176
結節影　70
結節性甲状腺腫　191
血糖　54
血糖値　168
ケトン体　140
減塩指導　275
健康教育　320
健康経営　298
健康指導　320
健康寿命　262
健康づくりのための身体活動基準
　　2013　273
健康づくりのための身体活動指針

（アクティブガイド）　274
健康日本21　279
健康日本21（第二次）　262
健康保険組合等における個人情報の
　適切な取り扱いのためのガイドラ
　イン　294
検査の標準化　10
健診プロジェクト　13
健保連　319
減量指導　76

抗p53抗体　178
高圧撮影　69
降圧目標値　126
公益財団日本医療機能評価機構　305
抗加齢ドック　201
口腔がん　241
口腔疾患　239
口腔内細菌　239
口腔粘膜　241
高血圧　123, 275
高血圧治療ガイドライン2014　124
抗血栓薬　34
膠原病　174
甲状腺悪性腫瘍　188
甲状腺がん　189
甲状腺機能異常　188
甲状腺機能亢進　245
甲状腺刺激ホルモン　188
甲状腺疾患　188
甲状腺腫　47
甲状腺超音波検査　190
拘束性換気障害　136
行動変容　291, 302
行動変容ステージ　267
行動目標　267
高尿酸血症　155, 157, 277
呼吸器感染症　37
呼吸機能　53
呼吸機能検査　77, 134
国際化　311
国際健診学会　311
国際人間ドック会議　311
個人情報　286
個人情報の保護に関する法律　294
骨折　284
骨粗鬆症　256, 284

骨粗鬆症検診　228
骨導聴力検査　128
骨ドック　228
骨密度（％YAM）　259
骨量測定　228
雇用管理に関する個人情報のうち健
　康管理情報を取り扱うに当たって
　の留意事項について　295
混合性換気障害　136

細胞診　192
サルコイドーシス　73
サルコペニア　256, 284
サルコペニア肥満　257
3次予防（重症化予防）　301
酸性尿　155

し

歯科ドック　239
糸球体濾過量（GFR）　153
子宮（平滑）筋腫　245
自己決定　286
脂質異常症　149, 276
歯周病　239
自助努力　286
シスタチンC　155
自動化健診　311
自動化総合健診　319
耳閉塞感　129
脂肪肉腫　74
耳鳴　129
社会経済　316
収縮期最高血流速度　101
重症化予防事業　265
十二指腸の所見と判定区分　83
主膵管拡張　95
術中細胞診　192
腫瘍マーカー　178
腫瘤影　70
純音聴力検査　128
循環器・脳卒中検診　130
上部消化管X線検査　86
上部消化管内視鏡検査　79
情報提供　291
食事指導　275
食道の所見と判定区分　81
視力　52, 130

索引

視力検査　206
腎盂がん　96
腎機能　185
心筋症　216
心血管病変　76
腎細胞がん　96
心雑音　47
心サルコイドーシス　73
心室伝導障害　69
心室利尿ペプチド　247
滲出型加齢黄斑変性　133
浸潤影　72
心臓PET　247
心臓超音波検査　217
心臓ドック　216
腎臓ドック　227
心臓弁膜症　46, 47
身体診察　46
心電図検査　61
心拍数　52
心不全　185
心膜囊胞　74
心理テスト　237

す

膵がん　95
推算糸球体濾過量　153
水素水　245
ステレオガイド下VAB　211
ストレス　286
ストレス関連疾患　237
ストレスドック　236
スパイロメトリー　134
スペシャリストオートノミー　24

せ

生活習慣指導　266, 283
生活習慣病関連項目　290
生検　192
性差　57
正常眼圧緑内障　206
咳エチケット　39, 77
石灰化影　74
積極的支援　8
赤血球　54
接触者健診　39
0次予防（健康増進）　301
腺がん　70

腺筋腫症　94
潜在性亢進症　190
潜在性低下症　190
穿刺吸引細胞診　192, 211
全大腸内視鏡検査　105
先天性心疾患　46, 47
選別聴力検査　128
専門医研修施設　26
専門医受診の勧奨　153
前立腺がん　181, 224
前立腺ドック　224

そ

造影超音波検査　98
騒音性難聴　127
総頸動脈　100
総合健診専門医　25
総蛋白　53
総蛋白質　162
総ビリルビン　54
組織診　192

た

体格指数（body mass index：BMI）　118
対策型検診　105
大腸CT検査　106
大腸X線検査　105
大腸カプセル内視鏡　222
大腸がん　142, 220
大腸がん検診　105, 143
大腸内視鏡検査　105
大腸ファイバースコープ　220
大腸・小腸ドック　220
耐糖能異常　170, 277
大脳白質病変　114
対標準1秒量　135
高いR波　63
タバコ依存度テスト　281
多発性脳梗塞　114
胆管細胞がん　94
単純X線　69
胆囊がん　94

ち

地域医療魚沼学校　13
中性脂肪　54
注腸X線検査　105

中皮腫　75
超音波気管支鏡検査　73
聴力　53
聴力検査　127

つ

椎骨動脈　100
痛風　277
ツーリズム　314

て

定期健康診断　6
低線量CT肺がん検診　74
低尿酸血症　159
デジタル撮影技術　69
データヘルス　298
データヘルス計画　22, 264
転移性肝がん　94
伝音難聴　127

と

動機付け支援　8
透析予備軍　153
糖尿病　277
糖尿病治療薬　34
糖尿病網膜症　131, 208
動脈硬化性疾患　171, 276
動脈硬化ドック　201
動脈瘤　199
特定健康診査　6, 22, 262, 320
特定健康診査・特定保健指導　4
特定保健指導　7, 22, 262, 268, 320
突然死　216
突発性難聴　127
トモシンセシス　211
トランスアミナーゼ　161
トリグリセリド　150
努力肺活量　135
トレーサビリティ制度　10
トレッドミル　247

な

内頸動脈　100
内視鏡検査成績　83
内臓脂肪減少のためのエネルギー調整シート　271
内臓脂肪面積　255
内中膜複合体厚（intima media

に

thickness：IMT） 100
ニコチン依存症 281
二次感染 37
二重読影 77
2次予防（早期発見） 301
日本国際病院構想 314
日本医療安全調査機構 305
日本健康会議 265
日本消化器がん検診学会認定医（肝胆膵） 93
日本人間ドック学会学術大会 35
日本専門医機構 25
日本超音波医学会超音波専門医 93
日本超音波医学会認定の超音波検査士 93
日本肥満学会判定基準 119
日本病院会 24
乳房ドック 209
尿pH 55
尿検査 138
尿酸 53, 157
尿潜血 139
尿蛋白 139
尿蛋白陰性のCKD 154
尿沈渣 140
尿糖 139
尿比重 56, 140
尿ビリルビン・ウロビリノーゲン 139
任意型検診 106
人間ドックアドバイザー 27, 30, 270
人間ドック健診アドバイザー 4
人間ドック健診機能評価認定施設 26
人間ドック健診施設機能評価 21
人間ドック健診受診者数 7
人間ドック健診情報管理指導士 4, 27, 30, 270
人間ドック健診食生活改善指導士 30
人間ドック健診専門医 24
人間ドック健診ツーリズム 314
人間ドック食生活アドバイザー 30
人間ドック認定指定 25
人間ドック判定区分 290
認知症 111, 198, 251, 283

ね

年齢差 57

の

脳血管障害 198
脳血流SPECT 111
脳心血管病予防に関する「包括的リスク管理チャート2015」 126
脳卒中 198
脳ドック 198
嚢胞 95
嚢胞影 70

は

％肺活量 135
肺活量 135
肺がん 75, 212
肺がん検診 195
肺感染症 77
肺気量 135
排菌状況 39
肺結核 37, 72
梅毒 174
肺ドック 212
排尿困難度検診 225
排尿障害 224
背部弾性線維腫 245
白内障 133
剝離細胞診 192
橋本病 188
白血球数 145
白血球増加症および減少症 146
パパニコロウ分類 193

ひ

比較読影 77
人を対象とする医学系研究に関する倫理指針ガイダンス 295
泌尿器ドック 224
飛沫核 38
飛沫感染 37
肥満 277
肥満者 185
肥満症診療ガイドライン2016 118
肥満症診療のフローチャート 120
肥満症とメタボリックシンドロームとの関連 121

肥満防止 318
標準的な健診・保健指導プログラム 44
標準的な質問票 42
費用対効果 316
貧血 176
貧血および多血症 146

ふ

フォローアップ 289
腹囲 52
腹部超音波健（検）診判定マニュアル 93
婦人科ドック 232
不整脈 66, 216, 218
プラーク 100
フレイル 255
フロー・ボリューム曲線 134

へ

米国医学研究所 304
閉塞性換気障害 136
ベセスダシステム 195
ヘマトクリット 54
ヘモグロビン 54
ヘモグロビン濃度 145
ヘリコバクター・ピロリ感染 79
便検査 142
便潜血検査 105, 142
扁平上皮がん 70
弁膜症 216

ほ

膀胱ドック 227
房室伝導障害 64
房室ブロック 65
保健指導 289
保健指導実施施設認定事業 22
ホルター心電図検査 217

ま

慢性炎症 172
慢性感染性疾患 37
慢性腎臓病 278
慢性腎臓病（CKD） 153
慢性心房細動 245, 249
慢性閉塞性肺疾患 134
マンモグラフィ 210

み

ミニメンタルステート（MMSE） 113
未病診断 302

む

無症候性心筋虚血 248
無症候性脳梗塞 199

め

メタボリックシンドローム 277
メタボリックシンドロームの診断基準 121
メニエール病 127
面積狭窄 101

も

メンタルヘルス 298
網膜血管の高血圧性変化，動脈硬化性変化 131
網膜色素変性 208
モニター診断 69
問診 42

や

雇入時健診 128
山中湖方式 243

よ

予防医学的意義 301

ら

予防医学的閾値 15
予防診療専門医 24

り

リウマトイド因子 174
緑内障 131, 207
リンパ節腫大 73
リンパ節生検 73

ろ

老健法 319
老人性難聴 127
ロコチェック 255
ロコモ 284
ロコモ検診 300

欧文索引

A

absenteeism 299
AFP 178, 180
ALP 55, 57, 162
ALT 54, 161
AMHTS 311
ANP 249
AST 54, 57, 58, 161
ATP 247

B

B型肝炎 165
BMI 52
BMI判定 317
BNP 185, 247

C

C型肝炎 165
CA15-3 178
CA19-9 178, 180
CA125 178
CEA 178, 180
CKD 278
CKDの重症度分類 154
CKDの診断 153
Cockcroftの式 155
COPD 70, 134

CRP 54, 172
CRP値 76
CT colonography 106
CT Colonography 222
CYFRA 178, 180

D

DALY 236
Dat Scan 111
DXA 228

E

ECST 101
eGFR 53, 58, 60
eGFR算出式 153
eGFR（estimated glomerular filtration 153
eGFRcreat 155
eGFRcys 156

F

^{18}F-フルオロデオキシグルコース 251
FDG-PET 243
^{18}F-florbetapir 253
FNA 211
FPG 168
FRAX 230

G

GGO 245
GGT 54

H

HbA1c 54, 58, 168
HBs抗原 165
HCV抗体 165
HDL-コレステロール 54, 149

I

IgG関連疾患 245
IGRA 77
IGT 171
ISO15189 10

J

J-START 210

K

Keith-Wagener分類 132

L

LDL-C 58
LDL-コレステロール 53, 149

M

MCH 55
MCHC 55
MCV 55
MDCT 248
MMG 210
MRCP 244
MRIによる胆管膵管撮影 244

N

^{13}N-アンモニア 247
NASCET 101
NOAC 34
non HDL-コレステロール 149
NSE 180
NT-proBNP 185

O

OGTT 168

P

PEM 211
Personal Health Record 265
PETがん検診 243
PETドック 251
pH 140
PHQ 44
PIVKA-Ⅱ 178
Positron emission tomography 251
presenteeism 299
ProGRP 180
PSA 178, 181, 224
PTCA 250

Q

Q・QS波 63
QOV 205
QRS軸偏位 62
QT延長 67
quality of vision 205
QUS法 229

S

S状結腸鏡内視鏡検査 105
SCC 180
Scheie分類 132
Skeletal Muscle Index (SMI) 256
SLX 178, 180
SQ法 229

ST下降 63
ST上昇 64
ST接合部 63
ST変化 218

T

T波 63
TSH 188, 189

U

USPSTF 312

V

VAB 211
Virtual Colonoscopy 222
VSRAD 111

W

WHOの診断基準 119
Wong-Mitchell重症度分類 132

Y

YAM 228

検印省略

人間ドック健診の実際

基礎知識から判定・事後指導までのすべてがわかる

定価（本体 5,400円＋税）

2017年 4月11日　第1版　第1刷発行
2024年11月26日　同　　第5刷発行

監　修　日本人間ドック学会
発行者　浅井　麻紀
発行所　株式会社 文光堂
　　　　〒113-0033　東京都文京区本郷7-2-7
　　　　TEL（03）3813-5478（営業）
　　　　　　（03）3813-5411（編集）

Ⓒ日本人間ドック学会, 2017　　　　　　印刷・製本：真興社

ISBN978-4-8306-5020-8　　　　　　　　Printed in Japan

- 本書の複製権，翻訳権・翻案権，上映権，譲渡権，公衆送信権（送信可能化権を含む），二次的著作物の利用に関する原著作者の権利は，株式会社文光堂が保有します．
- 本書を無断で複製する行為（コピー，スキャン，デジタルデータ化など）は，私的使用のための複製など著作権法上の限られた例外を除き禁じられています．大学，病院，企業などにおいて，業務上使用する目的で上記の行為を行うことは，使用範囲が内部に限られるものであっても私的使用には該当せず，違法です．また私的使用に該当する場合であっても，代行業者等の第三者に依頼して上記の行為を行うことは違法となります．
- JCOPY〈出版者著作権管理機構 委託出版物〉
  本書を複製される場合は，そのつど事前に出版者著作権管理機構（電話 03-5244-5088，FAX 03-5244-5089，e-mail：info@jcopy.or.jp）の許諾を得てください．

判定区分（2016年4月1日改定）

項目		A 異常なし	B 軽度異常	C 要経過観察・生活改善	D 要医療 D1要治療・D2要精検 *1	E 治療中 *7
体格指数（BMI） kg/m²		18.5－24.9		－18.4, 25.0－		
腹囲 cm	男性	－84.9		85.0－		
	女性	－89.9		90.0－		
血圧 mmHg（2回測定:平均値）	収縮期	－129	130－139	140－159	160－	
	拡張期	－84	85－89	90－99	100－	
心拍数（仰臥位） 回／分		45－85		40－44, 86－100	－39, 101－	
視力（裸眼，矯正両方の場合は矯正で判定）（悪い側で判定）		1.0－		0.7－0.9	－0.6	
聴力 dB	1000Hz	－30		35	40－	
	4000Hz	－30		35	40－	
呼吸機能（スパイロメトリー）（小数点1ケタ表記に変更）*2	1秒率(%)	70.0－		－69.9	－69.9	
	%1秒量（予測1秒量に対する%）			80.0－	－79.9	
	%肺活量(%)	80.0－			－79.9	
総たんぱく g/dL		6.5－8.0	8.1－9.0	6.0－6.4	－5.9, 9.1－	
アルブミン g/dL		4.0－		3.6－3.9	－3.5	
クレアチニン mg/dL（eGFRを優先して判定）（小数点2ケタ表記に変更）	男性	－1.00	1.01－1.09	1.10－1.29	1.30－	
	女性	－0.70	0.71－0.79	0.80－0.99	1.00－	
eGFR(mL/分/1.73m²による)（小数点1ケタ表記に変更）		60.0－		50.0－59.9	－49.9	
尿酸 mg/dL		2.1－7.0	7.1－7.5	－2.0, 7.6－8.9	9.0－	
総コレステロール mg/dL *3		140－199	200－219	220－259	－139, 260－	
HDLコレステロール mg/dL		40－119		30－39	－29, 120－	
LDLコレステロール mg/dL		60－119	120－139	140－179	－59, 180－	
中性脂肪 mg/dL		30－149	150－199	200－399	－29, 400－	
AST（GOT） U/L		0－30	31－35	36－50	51－	
ALT（GPT） U/L		0－30	31－40	41－50	51－	
γ-GT（γ-GTP） U/L		0－50	51－80	81－100	101－	
FPG（血漿）空腹時血糖 mg/dL / HbA1c(NGSP) % *4		FPG：－99 かつ HbA1c：－5.5	1)FPG：100－109かつ HbA1c：－5.9 2)FPG：－99かつ HbA1c:5.6－5.9 1),2)のいずれかのもの	1) FPG：110－125 2) HbA1c：6.0－6.4 3) FPG：126－かつ HbA1c：－6.4 4) FPG：－125かつ HbA1c：6.5 1)～4) のいずれかのもの *5	FPG：126－ かつ HbA1c：6.5－	
赤血球数 10⁴/μL	男性	400－539	540－599	360－399	－359, 600－	
	女性	360－489	490－549	330－359	－329, 550－	
白血球数 10³/μL		3.2－8.5	8.6－8.9	2.6－3.1	－2.5, 9.0－	
血色素量 g/dL	男性	13.1－16.6	16.7－17.9	12.0－13.0	－11.9, 18.0－	
	女性	12.1－14.6	14.7－15.9	11.0－12.0	－10.9, 16.0－	
ヘマトクリット %	男性	38.5－48.9	49.0－50.9	35.4－38.4	－35.3, 51.0－	
	女性	35.5－43.9	44.0－47.9	32.4－35.4	－32.3, 48.0－	
血小板数 10⁴/μL		13.0－34.9	35.0－39.9	10.0－12.9	－9.9, 40.0－	
CRP mg/dL（小数点2ケタ表記に変更）		－0.30	0.31－0.99		1.00－	
梅毒反応		陰性			陽性	
HBs抗原		陰性			陽性	
尿蛋白		(－)	(＋－)	(＋)	(＋＋)－	